牛尾理恵 著
料理家、栄養士
金澤良枝 監修
東京家政学院大学教授
医学博士、管理栄養士

〈新装・改訂版〉

糖尿病の人の 簡単 作りおきレシピ

ヘモグロビンA1cを下げる
優等生レシピを満載！

主婦の友社

糖尿病の食事療法をラクラクつづける作りおきレシピ

糖尿病の食事療法は長期戦です。服薬やインスリン注射だけで解決するわけではなく、毎日の食事の管理が最大の治療といっても過言ではありません。血糖値が高めと健康診断で指導を受けた人も、医療機関で治療をつづけている人も、食生活の改善こそが重要です。血糖値をはじめ、さまざまな数値に加え、現在の体重、生活習慣などに合わせて摂取エネルギー量が指示され、炭水化物や脂質の量などについてもこまかな相談が行われます。

指示された食生活をきちんとつづけることが、病状を改善したり、悪化を防いだりするためにたいせつなことです。しかし、現代の生活では、仕事柄や時間的な制約などで外食を余儀なくされたり、自宅で食事をとるにしても、調理にかける時間や材料に制限があることも少なくありません。忙しくて守れない……これが食事療法が挫折してしまう最大の原因のようです。

加えて、味けない食事が延々とつづくことに耐えられない、もの足りなくて間食をしてしまうなども、食事を管理できない理由となります。

本書では、そんな悩みを解決するために、エネルギーは控えめでも食べごたえがあり、おいしい作りおきおかずをたっぷり紹介しています。一度作っておけば１人なら４～６回分、冷蔵できてパパッと食べられるもの、冷凍でちょっと長めに保存できるものをラインアップしました。どのレシピも味は保証つきですから、家族もいっしょにおいしく食べられます。その場合は、倍量、３倍量と作っておいてもよいでしょう。

食事相談でポイントになるエネルギー量だけでなく、糖質量や食物繊維量もすべてのレシピに掲載しています。自分に合った食べ方を知り、「糖尿病でもおいしく食べる」生活をぜひ継続してください。

糖尿病の人の簡単作りおきレシピ 目次

本書の使い方…6

PART 1 糖尿病食事療法の基礎知識

糖尿病ってどんな病気？…8
必要エネルギー量を知って食事量を調整し、標準体重を目ざすのが基本…10
偏らずバランスよく各栄養素をとること…12
炭水化物、糖質、食物繊維のこと…14
主な主食の目安量とエネルギー、糖質、食物繊維…16
作りおきの鉄則！…18
保存のポイント…18
冷蔵庫内のすっきり収納ルール…19
使いこなしたい保存容器と便利グッズ…20

PART 2 作りおきおかずのもと

酢玉ねぎ…22
- 焼き厚揚げの酢玉ねぎのせ…23
- 豆腐とわかめのサラダ…23

きのこの甘辛煮…24
- 鶏肉ホイル蒸し…25
- 小松菜ときのこのあえ物…25

刻みこぶの煮物…26
- 刻みこぶと豆腐のおやき…27
- 豆苗とこぶのサラダ…27

塩ゆで大豆…28
- めかじきと大豆のトマトオーブン焼き…29
- ひじきと大豆のサラダ…29

ゆで押し麦…30
- 大麦ハンバーグ…31
- 押し麦入りダイスサラダ…31

Column 白いごはんに負けないかさ増しごはん！…32
- たけのこごはん／エリンギごはん…32
- 大豆ごはん／しらたきごはん…33

Column ごはんは、はかって冷凍が成功テク！…34

PART 3 食べごたえのある作りおき主菜

鶏チャーシュー…36
- 鶏チャーシューの中華あえ…37

梅チーズ巻き焼き…38
豚肉とこぶの煮物…39
大豆と豚肉と大根の中華風煮…40
野菜の鶏肉巻き…41
薄切り肉とれんこんの揚げ漬け…42
鶏肉の七味焼き…43
しっとり塩鶏…44
ささ身の梅みょうがあえ…45
筑前煮…46
鶏つくね…47
麩と豆腐のかさ増し肉だんご…48
- 酢豚風…49

ミニハンバーグ…50
- ミニハンバーグのプレート…51
- ミニハンバーグのトマト煮込み…51

鶏そぼろ…52
ロール白菜…53
油揚げロール…54
高野豆腐の肉詰め煮…55
手作りコンビーフ…56
- バゲットサンドイッチ…57
- コンビーフとじゃがいものスープ…57

ひき肉ときのこのつくだ煮…58
牛肉とこんにゃくのいり煮…59
野菜の牛肉巻き…60
牛肉とねぎのすき焼き風…61
韓国風牛肉のつくだ煮…62
- つきこんにゃくのチャプチェ風…63

さばのみそそぼろ…64
いわしの甘露煮…65
手作りツナ…66
- ツナと刻みこぶのあえ物…67
- ツナサラダ…67

まぐろの角煮…68
鮭の南蛮漬け…69

Column 肉や魚の冷凍法…70

PART 4 ヘルシー作りおき野菜のおかず

根菜とさつま揚げの煮物…72
ラタトゥイユ…73
野菜の揚げびたし…74
根菜と油揚げの煮物…75
大根のだし煮…76
なすの丸煮…77
ブロッコリーのごまあえ…78
小松菜の煮びたし…78
ほうれんそうの中華あえ…79
チンゲンサイのオイル蒸し…79
にんじんサラダ…80
にんじんのみそ漬け…80
黄パプリカのきんぴら…81
焼きアスパラガスのおひたし…81
パプリカのカレーマリネ…82
じゃがいものゆかりあえ…82
玉ねぎとじゃこのつくだ煮…83
きんぴらごぼう…84
彩り野菜の揚げびたし…85
もやしのナムル…86
いんげんののりチーズ巻き…87
スナップえんどうのじゃこいため…87
みょうがの梅酢漬け…88
- みょうがとチーズ…89
- みょうがのちらしずし…89
パリパリ和風ピクルス…90
だし風ミックス野菜漬け…91

Column サラダ野菜の長もち下ごしらえ…92

PART 5 海藻、きのこ、こんにゃく、乾物作りおきおかず

ひじきのしょうが煮…94
洋風ひじきの煮物…95
ひじきの甘酢漬け…95
こぶのさんしょう煮…96
刻みこぶとさつま揚げのいため煮…97
切り干し大根の煮つけ…98
きのこのうまみいため…99
しいたけとこんにゃくのピリ辛煮…100
こんにゃくのおかか煮…101
五目豆…102
いり豆腐…103

Column 魔法びんでゆで大豆…104
じゃこ大豆／青大豆のツナいため／黒豆がゆ 106
おかか大豆／大豆キムチ／みぞれ青大豆 107

Column 香味野菜の冷凍の知恵とコツ…108

PART 6 食材冷凍おかず

パプリカミックス…110
- パプリカの豚肉巻き焼き…110
キャベツミックス…111
- コールスローサラダ…111
根菜ミックス…112
- 根菜のエスニックいため…112
きのこミックス…113
- きのことえびのイタリアンマリネ…113
ゆでブロッコリー 114
- ブロッコリーの桜えびあえ…115
- ブロッコリーとゆで卵のみそマヨオーブン焼き…115
ゆで青菜…116
- 青菜のなめたけあえ…117
- 青菜とゆで豚のエスニックサラダ…117
蒸し鶏…118
- 蒸し鶏のたらマヨソース…119
- 中華風サラダ…119
焼きなす…120
- なすの韓国風冷菜…120

Column 便利野菜の冷凍…121
Column 健康食材の冷凍…122

PART 7 エネルギー控えめ！ヘルシー食材のおやつ

白きくらげのココナッツミルク煮…123
豆腐入りヘルシーチーズケーキ…124
甘酒ミルク寒天…125
キウイとチーズのはちみつあえ…126
いり大豆のみたらし風…126
オレンジのマリネ…127
シナモンバナナ…127

本書の使い方

この本では糖尿病の食事療法の一助になるよう、まとめて作りおきし、毎日の手間を省くことで理想に近い食事をつづけることを目標にしています。医師や管理栄養士のかたに指示された１日の摂取エネルギー量や守りたい糖質量のなかでおいしくて満足感のある食卓を囲むためのレシピを紹介しています。

❖各レシピの材料は作りおきしやすい分量です。材料がむだにならず、４～６人分になるように考えてありますが、指示エネルギー量のなかで、食べられるエネルギー量や糖質量になるように、食べる量は調整してください。アレンジのレシピは特に記載のない場合は２人分です。

❖レシピにはすべて１人分のエネルギー、糖質量、食物繊維量を表示しています。１人分の目安がないものは全量でのエネルギー、糖質量、食物繊維量を記載しました。実際に食べる分量で割って目安にしてください（例：手作りコンビーフアレンジによって使用量が異なるので、全量のデータを表示しました）。

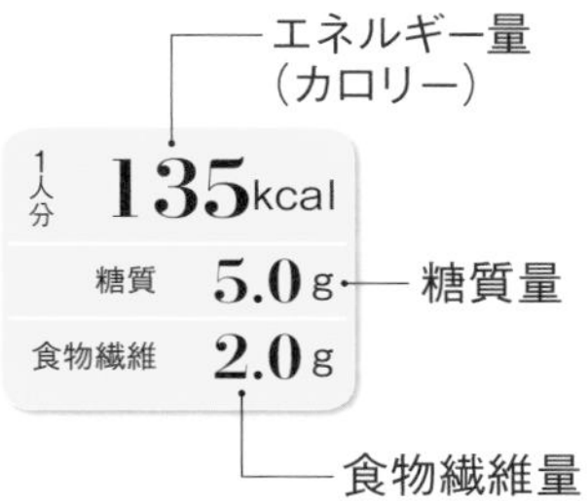

❖盛りつけ写真はイメージです。栄養データはレシピの量で計算しています。

❖作りおきレシピの保存方法と保存期間の目安を記載しています。冷蔵が適したものは冷蔵とし、冷凍が向くものは冷凍と表記しています。どちらでもだいじょうぶなものもあります。保存期間はあくまで目安です。冷蔵庫の開閉の回数や、食材の状態、季節によっても変わってくるので、18ページからの保存のルールを守り、衛生面の確認をしながら早めに食べきってください。

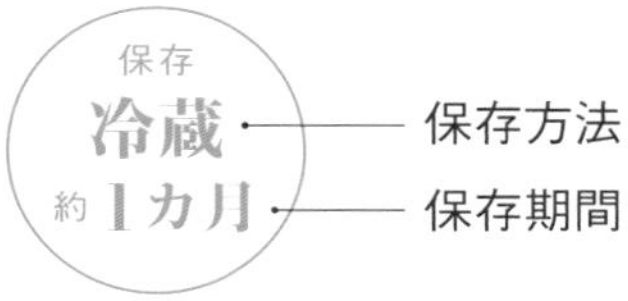

❖自然解凍とは、冷蔵室か室温で解凍することです。室温でもどす場合は変質に注意を。

❖各レシピには作りおきのポイントやヘルシーポイントなど、作っておく際に気をつけたいことや食材のメリットなどを記載しています。献立作りなどに役立ててください。

❖材料は１切れ、１束のように目安量で記載しているものもあります。平均的なサイズのものを使用してください。グラム数を記載しているものは計量してください。

❖大さじ１は15㎖、小さじ１は５㎖、１カップは200㎖、１合は180㎖です。

❖特に記載のない場合、塩は食塩、砂糖は上白糖、しょうゆは濃口しょうゆです。みそは好みのものでよいです。

❖だしはこぶやかつおでとった手作りのものを使っています。和風だしのもとを使う場合、製品に含まれる塩分量を考慮し、調味料の量を減らしましょう。

❖酒は一般的な日本酒を使っていますが、糖質量に制限がある場合、糖質ゼロの日本酒を使うとよいでしょう。

❖特に記載のない場合、皮をむいたり、種やへたをとったり、洗うなどの下ごしらえは一般的な方法で行ってください。

❖特に記載のない場合、火かげんは中火で、オーブントースターなどは一般的な機種を使用しています。様子を見ながら調理時間を調整してください。

❖電子レンジは600Wの機種を使用しています。500Wの場合、加熱時間を1.2倍にしてください。機種によって加熱時間に差があるので、様子を見ながら調整しましょう。

PART 1

食事療法の効果を上げるために
知っておきたいこと

糖尿病食事療法の基礎知識

糖尿病と診断されて食事療法を始める人、
血糖値が高めだから食事に気をつけるように言われた人、
まずは、糖尿病って何？ということから、
血糖値のこと、体重や必要なエネルギーのこと、栄養素のことなど
正しい知識を持って、無理なく食生活を改善しましょう。
ヘルシー作りおきレシピのための基本も紹介します。

糖尿病ってどんな病気？

**糖尿病はよく耳にする身近な病気ですが、いったいどんな病気なのでしょうか？
原因と仕組みを知ることで治療に役立てましょう。**

エネルギー源である糖質の代謝異常

私たちは食事から生きるためのエネルギーを得ています。食物にはさまざまな栄養素が含まれていますが、活動のためのエネルギーに直接なるのが主に糖質です。糖質とは砂糖をはじめ、果物や米、小麦粉、いも類などに多く含まれます。

健康な人は食事から糖質をとると、腸で分解されて肝臓に運ばれます。すると膵臓からインスリンというホルモンが分泌され、この働きによってブドウ糖をとり込み、全身に送り出すのです。健康な人は糖質を摂取しても急激に血糖値は上がらず、ブドウ糖は全身で利用され、余った分は肝臓に戻り、脂肪となって体に蓄えられます。

ところが、何らかの原因でインスリンの分泌量が少なくなったり、インスリンそのものの働きが悪くなったりすると、いつまでも血液中にブドウ糖があふれ、血糖値の高い状態がつづいてしまいます。この状態ではブドウ糖がうまく活用されないだけでなく、膵臓はなんとか血糖値を下げようとしてインスリンの分泌をふやす努力をつづけ、膵臓が疲弊するだけでなく、血管や臓器に悪影響が及びます。

糖尿病は自覚症状が乏しく、「なんともないから」とつい放置しがちな病気ですが、重症化すると、血管障害や腎機能障害などの合併症を起こし、失明、腎不全による透析の必要、四肢の切断など重大な事態を招きます。

血糖値が高めと言われたり、糖尿病と診断されたりしたら、できるだけ早く日常の活動量を見直し、きちんと食事療法を始めると同時に医師の指示に従って治療をつづけることが非常に重要なのです。

糖尿病の検査と検査値

糖尿病の検査は血液中のブドウ糖の量を計測する

のが一般的です。血糖値がブドウ糖負荷後に高くなるのか（ブドウ糖負荷試験）、空腹のときにも高いのか（空腹時血糖値）に加え、ヘモグロビンＡ１ｃ、または随時血糖値を調べ、それぞれの検査値で判定を行います。そのほか、尿検査などもありますが、まずは専門医の診断を受け、自分が糖尿病なのか、予備群なのかを知ることがたいせつです。

ヘモグロビンＡ１ｃとは
過去１～２カ月の平均値

糖尿病の診断基準にヘモグロビンＡ１ｃという検査値が用いられています。

耐糖能正常者の基準値は、ヘモグロビンＡ１ｃ４・６～６・２％です。６・５％以上では糖尿病と診断されます。

ヘモグロビンの寿命は約４カ月で、毎日新しいものがつくられていきます。したがってヘモグロビンＡ１ｃの値は、過去１～２カ月の血糖値の平均値を知ることができるものとされ、検査の前だけ節制してもごまかせません。日ごろの食生活のコントロール状態が推定できるという検査値なのです。

血糖値による糖尿病の判定基準

血液検査により、「正常型」「境界型」「糖尿病型」の３つに分けられます。

空腹時血糖値		ブドウ糖負荷試験負荷後２時間値	判定区分
110mg/dL 未満	←および→	140mg/dL 未満	正常型
糖尿病型にも正常型にも属さないもの			境界型
126mg/dL 以上	←または→	200mg/dL 以上	糖尿病型

「糖尿病治療ガイド2022-2023」（日本糖尿病学会）より

糖尿病型でヘモグロビンA1cが6.5%以上であれば、糖尿病と診断される！

必要エネルギー量を知って食事量を調整し、目標体重を目ざすのが基本

糖尿病の食事療法の基本はエネルギー量と糖質の管理です。まず自分がどれくらい食べすぎなのか、太っているのかを知り、正しい食事量を知りましょう。

肥満の対策が第一

糖尿病には1型糖尿病といって、生まれつきインスリンの分泌に問題があるタイプと、不規則な食生活による生活習慣病である2型糖尿病があります。食事療法で改善することができるのは2型糖尿病。

2型糖尿病の最大の原因は「食べすぎ」とそれによる肥満です。食べた量と消費する量のバランスがとれていれば太りもやせもしません。たくさん食べてもたくさん動いて消費すれば太らないということですから、自分が太っているのか（肥満）どうかを知ることが最初に考えたいことです。

肥満は身長と体重から計算するＢＭＩ（Body Mass Index＝体格指数）で判定します。これまでの研究で最も病気にかかりにくいＢＭＩは22と考えられています。ＢＭＩ25以上が肥満、18・5未満が低体重とされています。

体重は一日のなかでも変動するので、朝食前の空腹時にはかることをルールにするといいでしょう。

BMIによる肥満度チェック

check 1

体格指数（BMI）を計算する

体重(kg)÷身長(m)÷身長(m)＝BMI

check 2

体格指数

BMI 25以上……………………肥満

BMI 18.5以上25未満……普通体重

BMI 18.5未満………………低体重

自分にとって必要なエネルギー量は

肥満を解消するには、必要なエネルギー量より少し少なめの食生活をつづけていくことが重要。そのためには、自分にとって必要なエネルギー量を知らなければなりません。11ページの計算法で平均的な必要エネルギー量を計算してみてください。

必要エネルギー量は体格、活動量によって異なり、この公式で必要量を出せば、自分の食事摂取量が多

いのか少ないのかがわかります。

さらに、同じ身長、体重でも筋肉の量や代謝量で消費エネルギーは違います。必要エネルギー量で食事量を調整してみて、それでも体重が減らないようなら、基礎代謝が低いか、運動不足ということになります。

基礎代謝とは心臓や脳を動かすなど、生命を維持するために消費されるエネルギー。寝ていても使われるエネルギーのことです。

適正体重に戻すには

体脂肪１kgはエネルギーに換算すると、約７０００kcal。これを減らすには７０００kcalをマイナスしなければなりません。

ただし絶食や極端なダイエットは栄養素不足を起こしたり、後日リバウンドしやすいのでやめましょう。

たとえば1日の摂取エネルギー量を２００kcal減らすと、35日程度で1kg体重が減るという計算になります。事務職や主婦などで活動量が少なめの人では、体格によって差はありますが、1日に１２００〜１８００kcalが必要です。そこから少しずつマイナスして、数カ月の単位で目標体重に近づけていくのが最初の課題です。

1日に必要な エネルギー量の計算法

❶ 身長から目標体重を求める

身長（m）×身長（m）×22＝目標体重（kg）

例） 身長165cmの場合
1.65×1.65×22＝約60kg

❷ 生活活動強度別の エネルギー係数
（目標体重1kgあたり）

軽い労作（ほとんど座って過ごす）
……………… 25〜30kcal

普通の労作（デスクワーク＋通勤や家事、軽い運動習慣など）
……………… 30〜35kcal

重い労作（力仕事や活発な運動習慣など）
……………… 35kcal〜

※性別・年齢・肥満度・運動量によって異なります。低いほうのエネルギー係数で計算して、実際の体重の変化を見ながら調整しましょう。

❸ ①と②から1日に必要な エネルギー量を求める

目標体重(kg)
×
生活活動強度別の
エネルギー係数(kcal/kg)
＝
1日に必要な
エネルギー量(kcal)

※医師からエネルギー量が指示されている場合は、それに従ってください。

偏らずバランスよく各栄養素をとること

糖尿病だからと糖質制限などの極端な食事制限をしてもメリットはありません。摂取エネルギー量を守り、そのなかでバランスよく食べることが鉄則です。

バランスをとる6つのグループ

糖尿病は血液中のブドウ糖がふえる病気なのだから、糖質を制限すればいいのではと考える人が多いのですが、健康を維持するためにはさまざまな食品をバランスよく食べることがたいせつです。

食品は種類と働きから主に6つのグループに分けられています。

1

炭水化物のなかでもでんぷんを多く含むグループで、穀類やいも類、その加工品に加え、かぼちゃなどの野菜、栗やぎんなんなどの種実、あずきやいんげん豆などの大豆以外の豆類がここに含まれます。

2

炭水化物でも果糖やブドウ糖を多く含み、食物繊維やミネラルも含む食材です。果物（アボカドを除く）がこの仲間です。

3

良質なたんぱく質を多く含む食品です。脂質を含む食品もありますが、ビタミンB群やミネラルも含み、主菜となる食品です。肉や魚介類、豆腐などの大豆製品、卵、チーズがこのグループです。

4

カルシウムを多く含む食品で、良質のたんぱく質が含まれています。牛乳や乳製品（チーズを除く）が代表です。

5

脂質の多い食品です。植物油などの油脂類や脂質を豊富に含むくるみやアーモンドなどの種実、肉の脂身、果物でもアボカドはこのグループです。

6

エネルギー量が低く、食物繊維やビタミン、ミネラルの供給源となる食材で、野菜をはじめ海藻、きのこ、こんにゃくなどがこの分類になります。

糖質だけを減らしてもダメ

糖尿病の人の食事を聞いてみると、糖質の摂取量が多いことは事実です。日本人はごはんを中心にして食事をする傾向があるので、どうしてもおなかいっぱい食べると糖質過多になりがちなのです。

しかし、糖質だけを減らせばいいということではありません。糖質は最もスピーディーにエネルギーになる栄養素ですから、制限しすぎるとぼんやりしたり、やる気や元気が出なくなります。極端な場合、低血糖で突然の意識障害を起こすこともあります。

糖質を食べなければ、それを補うためにたんぱく質や脂質を大量にとることになりますが、たんぱく質の多い食品、なかでも動物性のたんぱく質にはほとんど食物繊維が含まれていませんし、肉に多く含まれる脂質は動脈硬化を促進する危険もあるので、とりすぎないように注意しましょう。

食事相談をすると、1日の指示エネルギー量のほかに、これら6つの食材をどんな割合で食べるとよいかも指示されるので、守るようにしましょう。朝、昼、晩の食事でバランスよく食べるのが理想ですが、1日単位で調整しても結構です。

朝食ではパンと乳製品、ごはんと大豆食品などを摂取し、昼食が外食やコンビニ食で野菜が少なかったら、夕食は野菜たっぷりの献立にし、海藻やきのこなどの副菜を食べる習慣にすれば1日のつじつまが合います。外食する際に量が多いと思ったら、残す配慮も必要です。

本書ではこうしたバランスをとりやすく、しかもエネルギー控えめのおかずを多数紹介しています。各レシピに、エネルギー、糖質、食物繊維の量を表示しているので、参考にしてください。

主食

ごはんやパン、めん類など。指示された糖質量を守ることが重要。

＋

主菜

肉や魚、卵、大豆製品などのメインおかず。脂質の多い肉類には注意が必要。

＋

副菜

野菜を中心にビタミン、ミネラル、食物繊維をとること。海藻やきのこなどをうまく利用して。

＋

もう一品

指示エネルギーの範囲内で不足がちな栄養素をとるために常備菜などで小さなおかずをプラス。

炭水化物、糖質、食物繊維のこと

炭水化物、糖質、食物繊維は、糖尿病の治療食や体重のコントロールでよく耳にするけれど、実際に何なのかわからない言葉では？用語をしっかり知り、うわさに惑わされずにきちんと食べましょう。

炭水化物と糖質の違いは？

炭水化物と糖質はどう違うのか？　案外知られていませんが、糖質は炭水化物から食物繊維の量を引いた残りの成分です。

炭水化物＝でんぷん、糖が多いという印象を受けることも多いのですが、炭水化物を多く含んでいても、そのほとんどが食物繊維という、実はヘルシーな食材も少なくありません。

糖尿病の治療ガイドでは炭水化物量を基準にして考えられていて、たとえば指示エネルギー量の50～60％を炭水化物からとるように指示されます。

ただし、病状によっては炭水化物を少なくした分、たんぱく質の摂取過剰が問題になることがあるので、炭水化物の摂取量については必ず主治医、担当管理栄養士と相談してください。

糖質は、砂糖はもちろん、ごはんやいも類、パンなどの穀類に多いものですが、みりん、みそ、ソース、トマトケチャップ、小麦粉、かたくり粉などにも多く含まれます。

主食の炭水化物量を把握し、おかずは本書などを参考にエネルギー量や糖質量で選び、野菜はたっぷりとっても問題ないと考えると食事療法をつづけやすいものです。

16～17ページに主食の重量別にエネルギー量と糖質量を紹介しています。参考にしてください。特にごはんについては、食べすぎを防ぐために、34ページの必要量をはかって冷凍する方法を活用すれば、摂取量をラクに管理することができます。

炭水化物 ＝ 糖質 ＋ 食物繊維

糖質によって血糖値の上がり方が違う

糖質の主成分である糖類にもいろいろな種類があり、その種類によって血糖値の上がり方に違いがあります。大きく分けるとブドウ糖や果糖などの「単糖類」「少糖類」と、単糖がいくつか結びついた「二糖類」や「多糖類」があります。

この結びつき方が複雑なら複雑なほど、分解されるのに時間がかかることになり、つまりは消化吸収が遅くなるので、食後すぐには血糖値が上がりにくく、満足感が長つづきするという特徴があります。

うどんやそば、パスタ、ごはん、全粒粉入りのパンなどは、果物や、砂糖を使ったスイーツやジュースにくらべ、血糖値が比較的上がりにくい食材です。

とはいえ、糖尿病の食事管理ではお菓子（スイーツ）やジュース類、甘いコーヒー飲料などは避けるべき食品です。

食物繊維って何？

炭水化物から糖質の量を引いたものが食物繊維。昔は食べ物のかすとして扱われたこともありました。ところが食物繊維には、腸内の不要な物質をからめとって排出したり、腸の運動を活発にしたり、腸内細菌のエサになったりするなど、有益な点が多いことが知られ、最近では積極的にとることが推奨されています。

食物繊維は人の消化酵素では分解されない食物成分なので、エネルギー源になりにくいとされていましたが、一部は大腸で腸内細菌によって分解されて発酵し、発酵物が吸収されてエネルギー源になるものもあります。

水溶性食物繊維と不溶性食物繊維とがあり、水溶性は、食後血糖値の上昇抑制、血清コレステロールの上昇抑制などの生理的作用があります。不溶性は、排便促進や有害物質の排出を助けるなどの生理作用があります。

主な水溶性食物繊維

ペクチン…果物に多く含まれる
グルコマンナン…こんにゃくの成分
アルギン酸…こぶ、わかめなど海藻の表面のぬるぬる成分

主な不溶性食物繊維

セルロース…植物の細胞壁構成成分
ヘミセルロース…穀類の外皮に多くある成分
キチン・キトサン…えび、かにの殻に含まれる動物性食物繊維

主な主食の目安量とエネルギー、糖質、食物繊維

ごはん、パン、めんなどの目安量とエネルギー、含まれる糖質と食物繊維の一覧です。計量する時間がないときや、エネルギー量を見直したいときに役立ててください。

主食の量は おかずとのバランスで

たとえば1日に必要なエネルギー量が１６００㎉の場合、その50%を糖質からとるなら８００㎉です。白米ごはんのエネルギー量は１００ｇで１６８㎉、糖質は約37ｇです。これを目安に糖質の量がオーバーしないように主食の量を決めるのが糖尿病対策の一歩といえます。

主食意外の食材や調味料にも糖質は含まれていることを考えると、１食あたりごはんなら１５０ｇまでにするといいでしょう。

いもやかぼちゃなど糖質の多いおかずを食べる場合には、１食のごはんは１２０ｇ程度にすると安

白米ごはん

白米ごはんの量	エネルギー	糖質	食物繊維
100g（茶わん半分強）	168 kcal	36.8g	0.3g
120g（茶わん七分目）	202 kcal	44.2g	0.4g
150g（茶わん軽く 1杯）	252 kcal	55.2g	0.5g
180g（茶わん1杯）	302 kcal	66.2g	0.5g
200g（大きめの茶わん1杯）	336 kcal	73.6g	0.6g

玄米ごはん

玄米ごはんの量	エネルギー	糖質	食物繊維
100g（茶わん半分強）	165 kcal	34.2g	1.4g
120g（茶わん七分目）	198 kcal	41.0g	1.7g
150g（茶わん軽く 1杯）	248 kcal	51.3g	2.1g
180g（茶わん1杯）	297 kcal	61.6g	2.5g
200g（大きめの茶わん1杯）	330 kcal	68.4g	2.8g

心です。
　パンやめん類、パスタなどのエネルギーや糖質量もごはんと同様に多めです。特にめん類はつるつると食べやすいこともあり、分量を減らしにくいので、あらかじめ食べる量だけをしっかりはかって調理するようにしましょう。
　こんにゃくなどでできた「低糖質めん」も市販されており、こうした製品を利用するのもおすすめです。全量を低糖質めんにすると味けないなら、半量だけおきかえるだけでもかなりのエネルギーダウン、糖質カットになります。

食パン

食パンの目安量	エネルギー	糖質	食物繊維
食パン1斤（360g）	950 kcal	159.8g	8.3g
8枚切り1枚（45g）	119 kcal	20.0g	1.0g
6枚切り1枚（60g）	158 kcal	26.6g	1.4g
4枚切り1枚（90g）	238 kcal	40.0g	2.1g

その他のパン

その他のパンの目安量	エネルギー	糖質	食物繊維
ロールパン小1個（30g）	95 kcal	14.0g	0.6g
ロールパン大1個（45g）	142 kcal	21.0g	0.9g
クロワッサン1個（45g）	202 kcal	18.9g	0.8g

めん類

めん類の目安量	エネルギー	糖質	食物繊維
うどん（ゆで）1玉（220g）	231 kcal	45.8g	1.8g
そば（ゆで）1玉（170g）	224 kcal	40.8g	3.4g
中華めん（生）1玉（120g）	337 kcal	64.3g	2.5g
中華めん（蒸し）1玉（150g）	297 kcal	54.8g	2.9g

パスタ（スパゲッティ、マカロニ）

パスタ（乾燥）の量	エネルギー	糖質	食物繊維
50g（½人分程度）	190 kcal	35.6g	1.4g
80g（軽く1人分）	303 kcal	57.0g	2.2g
100g（1人分）	379 kcal	71.2g	2.7g

『日本食品標準成分表2015年版（七訂）』による

作りおきの鉄則！

まとめて作って保存をするということは、変質したり、味が落ちたりする可能性もあります。
調理のときから注意を払い、保存環境や容器などの衛生面にも十分な注意が必要です。
冷蔵庫を過信するのは禁物。冷凍も万能ではありません。
それぞれのおかずの目安になる保存方法と保存期間も記載しています。

保存のポイント

日もちする味つけでしっかり加熱して調理しても、保存する際の不注意で傷みやすくなってしまうことも。材料をむだにしないためにも、ルールをマスターし、手抜きせずに保存するのがおいしく食べきる秘訣。

保存容器を清潔に

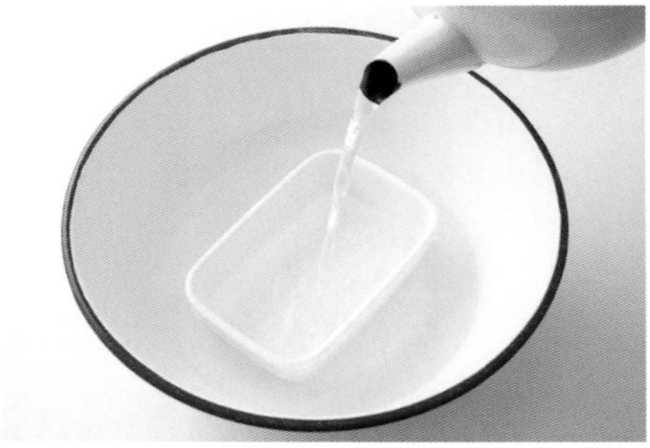

冷凍でも冷蔵でも、清潔な保存容器を使うことが最も重要。冷蔵室でも繁殖する菌はいます。保存容器の消毒方法は、耐熱性のものなら煮沸するか熱湯をかけるのがいちばん。清潔なふきんなどに伏せて乾燥させるか、キッチンペーパーなどできれいに水けをふきとること。耐熱性ではない容器は、洗剤で洗って熱めの湯ですすぐとよいでしょう。ほうろうやガラス製の保存容器は清潔に保ちやすいけれど、重いことと、欠けたり割れたりしやすいのが難点。ポリプロピレン製などの密閉容器は手ごろで軽く、扱いやすいけれど、汚れが残りやすく、こまかな傷がつきやすいのが短所です。

箸も清潔なものを使う

おかずは加熱が終わった瞬間から菌にさらされます。空気中や手はもちろん、調理器具やふきんなどにも菌はいるので、でき上がったおかずを保存容器に移すときなど、手でさわるのは禁物。洗ってしっかりと乾燥させた菜箸を使い、汚れたらそのつどキッチンペーパーなどでぬぐいながら保存容器に詰めることを心がけて。

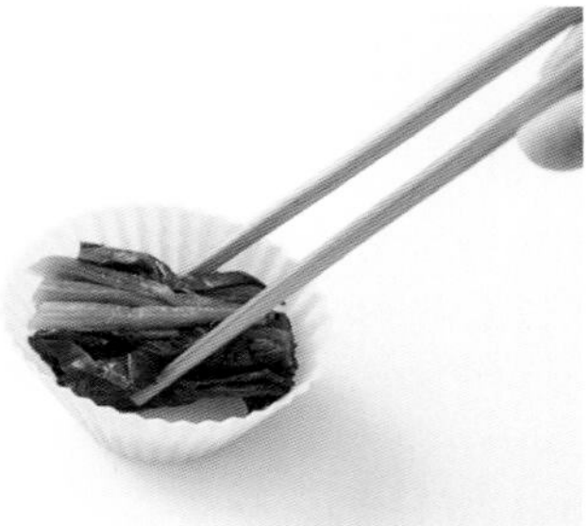

冷凍はできるだけ早く冷ます

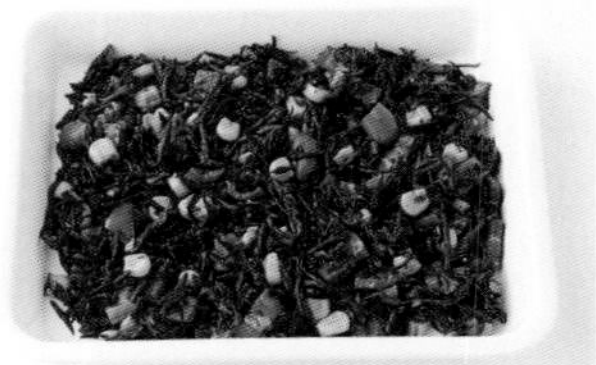

冷凍保存する場合、できるだけ早く冷まして冷凍することが重要。調理したおかずは完全に冷ましてからふたをするのが鉄則。熱いままふたをするとなかなか冷めず、内部に水滴がついたりして不衛生。必ず完全に冷ましてからふたをし、冷凍室や冷蔵室に入れます。保存容器を脚つきの網などにのせると下からも冷めるので時短に。急ぐときは保冷剤を利用するのも一案。あたたかいまま冷蔵室や冷凍室に入れると、ほかの食材も傷んでしまいます。

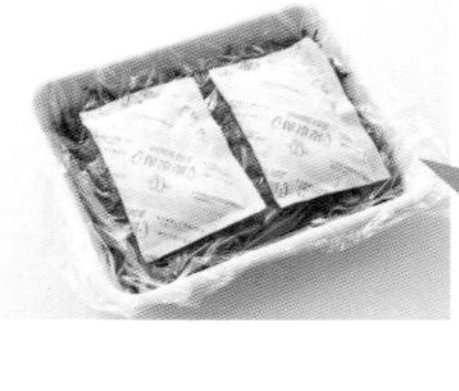

裏ワザ

急いで冷ましたいときは、
保冷剤を利用してもよい。

冷蔵庫内のすっきり収納ルール

冷蔵庫内を整理整頓しておくと必要なものがすぐに見つかり、そのうえむだなあけ閉めが減るので、食品へのダメージも少なくなります。ちょっとしたコツで収納力はアップするので、ぜひ実践してみて。

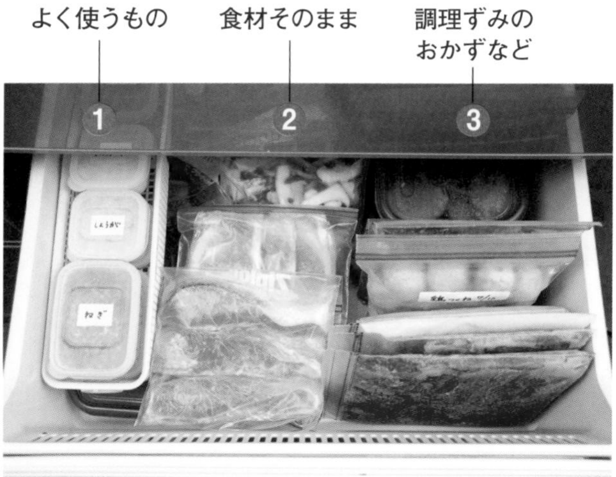
よく使うもの
食材そのまま
調理ずみのおかずなど
1
2
3
しょうが
ねぎ

グループ分けして決まった位置に収納

「どこにしまったかしら？」と、ドアをあけた状態でさがしていると、冷気が逃げて食材が傷む原因に。冷凍室なら食材に霜がつく原因にも。保存するものをグループ分けして（たとえば上の写真の①②③のように）収納すると、ドアの開閉時間が短くなってむだがありません。

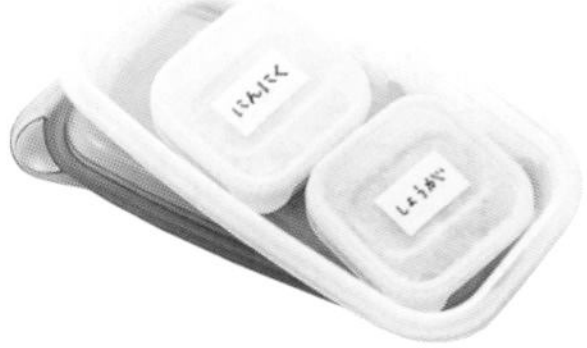

こまかいものはまとめて収納

ねぎ、しょうが、にんにく、パセリのみじん切りなど、薬味やあしらいに使うものは少量なので見失いがち。まとめておくと便利。

中身と日づけがわかる工夫をする

食材やおかずを容器に入れたら中身をメモしておくとさがすときに手間どりません。また、いつ作ったのかわからなくなるのもよくある悩みなので、作った日づけも書いておくのがおすすめ。その際、食べきりたい日も記入しておけばパーフェクト。

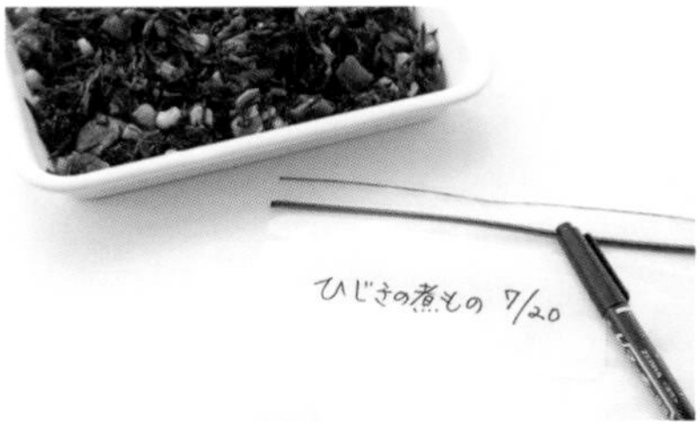

冷気や霜で表面がぬれることもあるので、油性ペンで記入を。

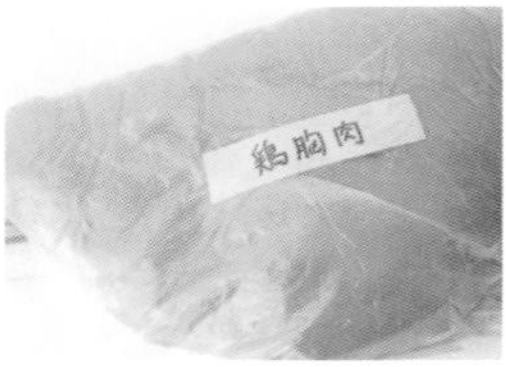

マスキングテープもおすすめ。上から字が書けて、はがすのも簡単。

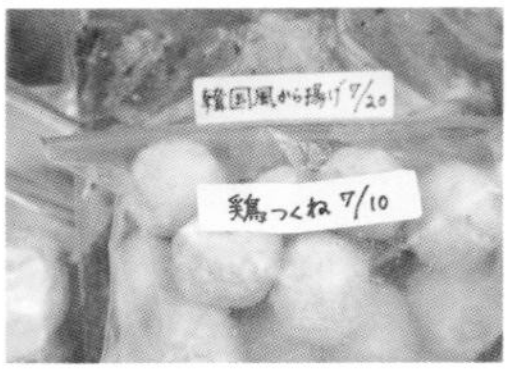

シールを使っても。袋を再利用するときは上から新しいシールを重ねてはればOK！

使い忘れのないように

うっかり何カ月も冷凍室に入ったまま……という経験はありませんか？日づけを書くのはもちろんですが、収納するときに古いものを手前におく、冷蔵庫のドアに在庫メモをはるなど、使い忘れ防止対策を。

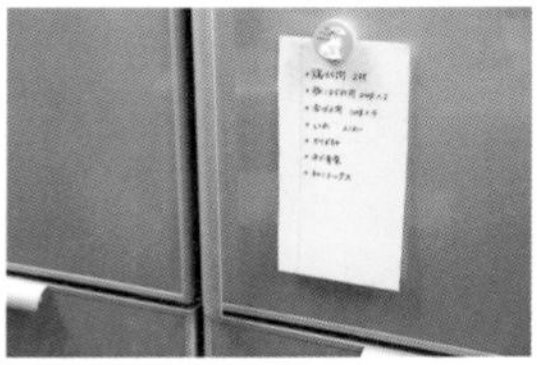

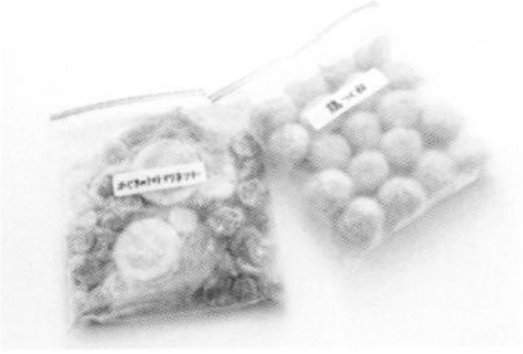

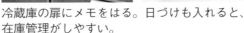

冷蔵庫の扉にメモをはる。日づけも入れると、在庫管理がしやすい。

使いこなしたい保存容器と便利グッズ

作りおきおかずを保存しておくのに便利な保存容器とアイテムを紹介します。1人分ずつ冷凍するのか、冷蔵室で毎日少しずつとり出して使うのか、洗いやすさや解凍、加熱が可能かも選ぶときのポイントです。

ほうろう製保存容器

衛生的でしかも丈夫なのがうれしい、密閉できるふたつきのほうろう容器。ほうろうは酸に強く、においや色がつかないのも保存向き。金属製なので熱伝導率が高く、すばやく冷凍できるのもメリット。同じサイズなら重ねることもできる。

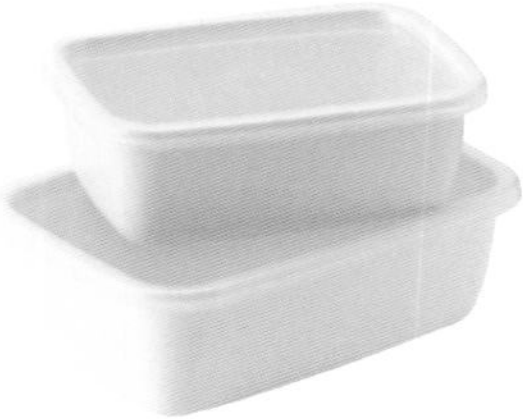

金属トレー

おかず冷凍や食材冷凍で最も重要なのはできるだけ早く冷凍すること。熱伝導率の高い金属トレーにのせると、冷気が早く食品に伝わるので、すばやく凍らせることができる。冷凍保存袋やプラスチック製の密閉容器に入れた食品も、さらに金属トレーにのせて凍らせるとよい。

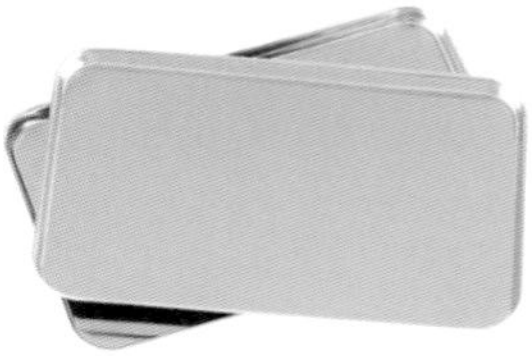

ファスナーつき冷凍保存袋

ストックバッグ、フリーザーバッグなどとも呼ばれる厚手のポリエチレン製の袋に、ファスナーがついたもの。電子レンジ加熱ができるもの、袋に中身を書き込めるタイプ、ファスナーが二重になっているものなどさまざまなタイプがある。スペースをとらず、空気を抜いてしっかりと密閉できるので便利。食材冷凍にも活躍。

冷凍保存容器

人気があるポリプロピレン製のコンテナ型保存容器。軽くて扱いやすく、ふたがきっちりと閉まるのが魅力。電子レンジ加熱がOKなので、そのまま電子レンジであたためることもできる。また、小さなタイプは薬味やつくだ煮などを小分け冷凍するのにも向く。

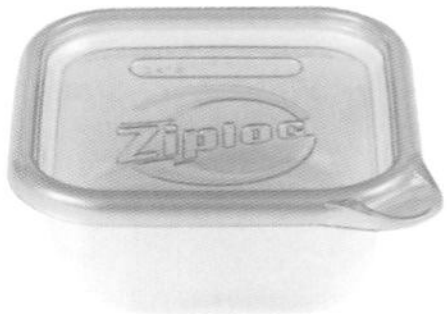

プラスチック製の密閉容器

プラスチック製の密閉容器は、100円ショップなどでも売られている。容器部分が透明なもののほうが中身が見えるので便利。小分けにできる少量タイプ、重ねられるものも整理しやすい。

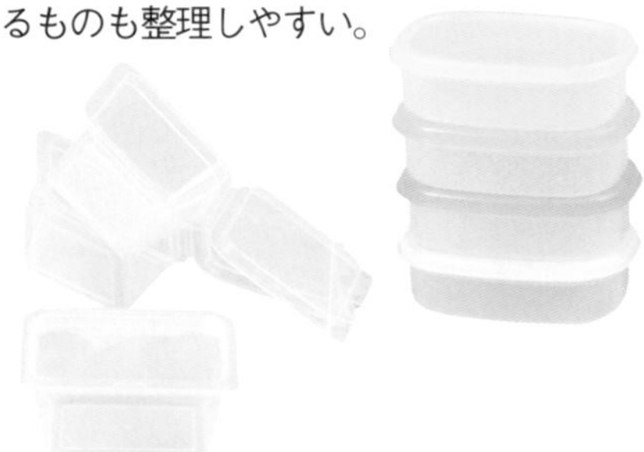

シリコンカップ

シリコンでできた繰り返し使えるおかずカップ。冷凍できるので、冷凍作りおきおかずの仕切りにし、1回分ずつとり出す際にとても便利。小分け冷凍しておくと一度に食べる量がわかり、食事療法にとてもお役立ち。いろいろなサイズがあると便利。

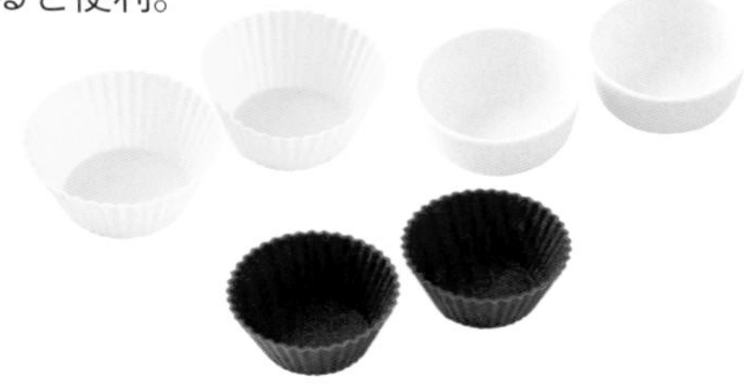

PART 2

いつものおかずを
ヘルシーにしてくれる

作りおき
おかずのもと

食事療法に絶対的におすすめの作りおきおかずのもと。
酢玉ねぎや塩ゆで大豆などはそのままでも食べられ、
トッピングなどに利用すればおかずのヘルシーさがアップ。
いつも冷蔵庫に常備したいものばかりをご紹介。
１～２人で食べきれる量ですが、
乾物や穀類などは、１袋分ずつ調理して
アレンジしながら使い切っても重宝です。

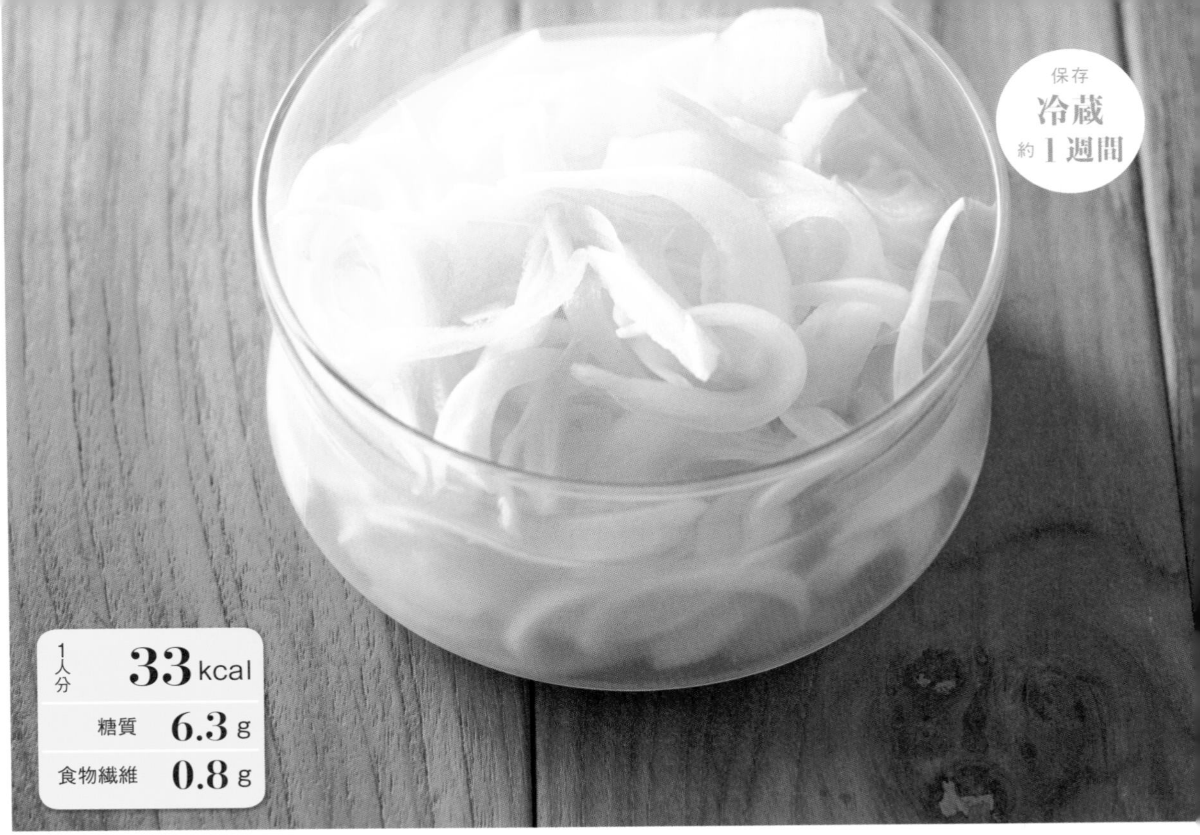

保存
冷蔵
約1週間

1人分	33kcal
糖質	6.3g
食物繊維	0.8g

動脈硬化を予防し、高血圧やがん予防の効果も期待される玉ねぎのスーパーレシピ

酢玉ねぎ

材料（作りやすい分量＝約8人分）

玉ねぎ …………………………… 2個
はちみつ ………………… 大さじ1
酢 …………………………… 200ml

作り方

玉ねぎは縦薄切りにし、保存容器に入れる。はちみつをかけ、酢を注いで全体をまぜる。1日たてば食べられる。

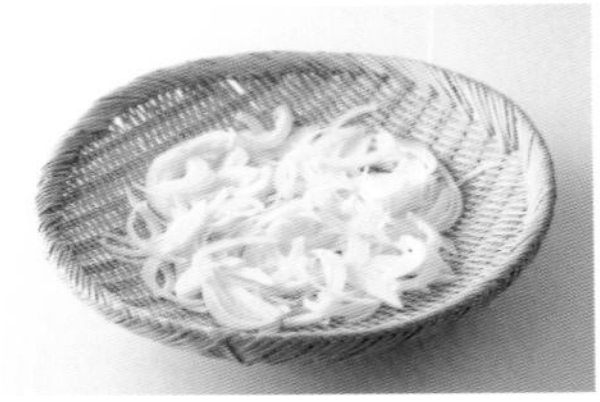

玉ねぎは辛みと刺激成分に健康効果があるとされるため、水にさらすとせっかくの成分がとけ出してしまう。辛いのが苦手な人は、スライスしたら盆ざるなどに広げて刺激成分をとばすといい。

ヘルシーポイント

玉ねぎの最も特徴的な成分は硫化アリルという刺激成分。血液サラサラ効果などといわれていたが、動脈硬化を予防したり、コレステロールの代謝をよくする作用があるといわれる。また、ケルセチンというポリフェノールには抗酸化作用があり、免疫力を上げるだけでなく、脂肪の吸収を抑制する働きもある。酢玉ねぎは縦薄切りのほか、みじん切りや、さいの目切りで作ってもよい。

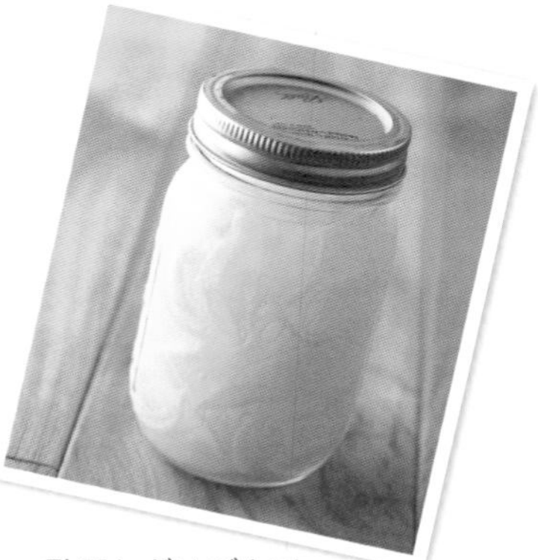

酢玉ねぎはびんで作って、保存しておくのがおすすめ。とり出しやすく、中身の状態がわかり、保存スペースも少なくてすむ。

酢玉ねぎの Arrange

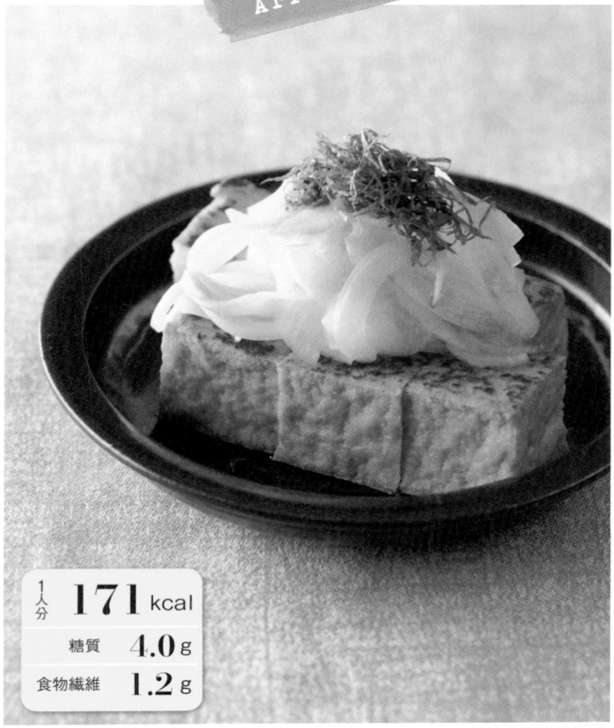

1人分 171kcal
糖質 4.0g
食物繊維 1.2g

コクのある厚揚げに
玉ねぎの健康効果をプラス

焼き厚揚げの酢玉ねぎのせ

材料（2人分）

厚揚げ …… 1枚
酢玉ねぎ …… p.22の⅛量
青じそ …… 3枚
しょうゆ …… 小さじ2

作り方

1　フライパンを熱して厚揚げを焼く。軽く押さえつけるようにして、両面をこんがりと焼くのがコツ。
2　食べやすく切って器に盛り、酢玉ねぎをのせ、せん切りにした青じそをのせてしょうゆをかける。

Arrange

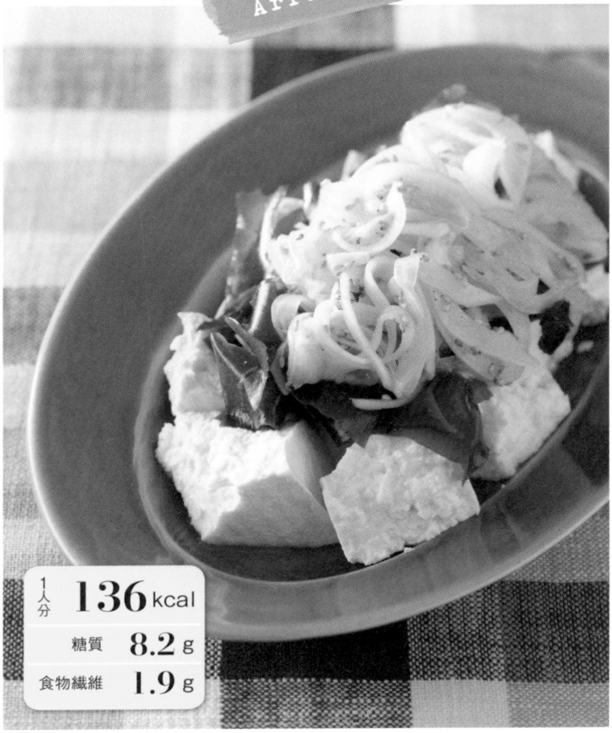

1人分 136kcal
糖質 8.2g
食物繊維 1.9g

大豆、海藻、玉ねぎと
三拍子そろったヘルシーサラダ

豆腐とわかめのサラダ

材料（2人分）

木綿豆腐 …… 200g
生食用わかめ …… 25g
酢玉ねぎ …… p.22の¼量
A ┌ いり白ごま …… 小さじ1
　│ オリーブ油、しょうゆ … 各小さじ1
　└ 塩、こしょう …… 各少々

作り方

1　豆腐は食べやすくくずす。わかめはざく切りにする（乾燥わかめの場合は水でもどしてしぼる）。
2　酢玉ねぎにAを加えてよくまぜる。
3　器に豆腐とわかめを盛り、**2**をのせる。

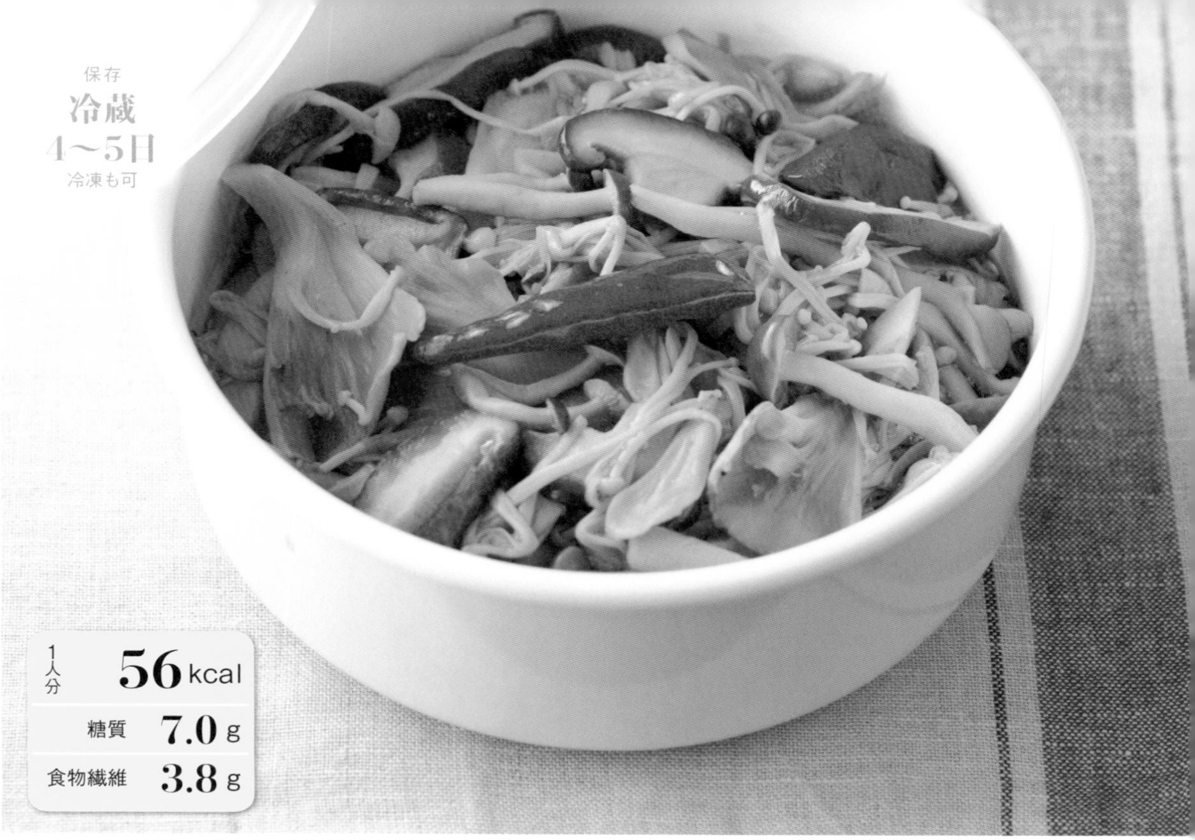
保存
冷蔵
4〜5日
冷凍も可
1人分 56kcal
糖質 7.0g
食物繊維 3.8g

低エネルギーでミネラルや食物繊維豊富なきのこの健康効果をギュッと

きのこの甘辛煮

材料（作りやすい分量＝約4人分）

- まいたけ …………………… 1パック（80g）
- しめじ …………………… 1パック（100g）
- しいたけ …………………… 1パック（100g）
- えのきだけ …………… 1パック（100g）
- A
  - だし ………………………………… 200ml
  - 酒、しょうゆ、みりん …… 各大さじ2
  - 赤とうがらし ………………………… 1本

作り方

1　まいたけ、しめじ、えのきだけはほぐす。しいたけは軸をとって薄切りにする。

2　なべでAをあたためて1を加え、ときどきまぜながら煮汁が少なくなるまで煮る。保存容器に入れて冷蔵室へ。

※冷凍も可能。使いやすいように小分けにするのがコツ。

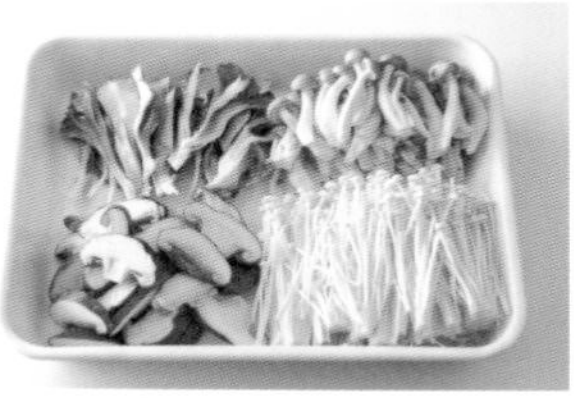

いろいろなきのこをとり合わせるとうまみもアップ。

ヘルシーポイント

きのこはほとんどエネルギーがなく、ミネラルや食物繊維が豊富。免疫力を上げ、血糖値を上げにくくするβ-グルカンなどに富む。しいたけのエルゴステリンはビタミンDのもとになり、えのきだけのギャバは内臓の働きを活発にする効果が。さまざまなきのこをとり合わせた作りおきは健康維持の味方。

きのこの甘辛煮の Arrange

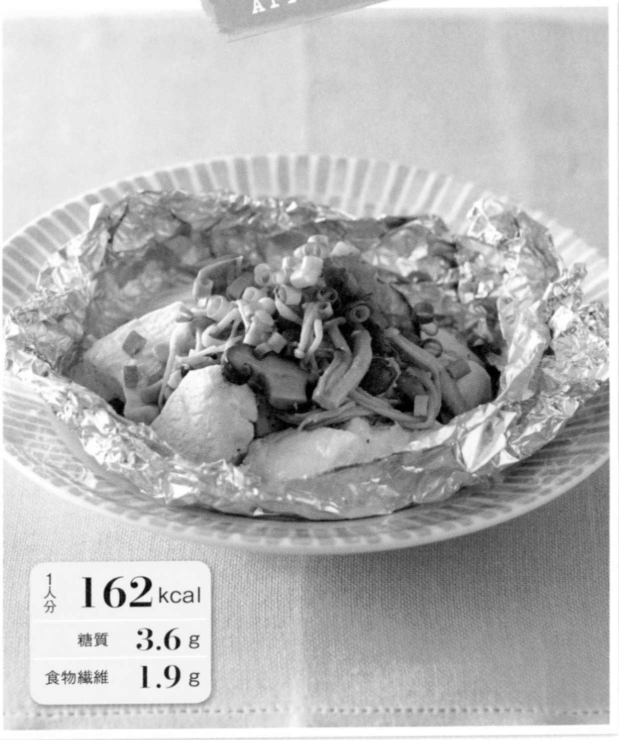
1人分 162kcal
糖質 3.6g
食物繊維 1.9g

淡泊な鶏胸肉もきのこのうまみと香りで満足感たっぷりに

鶏肉ホイル蒸し

材料（2人分）

鶏胸肉 ……………………………… 1枚
きのこの甘辛煮 ………… p.24の¼量
塩、こしょう ………………… 各少々

作り方

1　鶏肉は一口大に切り、塩、こしょうを振る。
2　大きめに切ったアルミホイルに1、きのこの甘辛煮をのせてきっちり包む。魚焼きグリルかオーブントースターなどで10〜15分ほど蒸し焼きにする。
3　そのまま器に移し、好みで小口切りの万能ねぎを散らす。

Arrange

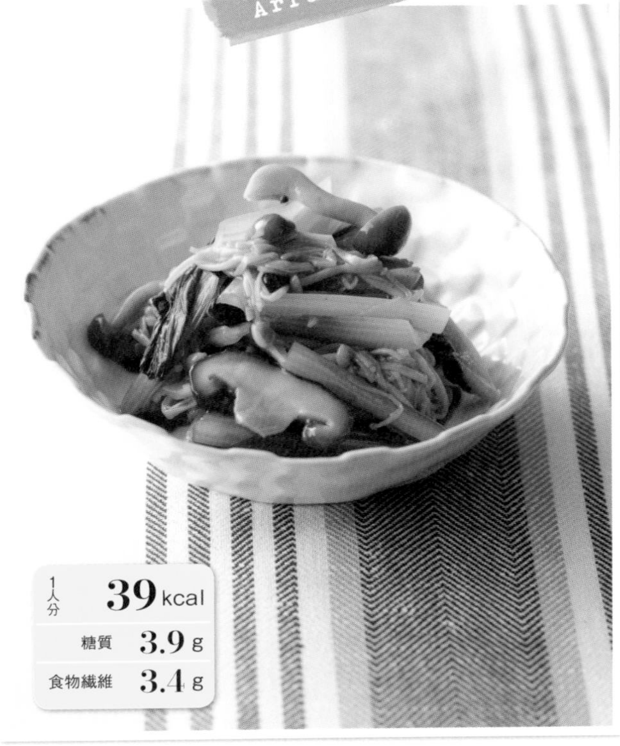
1人分 39kcal
糖質 3.9g
食物繊維 3.4g

青菜だけでは迫力不足のあえ物がきのこで味もボリュームもアップ

小松菜ときのこのあえ物

材料（2人分）

小松菜 …………………………… 150g
きのこの甘辛煮 ………… p.24の¼量

作り方

1　小松菜は熱湯で1分30秒ほどゆで、ざるに上げて冷まし、しっかり水けをしぼってざく切りにする。
2　1にきのこの甘辛煮を加えてあえる。

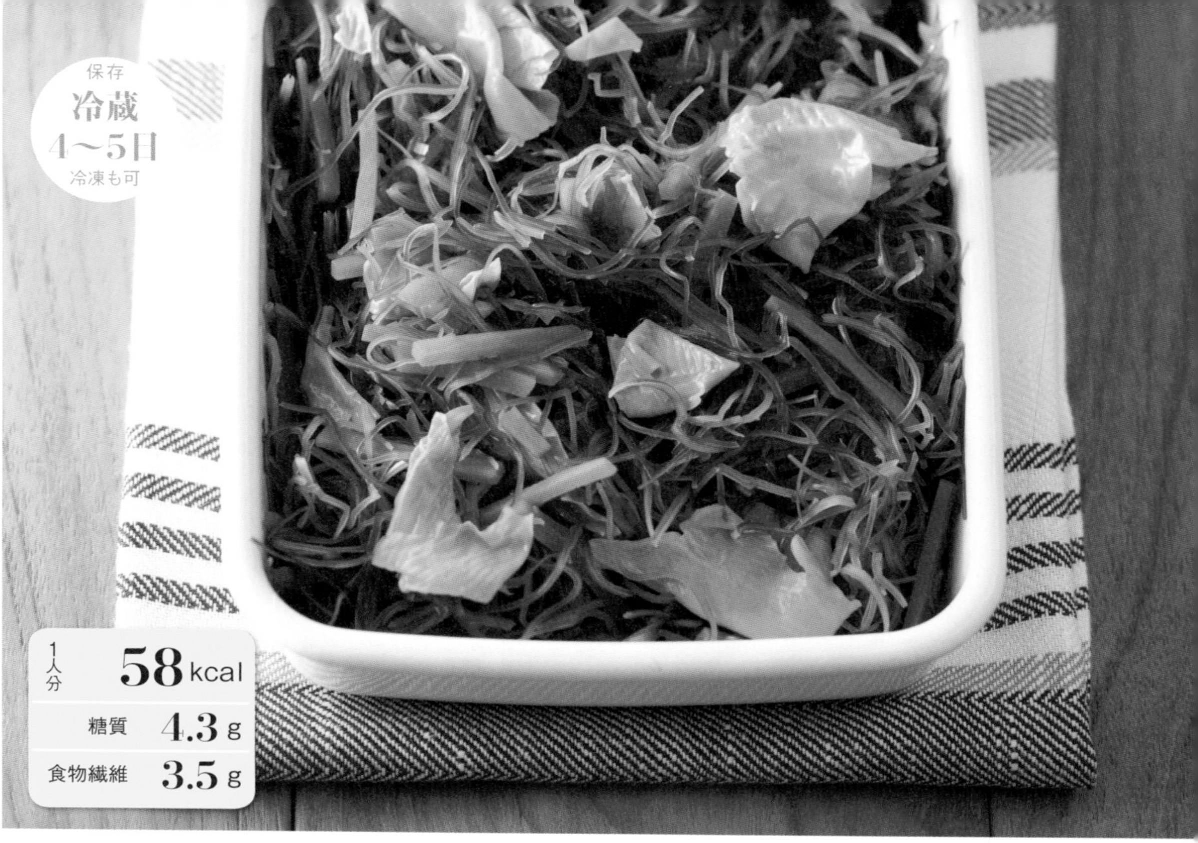

保存
冷蔵
4〜5日
冷凍も可

1人分	58 kcal
糖質	4.3 g
食物繊維	3.5 g

水溶性食物繊維のフコイダンやアルギン酸がたっぷりで低エネルギー

刻みこぶの煮物

材料（作りやすい分量＝約4人分）

刻みこぶ（乾燥）…………………… 30g
干しゆば ……………………………… 20g
にんじん ……………………………… ½本
A ┌ だし …………………………… 300ml
A └ しょうゆ、みりん …… 各大さじ1

ヘルシーポイント

こぶは低カロリーなだけでなく、水溶性の食物繊維をたっぷり含んでいるので、余分な脂肪や糖を包み込んで排出する働きがあります。代謝をよくするヨードも抜群の含有量。うまみ成分のグルタミン酸も多く含んでいるので、淡泊な食材をおいしく食べる手助けにもなる。

作り方

1 刻みこぶはさっと洗い、水にひたしてもどし、ざく切りにする（もどし汁はだしとして使ってもOK）。

2 ゆばは水にひたしてもどす（平ゆばは食べやすく割ってもどす）。

3 にんじんは細切りにする。

4 なべに**1**、**2**、**3**、Aを入れ、落としぶたをして煮汁が少なくなるまで中火で10分ほど煮含める。保存容器に入れて冷蔵室へ。

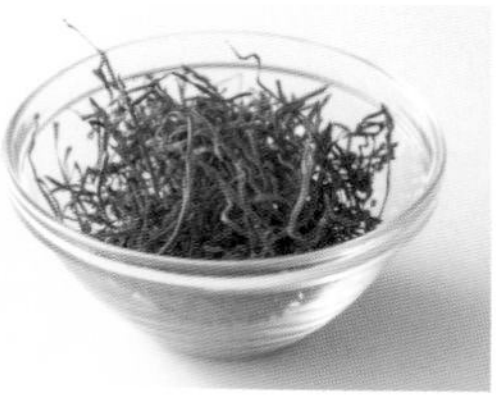

刻みこぶは乾物と生がある。乾物は保存がきくので、好きなときに好きなだけ使えて便利。生は独特の歯ごたえが楽しめる。

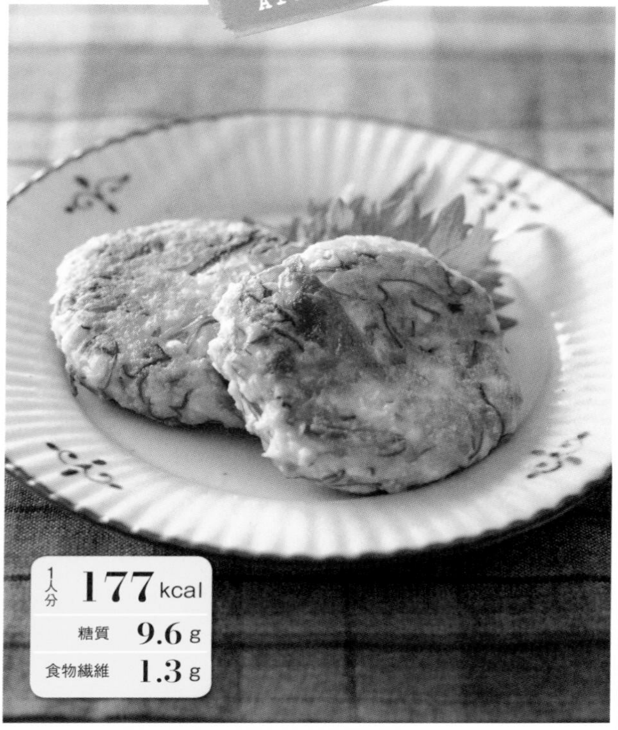
1人分 177 kcal
糖質 9.6 g
食物繊維 1.3 g

豆腐と鶏ひき肉と合わせ、
淡泊ななかに歯ざわりとうまみが

刻みこぶと豆腐のおやき

材料（2人分）

鶏ひき肉 …………………………… 50g
木綿豆腐 ……………… ⅔丁（200g）
刻みこぶの煮物 ………… p.26を50g
かたくり粉 …………………… 大さじ2
サラダ油 ……………………………… 少々

作り方

1　豆腐はしっかり水きりをする。
2　ボウルに1を入れてくずし、ひき肉、刻みこぶの煮物を加えてよくまぜ、かたくり粉を加えてさらによくねりまぜる。
3　熱したフライパンにサラダ油を薄くひき、2を円形にととのえて並べ、両面をこんがりと焼く。器に盛り、好みで青じそを添える。

Arrange

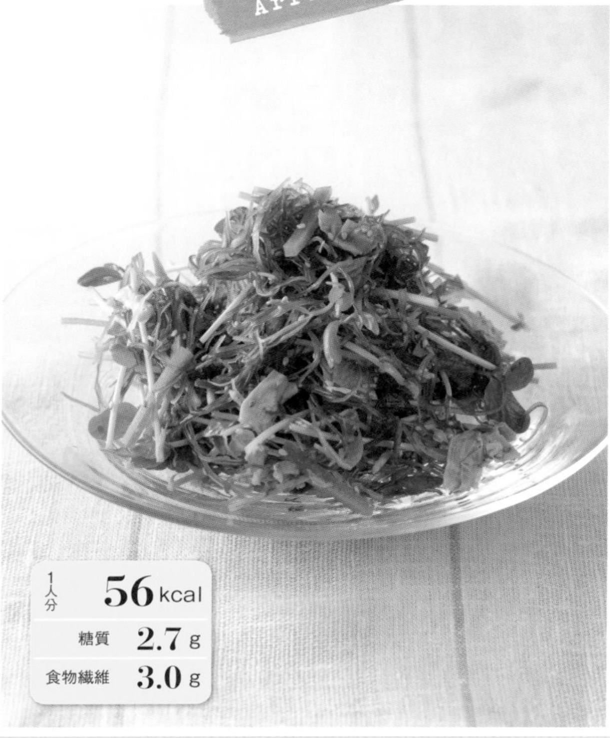
1人分 56 kcal
糖質 2.7 g
食物繊維 3.0 g

栄養素をたっぷりと含む豆苗は
食べごたえを楽しむ料理に

豆苗とこぶのサラダ

材料（2人分）

豆苗 ……………………………… 50g
刻みこぶの煮物 … p.26の¼量（100g）
酢 ……………………………… 小さじ2
いり白ごま ………………… 小さじ2

作り方

1　豆苗は根を切ってから、長さを半分に切る。
2　1に刻みこぶの煮物、酢、ごまを加えてさっくりとまぜる。

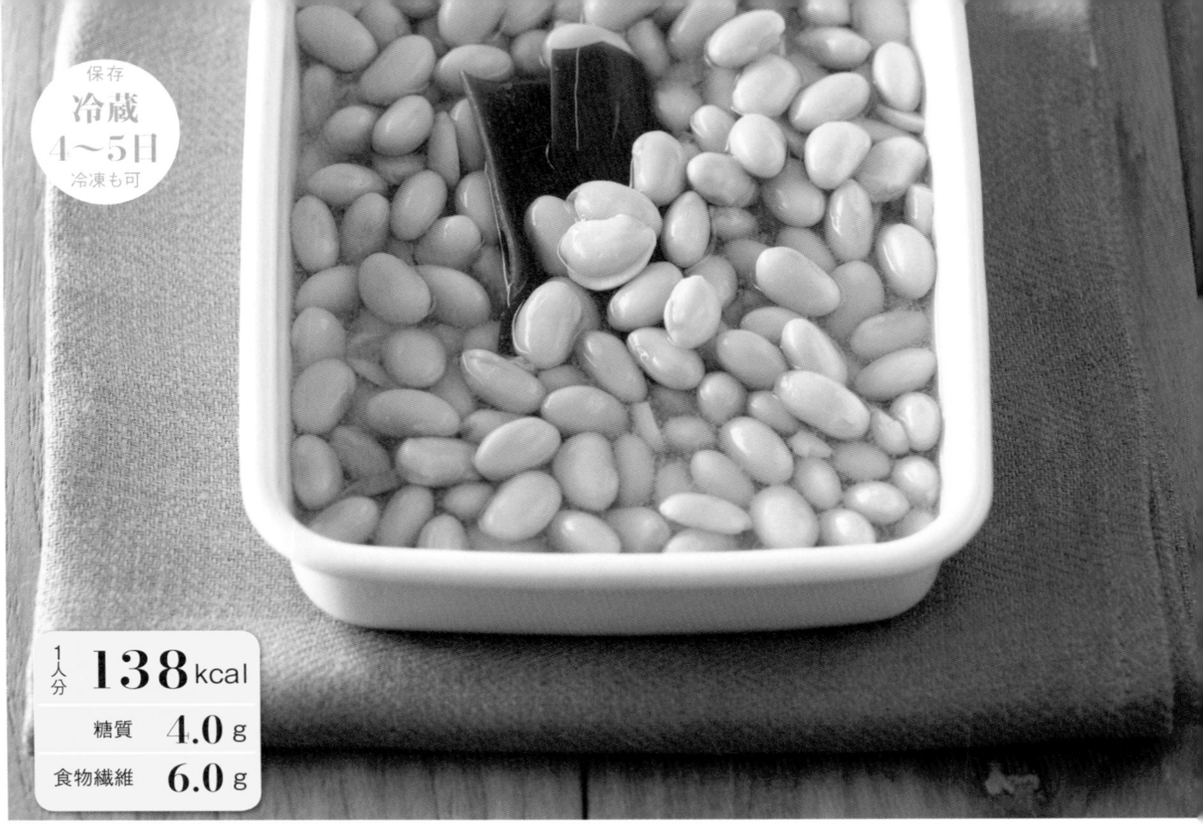
保存
冷蔵
4～5日
冷凍も可
1人分 138kcal
糖質 4.0g
食物繊維 6.0g

こぶを入れ、ほんのり塩味でゆでた大豆はアレンジが自在

塩ゆで大豆

材料（作りやすい分量＝約4人分）

大豆（乾燥） ………… 1カップ（130g）
こぶ ……………………………… 5㎝1枚
塩 ………………………………… 小さじ1

ヘルシーポイント

ゆで大豆は冷凍保存もできる。冷凍する場合はしっかり冷まして味がなじんでから、汁けをきって保存袋などに入れて冷凍室へ。途中で一度ほぐすようにすると、凍ったあとにとり出しやすい。小分けにして冷凍してもいい。

作り方

1　大豆は洗ってたっぷりの水（大豆の3倍量ほど）に一晩ひたす。

2　1をなべに移し、30分ほどゆでる。

3　2のゆで汁を捨てて水をひたひたに注ぎ、こぶ、塩を加えてさらに10分ほどゆでる。煮汁ごと保存容器に入れて冷まし、冷蔵室で保存。

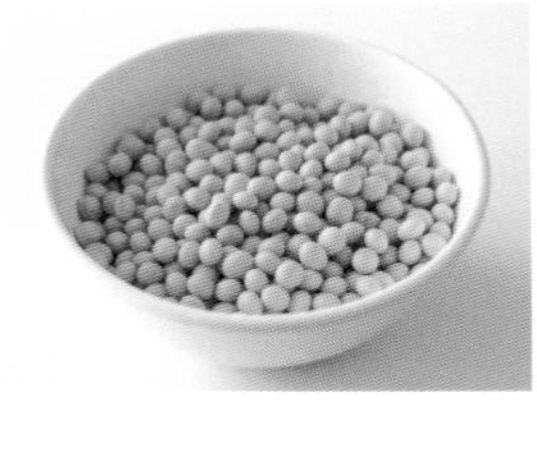

乾燥大豆1袋は200～300g程度。まとめて塩ゆで大豆にし、冷凍しておくと一度の手間でいろいろ楽しめる。

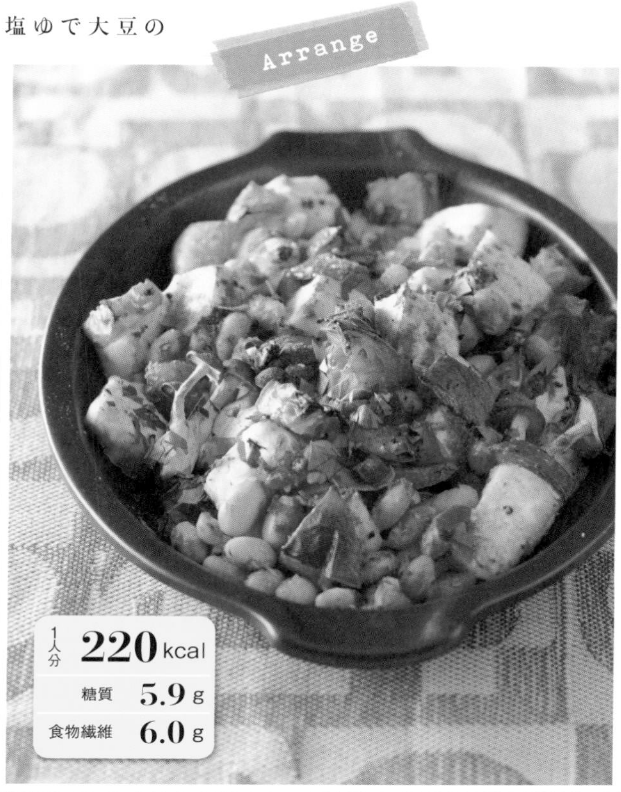
Arrange
1人分 220 kcal
糖質 5.9 g
食物繊維 6.0 g

白身魚を大豆でボリュームアップ。
きのこや野菜でさらにヘルシーに

めかじきと大豆のトマトオーブン焼き

材料（2人分）

めかじき …………………………… 2切れ
塩ゆで大豆 ……………… p.28の¼量
しめじ ………………………… 1パック
トマト ………………………………… 1個
カレー粉 ……………………… 小さじ1
塩 ……………………………… 小さじ¼
こしょう ……………………………… 少々

作り方

1　めかじきは一口大に切る。しめじはほぐす。トマトは1.5㎝角に切る。
2　耐熱皿にめかじき、しめじ、汁けをきった塩ゆで大豆を入れ、トマトを散らす。カレー粉、塩、こしょうを振る。
3　オーブントースターなどで軽く焼き色がつくまで焼く。好みで刻んだイタリアンパセリを散らし、しょうゆを少々かけても。

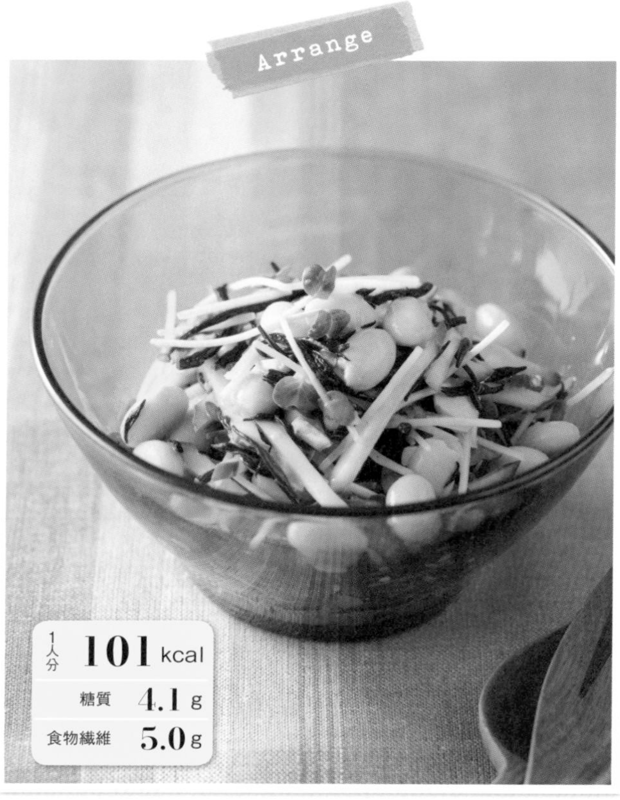
Arrange
1人分 101 kcal
糖質 4.1 g
食物繊維 5.0 g

低エネルギーで水溶性食物繊維や
ミネラルも豊富なひじき＋たっぷり野菜で

ひじきと大豆のサラダ

材料（2人分）

きゅうり …………………………… ½本
貝割れ菜 …………………… ½パック
芽ひじき（乾燥） ………………… 5g
塩ゆで大豆 ……………… p.28の¼量
A ┌オイスターソース、しょうゆ、
　│　マヨネーズ ………… 各小さじ1
　└にんにくのすりおろし … 小さじ½

作り方

1　きゅうりは細切り、貝割れ菜は半分に切る。ひじきは水でもどし、よくしぼる。
2　Aをよくまぜ、1と汁けをきった塩ゆで大豆をあえる。

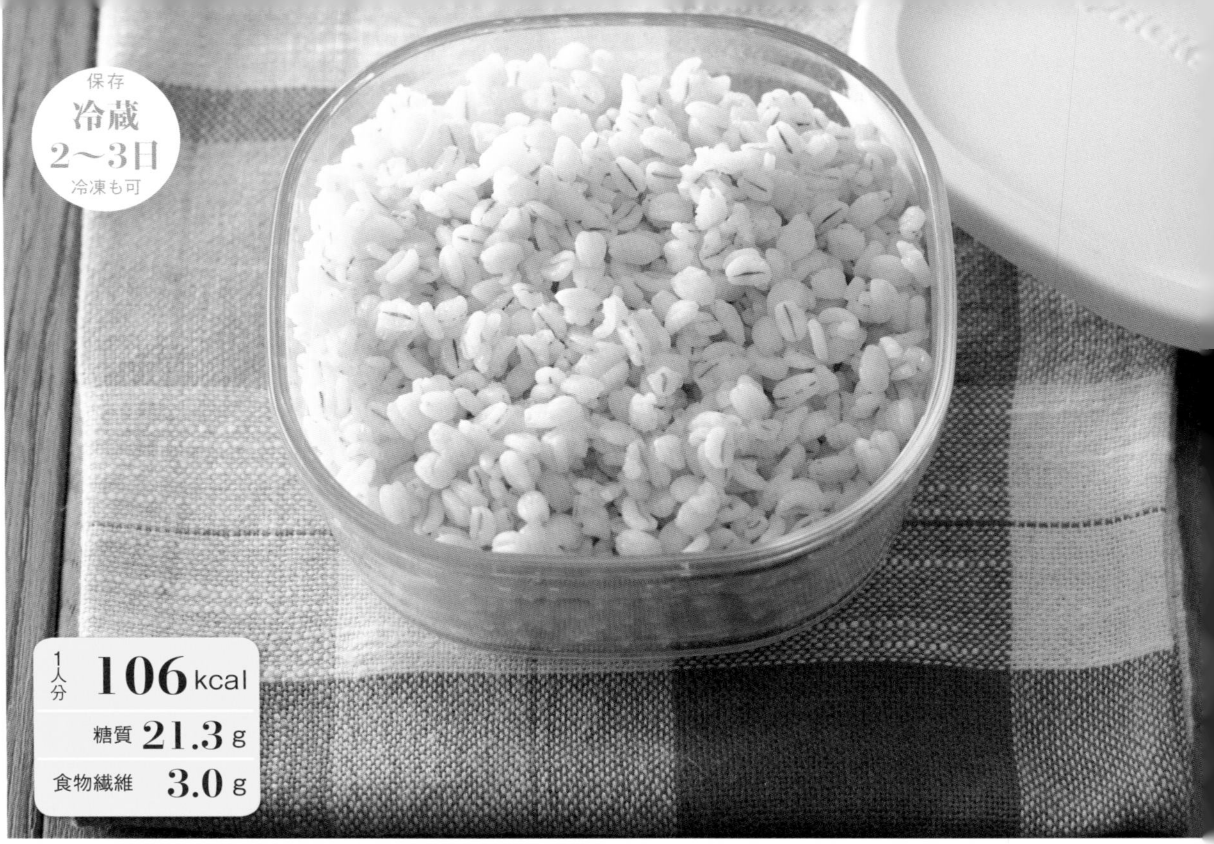
保存
冷蔵
2〜3日
冷凍も可
1人分 106kcal
糖質 21.3g
食物繊維 3.0g

血糖値を長時間コントロールするセカンドミール効果のある大麦をストック

ゆで押し麦

材料（作りやすい分量＝約4人分）

押し麦 …………………… 1カップ

作り方

1　押し麦は洗ってなべに入れ、水400mlを注ぎ、中火で10分ほどゆでる。

2　火が通ったらざるに上げ、流水でさっと洗ってぬめりをとる。少量のオリーブ油をまぶして冷蔵するといい。

ヘルシーポイント

大麦は血糖値の上昇を抑える働きのあるβ-グルカンをたっぷり含むおすすめの食材。３日以上保存する場合は小分け冷凍するといい。手軽にスープや汁物に加えたり、ごはんにまぜたりできる。ヨーグルトのトッピングにもおすすめ。押し麦が一般的だが、最近では丸いままの丸麦、もっちりとした食感のもち麦、ごはんにそっくりな米粒麦など種類が豊富に。好みで選んで。

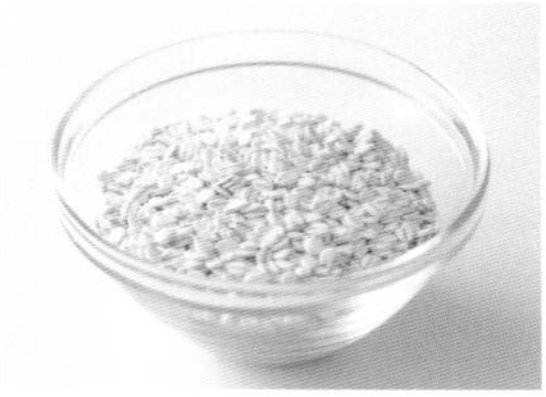

押し麦は大麦を一度加熱して平らに押した麦。こうすることで調理しやすく食感もいい。

ゆで押し麦の Arrange

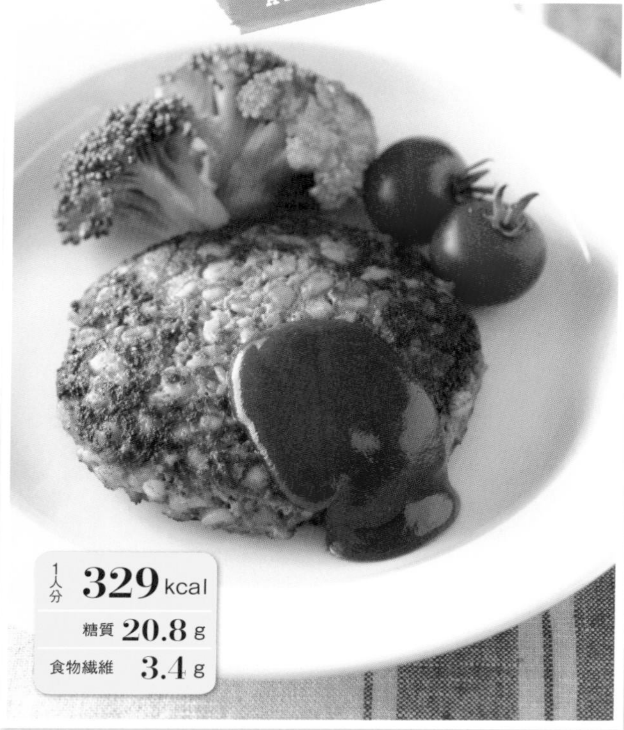

1人分 329kcal
糖質 20.8g
食物繊維 3.4g

血糖値管理と食物繊維効果が

大麦ハンバーグ

材料（2人分）

合いびき肉 ………………………… 150g
玉ねぎ ……………………………… ¼個
ゆで押し麦 ……………… p.30を100g
A ┌とき卵 …………………… 大さじ1
　└塩、こしょう …………… 各少々
サラダ油 …………………………… 少々
B ┌トマトケチャップ ……… 大さじ1
　└ウスターソース ………… 小さじ1
ブロッコリー、ミニトマト …… 各適量

作り方

1　玉ねぎはみじん切りにする。

2　ひき肉をよくねり、1、ゆで押し麦、Aを加えてしっかりねりまぜる。

3　2を2等分して小判形に丸め、サラダ油を薄くひいて熱したフライパンで両面をこんがりと焼く。ふたをして5分ほど蒸し焼きにし、中まで火を通す。

4　器に盛り、ゆでたブロッコリーとミニトマトを添え、よくまぜたBをかける。

Arrange

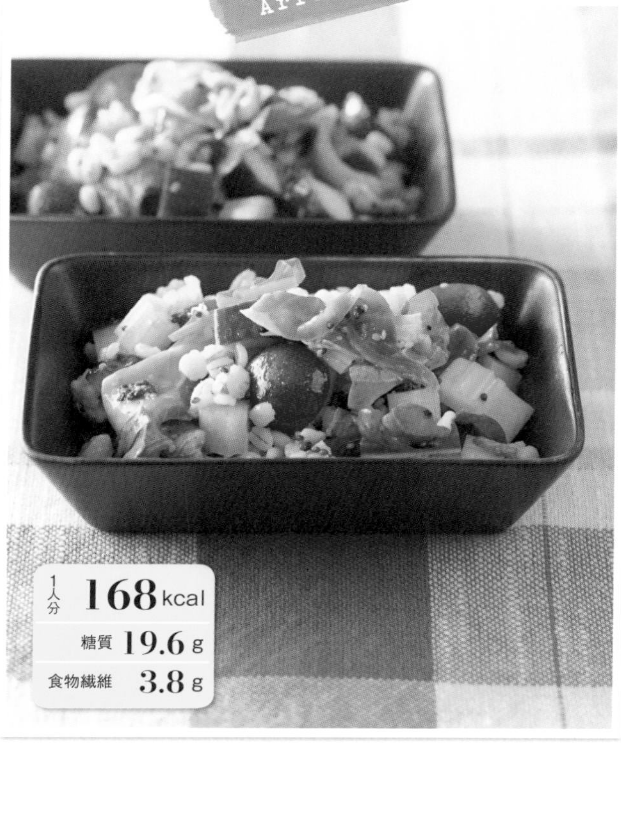

1人分 168kcal
糖質 19.6g
食物繊維 3.8g

麦の食べ方を広げるアレンジ

押し麦入りダイスサラダ

材料（2人分）

ゆで押し麦 ……………… p.30を100g
セロリ ………………………………… 50g
きゅうり …………………………… ½本
ミニトマト ………………………… 8個
ルッコラ ………………… 1束（30g）
生ハム ……………………………… 2枚
A ┌オリーブ油、レモン汁 ‥ 各小さじ2
　│粒マスタード …………… 小さじ1
　│塩 …………………………… 小さじ½
　└こしょう ………………………… 少々

作り方

1　セロリ、きゅうりは1㎝角にし、ミニトマトは半分に切る。ルッコラは1.5㎝長さに切る。生ハムは1㎝幅に切る。

2　1にゆで押し麦を加え、Aであえる。

白いごはんに負けない かさ増しごはん！

糖尿病の場合、ごはんは茶わんに軽く1杯、120gを指示されることが多いけれど、もう少し食べたい人はかさ増しごはんに。こぶとひとつまみの塩を加えるのがコツ。このほか、押し麦をまぜたり、玄米にするなど、食物繊維がとれる工夫を。雑炊、おかゆなどは少ない米で満足できる食べ方です。

炊き込みごはんとは違う
存在感の薄さがおかずに合う

たけのこごはん

材料（炊きやすい分量）

ゆでたけのこ ………… 200g（1個分）
米 ………………………… 360ml（2合）
塩 ………………………… ひとつまみ
こぶ ……………………………… 5cm

作り方

1 たけのこは5mm角程度に切る。
2 米は洗ってざるに上げ、水けをきる。
3 炊飯器に2、1、塩、こぶを入れ、2.5の目盛りまで水を注いで炊く。
4 さっくりとまぜて10分ほど蒸らす。

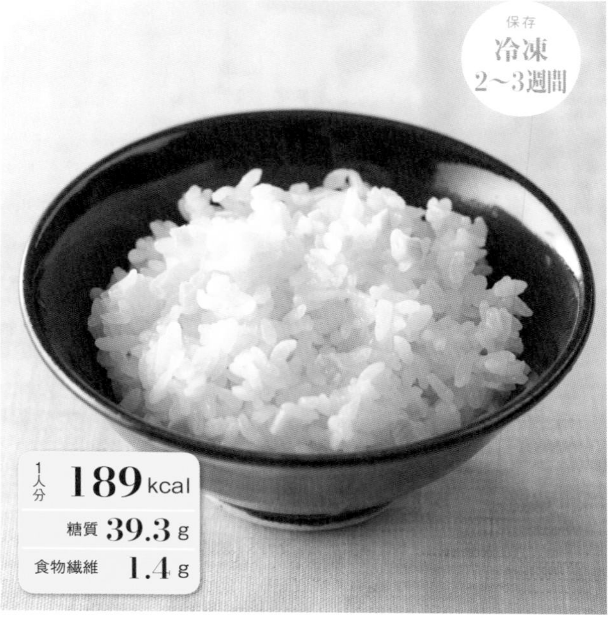
保存
冷凍
2～3週間
1人分 189kcal
糖質 39.3g
食物繊維 1.4g

エネルギーゼロに近く香りも味も
薄いので刻んでしまえば存在感なし

エリンギごはん

材料（炊きやすい分量）

エリンギ ………… 2パック（約200g）
米 ………………………… 360ml（2合）
塩 ………………………… ひとつまみ
こぶ ……………………………… 5cm

作り方

1 エリンギは笠の黒い部分をそぎ落とし、5mm角程度に切る。
2 米は洗ってざるに上げ、水けをきる。
3 炊飯器に2、1、塩、こぶを入れ、2.5の目盛りまで水を注いで炊く。
4 さっくりとまぜて10分ほど蒸らす。

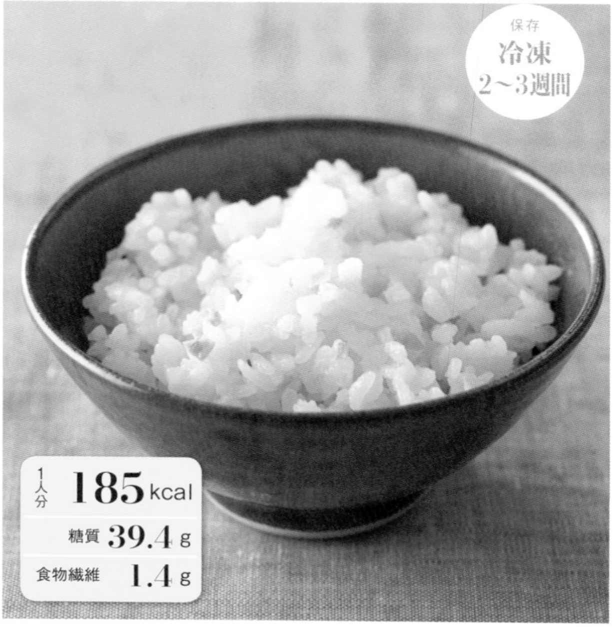
保存
冷凍
2～3週間
1人分 185kcal
糖質 39.4g
食物繊維 1.4g

PART 2 作りおきおかずのもと

全部冷凍可能です！　1食分ずつ計量してラップで包み、冷めたら冷凍保存する（34ページ参照）。１人分につき電子レンジで3分ほど加熱して食べる。

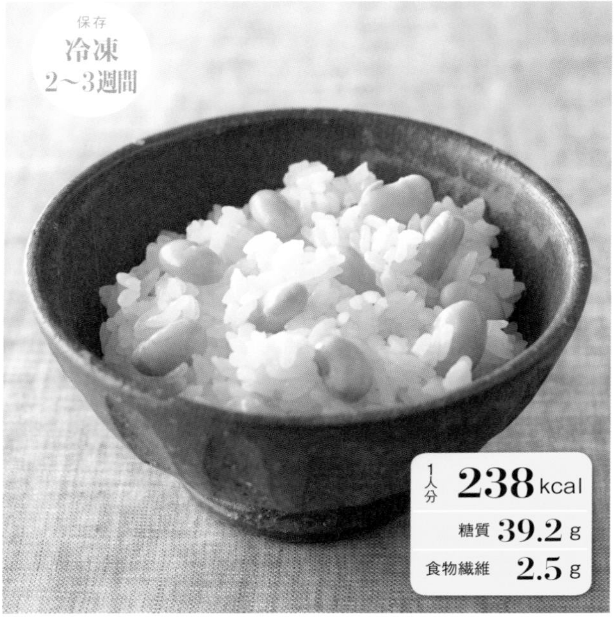
保存
冷凍
2～3週間
1人分 238 kcal
糖質 39.2 g
食物繊維 2.5 g

大豆の香ばしさと食べごたえが
白いごはんをバージョンアップ

大豆ごはん

材料（炊きやすい分量）

大豆水煮（p.28の塩ゆで大豆でも）……150g
米……360ml（2合）
塩……ひとつまみ
こぶ……5cm

作り方

1　米は洗ってざるに上げ、水けをきる。
2　炊飯器に**1**を入れ、大豆、塩、こぶを加え、2.5の目盛りまで水を注いで炊く。
3　さっくりとまぜて10分ほど蒸らす。
※いり大豆を使うと香ばしい風味で違ったおいしさに。いり大豆30gは洗い、浸水した米540ml（3合）とともに炊飯器に入れ、3の目盛りより少し上まで水かげんして炊く。

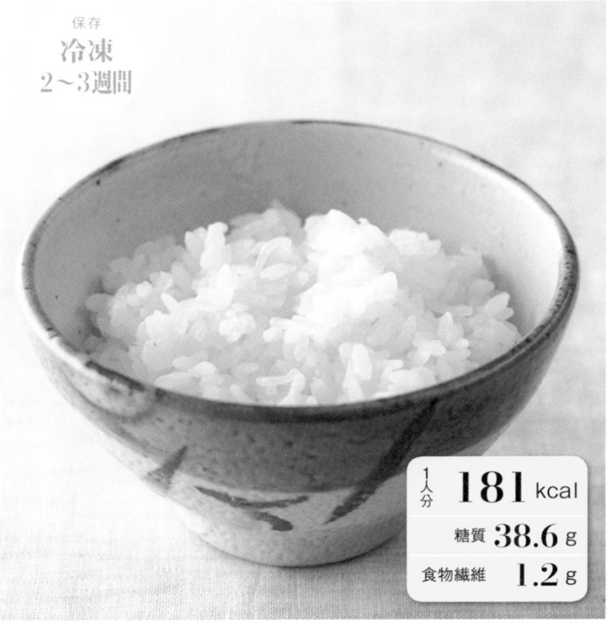
保存
冷凍
2～3週間
1人分 181 kcal
糖質 38.6 g
食物繊維 1.2 g

クセのないしらたきはエネルギーダウン
効果が高いのに味は白米と変わらない

しらたきごはん

材料（炊きやすい分量）

しらたき……150g
米……360ml（2合）
塩……ひとつまみ
こぶ……5cm

作り方

1　しらたきは熱湯で2分ほどゆでて湯をきり、みじん切りにする。
2　米は洗ってざるに上げ、水けをきる。
3　炊飯器に**2**、**1**、塩、こぶを入れ、2の目盛りより少し多めに水を注いで炊く。
4　さっくりとまぜて10分ほど蒸らす。

ごはんは、はかって冷凍が成功テク！

糖尿病の食事療法ではエネルギー管理と同時に糖質のコントロールもとても重要です。食事における糖質の多くは主食によるものなので、ごはんやパンの摂取量には常に注意が必要です。主食の量は本人の自覚と節制にかかっていますが、なかなかむずかしいのが現状。ここでは炊きたてのごはんを小分け冷凍して、1回分を守る方法を紹介します。

16ページを参考にして自分が摂取できる主食の量を知り、その分量をはかって小分けにし、冷凍しておくのが、主食管理のテクニック。解凍は1食分ずつするので、「ちょっぴりおかわり」がしにくくなるのがこの方法のメリットです。

1食100g、120g、150gなど指示された量をしっかり計量し、ラップで包んで冷凍しておくといいですね。

最近では少量のごはんを冷凍できるコンテナタイプの専用保存容器も市販されています。同じ容器を使うと、慣れてくればはからなくても1食分の冷凍ができるようになることでしょう。

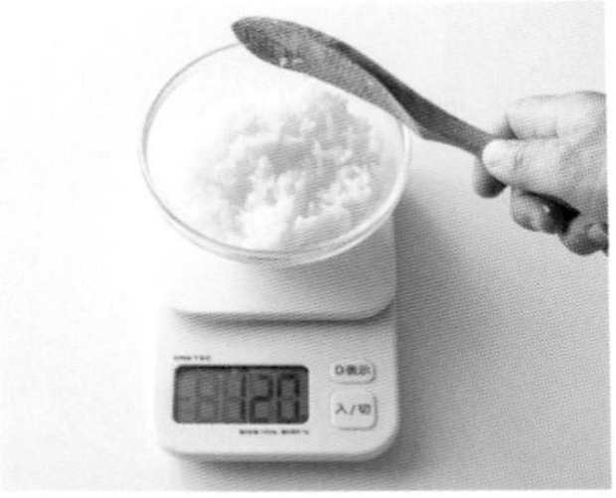

食事療法を行うにはデジタルのはかりがおすすめ。器をのせてリセットすれば、中身の重量をはかれる機能が便利。指示エネルギー分のごはんを計量。

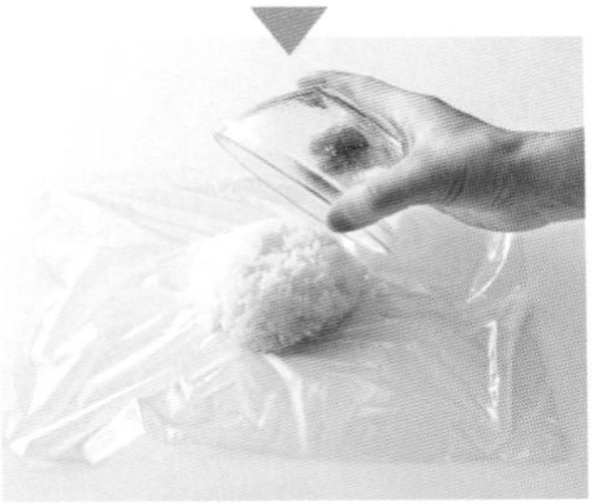

はかったごはんは広げたラップにのせて熱いうちに手早く包むと解凍後にパサつかない。

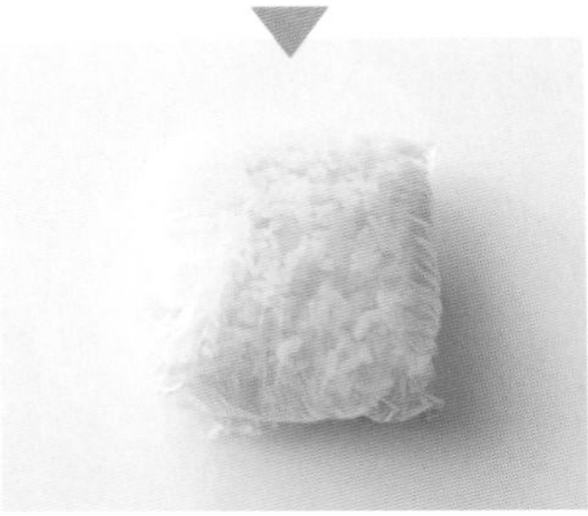

ラップで包んだごはんは完全に冷ましてから冷凍室へ。同じ形にそろえると、保存してある量がわかりやすい。

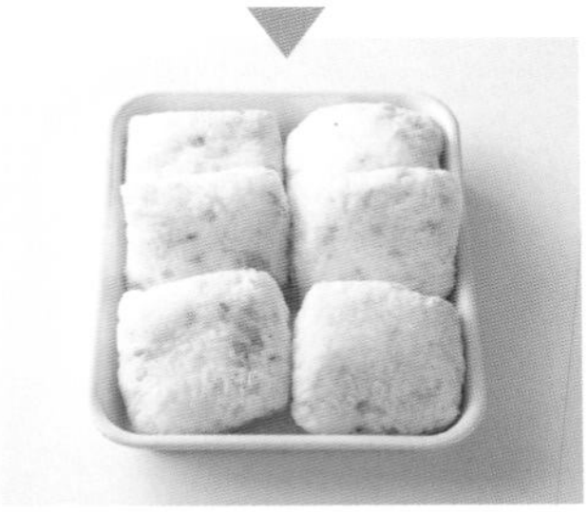

ほうろうのバットやステンレス、アルミのトレーなどに並べて冷凍室へ。こうすると金属の熱伝導率ですばやく冷凍でき、おいしさが逃げない。写真はp.32〜33のかさ増しごはんで、同様に冷凍できる。

パン

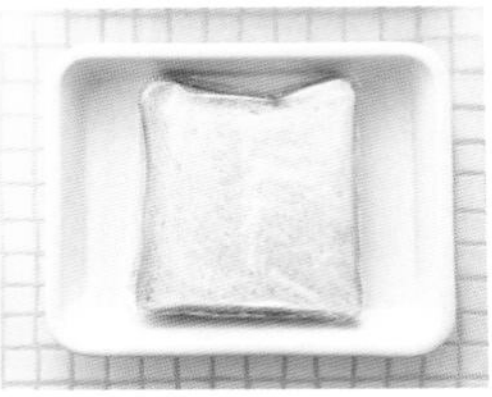

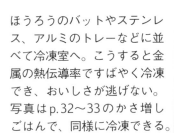

1枚ずつラップに包んで冷凍。

6枚切り 1枚(60g)　糖質 **26.6** g　**158** kcal

パスタ

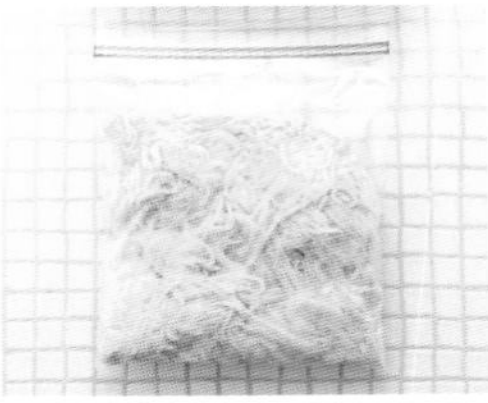

少しかためにゆでてくっつかないようにごく少量の油をまぶす。

パスタ（乾燥）1人分(80g)　糖質 **57.0** g　**303** kcal

PART 3

作っておけば
メインおかずがカロリーダウン

食べごたえのある作りおき主菜

ふだんのおかずもエネルギーカットの工夫をして作っておけば
時間がなくてもヘルシーな食卓が実現します。
たんぱく質のおかずは丈夫な血管や筋肉の材料なので、
適量をしっかり食べたい栄養素です。
脂質を減らしたり、かさ増ししたりとアイディア満載。
たっぷりの野菜と組み合わせて食べてください。

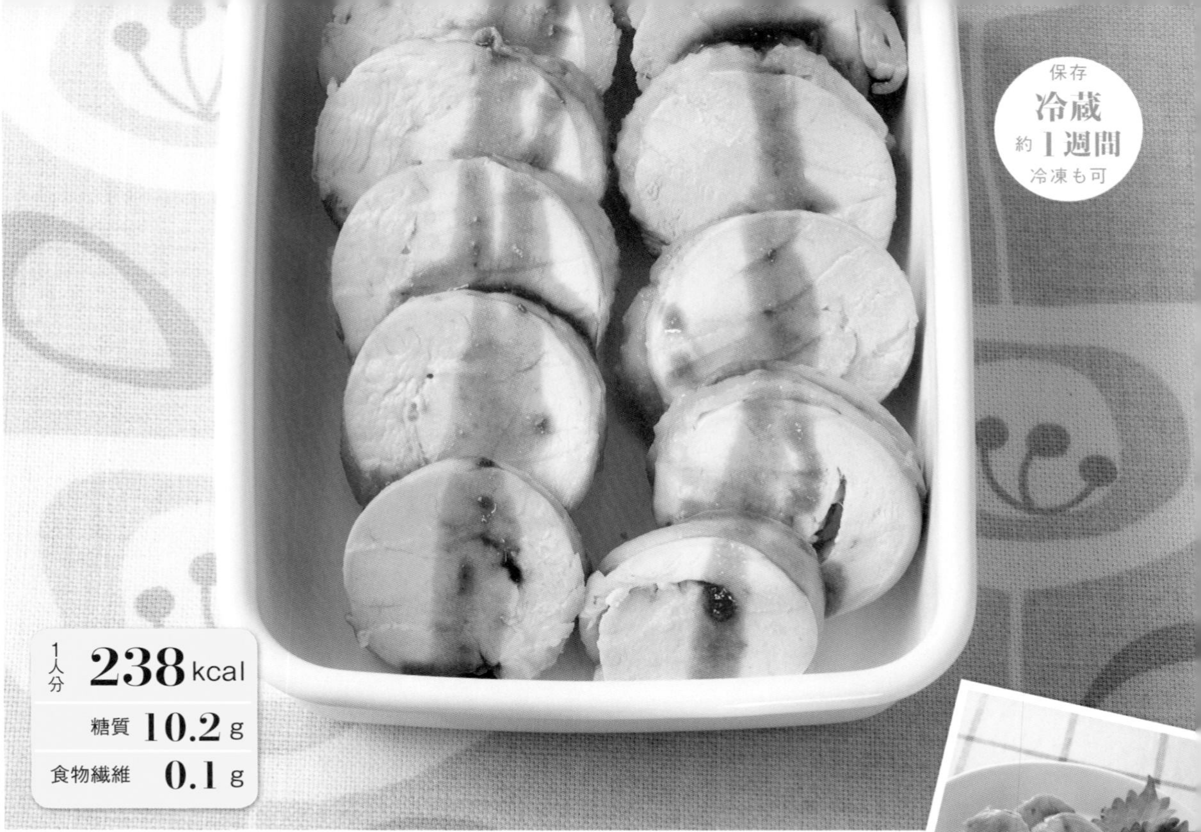

保存
冷蔵
約1週間
冷凍も可

1人分 238kcal
糖質 10.2g
食物繊維 0.1g

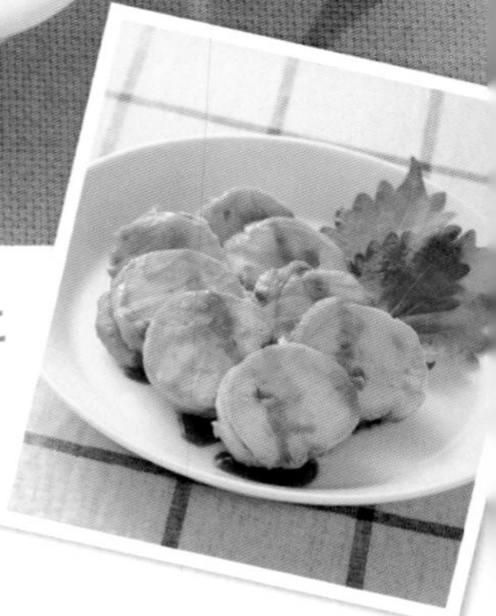

鶏胸肉であっさり仕上げ、煮汁でしっかり味に

鶏チャーシュー

材料（4人分）

鶏胸肉 ……………………………… 2枚

A
- しょうゆ ………………… 大さじ3
- みりん、酒 …………… 各大さじ2
- はちみつ ………………… 大さじ1
- にんにく・しょうがの薄切り ………………………… 各1かけ分

作り方

1 鶏肉は皮のほうを外側にして巻き、たこ糸でしばり、皮に竹ぐしで数カ所穴をあける。

2 なべに**1**、水100ml、Aを入れ、落としぶたをして火にかけ、煮立ったら弱火にし、10分ほど煮て火を止め、そのまま冷ます。

3 鶏肉をとり出してたこ糸をとり除き、食べやすく切って保存容器に移す。

4 煮汁を半量くらいまで煮詰めて**3**にかけ、冷めたらふたをし、冷蔵する。

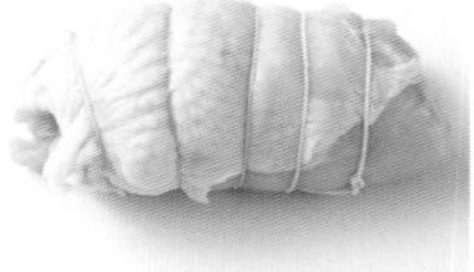

胸肉は端から巻いてたこ糸でしばり、ロール状にする。

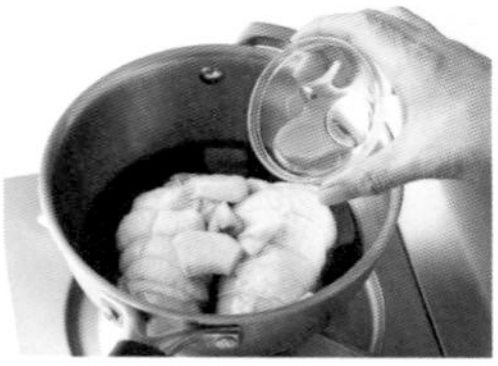

はちみつを加えて煮ると、煮詰めたたれにコクが出て味の決め手に。

作りおきのポイント

鶏胸肉を使ってロール状にして煮ることでエネルギーを抑えてしっとりとした仕上がりに。すぐ使いやすいように食べやすい厚さに切っておいても、ロール状のまま保存して用途に合わせて切り分けてもいい。冷凍も可能。その場合は薄切りを小分けにして冷凍室へ。

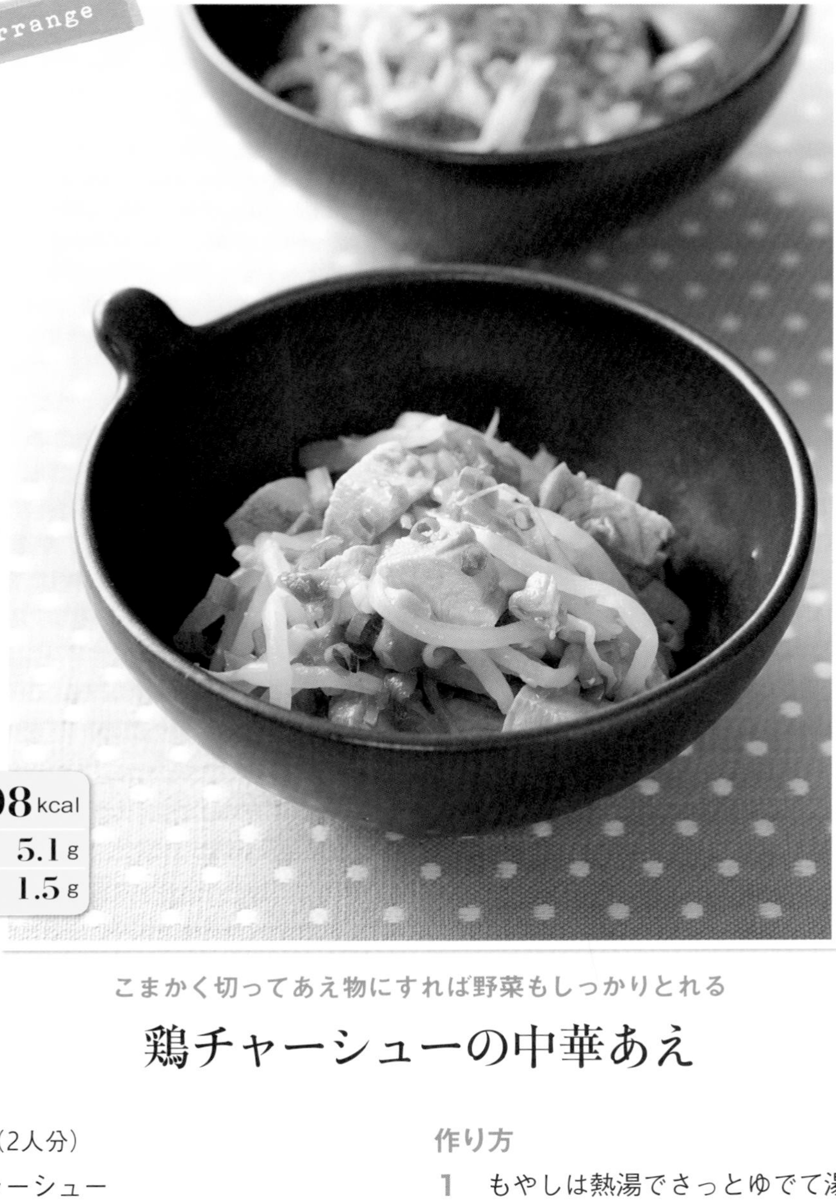

1人分 108kcal
糖質 5.1g
食物繊維 1.5g

こまかく切ってあえ物にすれば野菜もしっかりとれる

鶏チャーシューの中華あえ

材料（2人分）

鶏チャーシュー
……………… p.36を約3切れ（100g）
もやし …………………………………… 150g
ザーサイ（味つき）…………………… 20g
万能ねぎ ……………………………… 適量

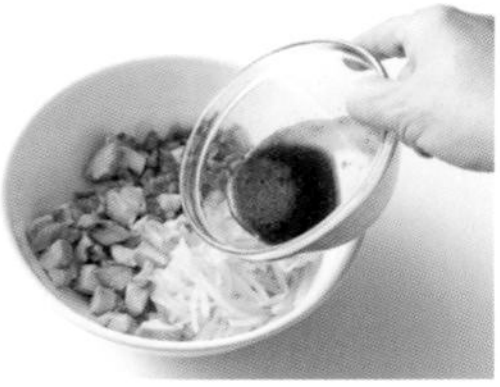

ゆでたもやしに水分が残っていると仕上がりが水っぽくなるので、しっかりしぼる。

作り方

1　もやしは熱湯でさっとゆでて湯をきる。あら熱がとれたらしっかりとしぼる。

2　チャーシューは電子レンジで1分40秒加熱して1〜2㎝の角切りにする。ザーサイはみじん切りにする。

3　**1**、**2**をチャーシューの煮汁大さじ2であえる。煮汁が足りないときはしょうゆ少々を加えて味をととのえるといい。器に盛り、万能ねぎの小口切りを散らす。

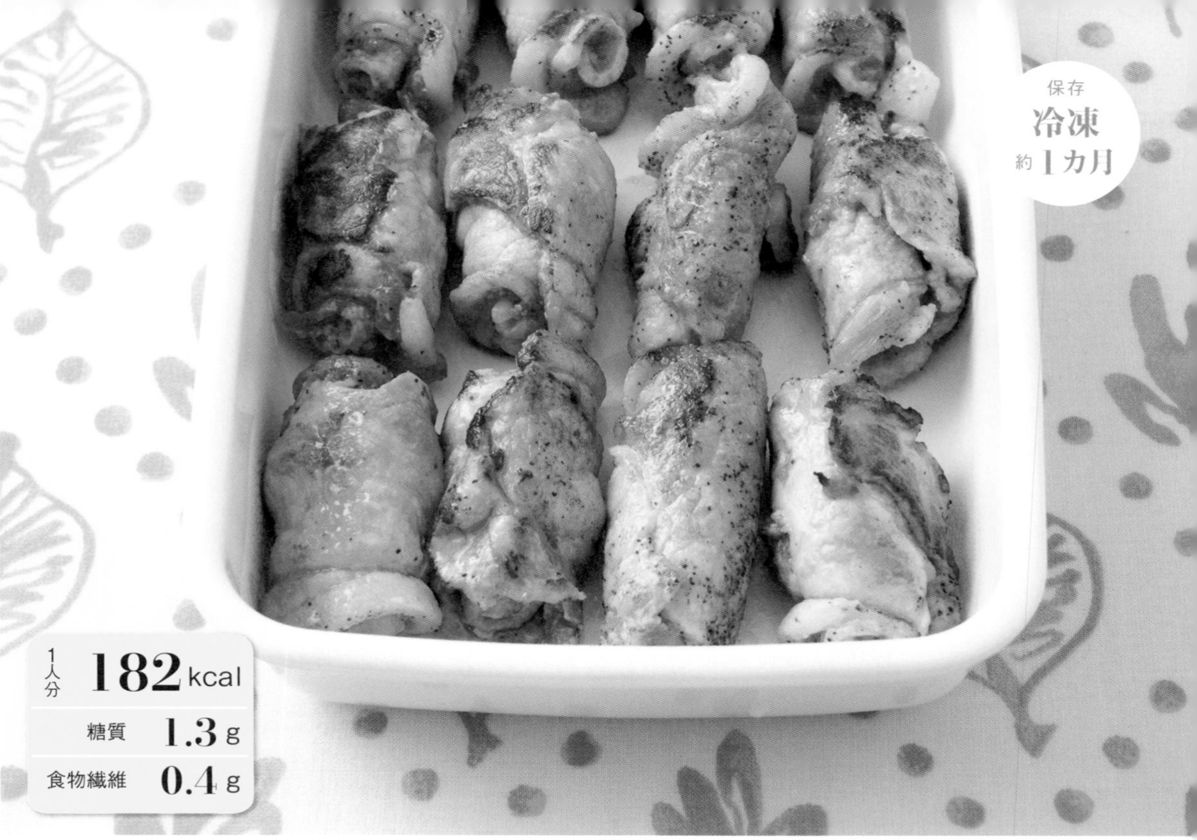

保存
冷凍
約1カ月

1人分	182 kcal
糖質	1.3 g
食物繊維	0.4 g

梅肉の酸味とチーズのコクで薄切り肉でも食べごたえ十分

梅チーズ巻き焼き

ヘルシーポイント

豚肉は部位によってエネルギー量がかなり違う。最も高いのがバラ肉で、つづいてロース肉。写真は比較的低エネルギーなもも肉を使っている。摂取エネルギー量を低く指示されている人は脂身を切り落とせば、さらにエネルギーダウンできる。

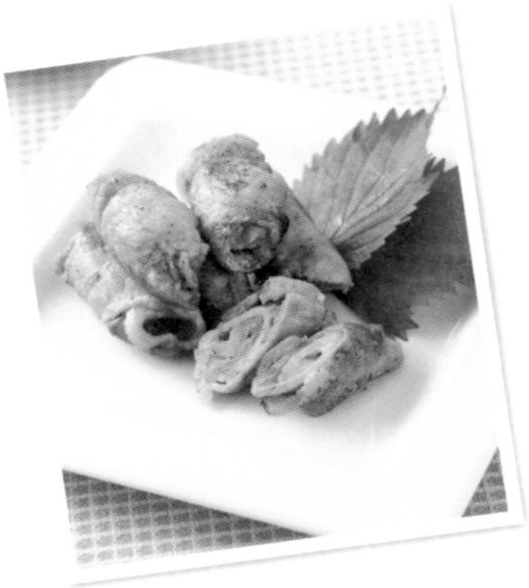

材料（4人分）

豚薄切り肉 ………… 12枚
塩、こしょう ……… 各少々
梅干し ………………… 4個
粉チーズ ……… 大さじ2
サラダ油 ……… 小さじ2
酒 ………………… 大さじ2

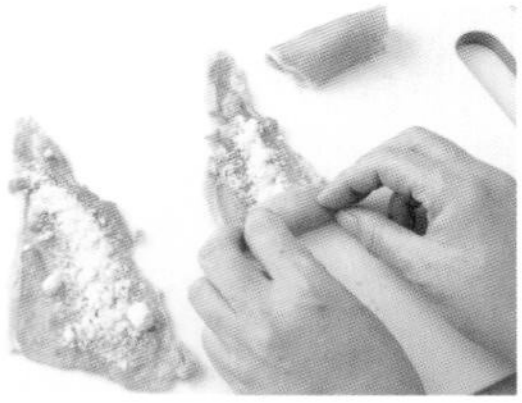

梅肉とチーズをきっちり巻くのがポイント。巻き終わりは軽くにぎって密着させるとよい。

作り方

1　豚肉は1枚ずつ広げて塩、こしょうを振る。
2　梅干しは種を除いてたたき、ペーストにする。
3　**1**に**2**を等分にぬり、粉チーズを振って端からクルクル巻く。
4　フライパンにサラダ油を熱し、**3**を巻き終わりを下にして並べ入れ、中火で転がしながら全体に焼き色をつける。酒を振ってふたをし、弱火で3分ほど蒸し焼きにして中まで火を通す。
5　保存容器に並べ、冷ましてふたをし、冷凍する。

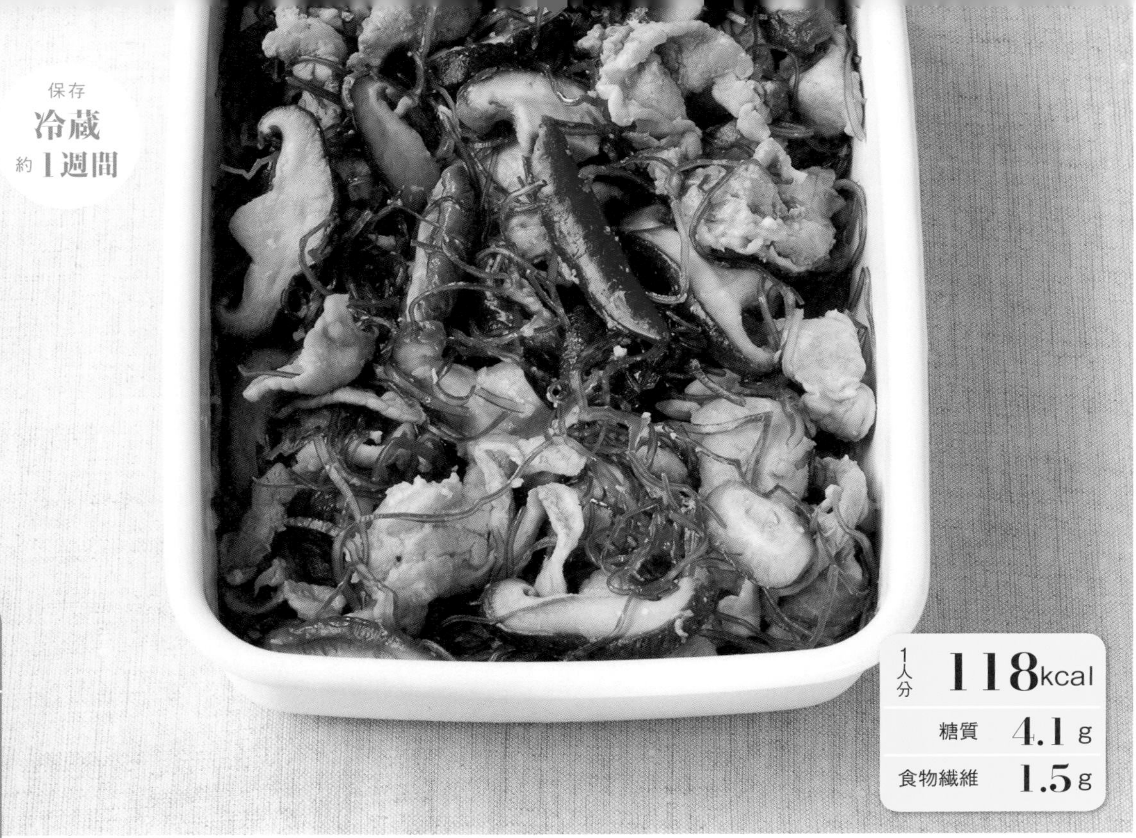

保存
冷蔵
約1週間

1人分	118kcal
糖質	4.1g
食物繊維	1.5g

海藻の食物繊維がしっかりとれる満足おかず

豚肉とこぶの煮物

材料（4人分）

豚薄切り肉 …………………… 200g
切りこぶ …………………… 10g
しいたけ …………………… 3個
A［しょうゆ、みりん … 各大さじ1.5
　 赤とうがらし ………… 1本

ヘルシーポイント

こぶに豚肉のうまみがからみ、ヘルシーなのに食べごたえのある保存食に。フッ素樹脂加工のフライパンを使うことでいため油を使わずにすむ。豚肉から出てきた余分な脂肪をキッチンペーパーでふきとると、脂質の摂取量を減らせる。

作り方

1　豚肉は食べやすく切る。切りこぶはたっぷりの水にひたしてやわらかくもどし、もどし汁を200mlとっておく。しいたけは石づきを落とし、5㎜厚さに切る。

2　フッ素樹脂加工のフライパンに、油をひかずに豚肉を入れていため、余分な脂が出てきたらキッチンペーパーでふきとる。

3　こぶ、もどし汁、しいたけ、Aを加えて落としぶたをし、ひと煮立ちしたら弱火にし、15分ほど煮る。保存容器に移して冷まし、ふたをして冷蔵する。

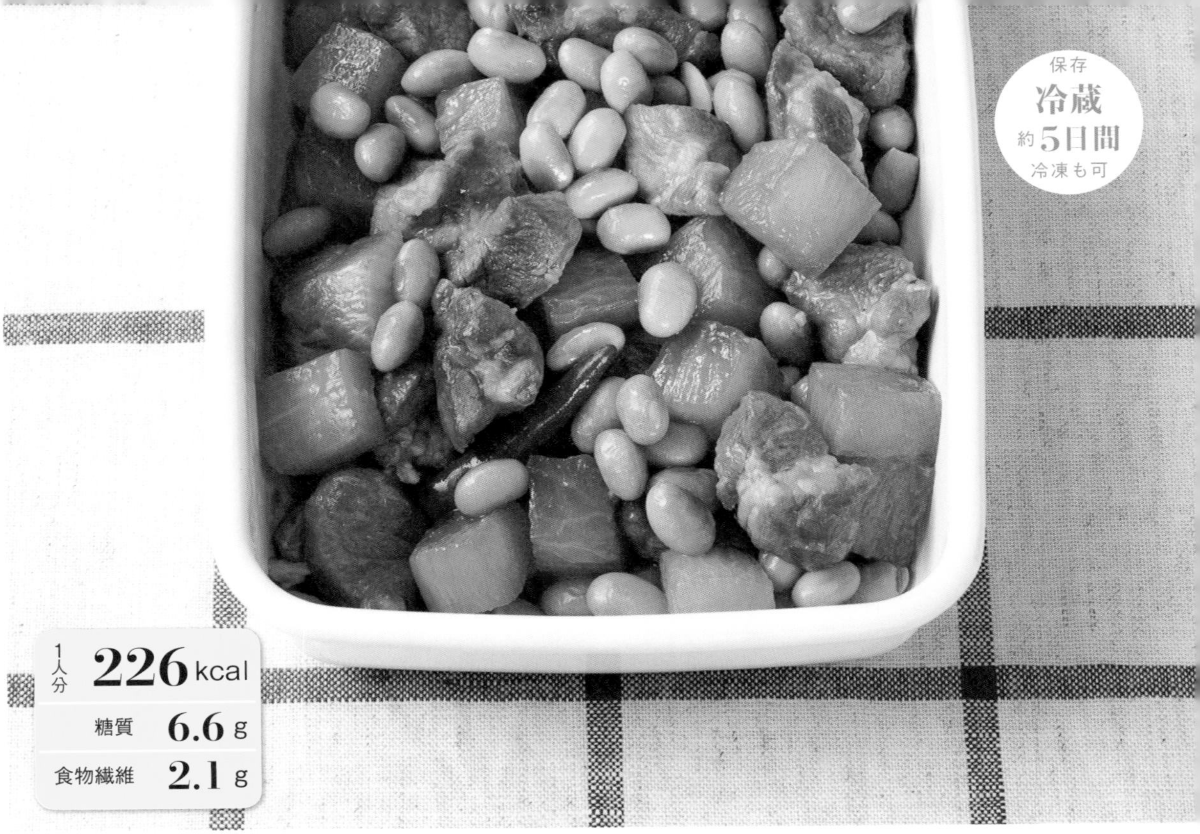

保存
冷蔵
約5日間
冷凍も可

1人分	226kcal
糖質	6.6g
食物繊維	2.1g

冷蔵する間に大豆に味がなじみます

大豆と豚肉と大根の中華風煮

材料（4人分）

豚肩ロース厚切り肉 ………… 200g
大豆水煮（缶詰）………… 正味100g
大根 …………………………… 3～4㎝
ごま油 ………………………… 小さじ2
A
- しょうゆ、みりん ‥ 各大さじ2
- オイスターソース ….. 小さじ2
- 赤とうがらし …………… 1本

作り方

1　豚肉、大根は2㎝角に切る。
2　なべにごま油を熱して豚肉をいため、大根、大豆を加えてさっといため合わせ、水200㎖、Aを加えて落としぶたをし、弱火で10分ほど煮含める。
3　保存容器に移して冷まし、冷蔵室へ。

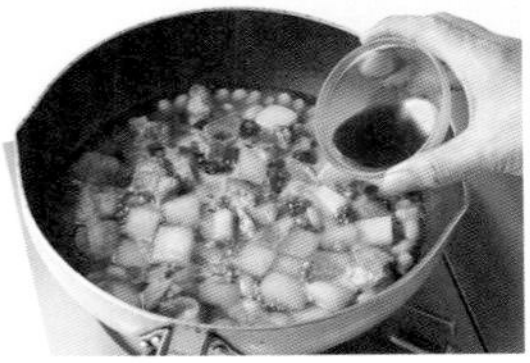

しょうゆとみりんにオイスターソースで中華風に仕上げて。

ヘルシーポイント

豚肩ロースは比較的エネルギー量は高めだけれど、かみごたえもあるので少ない量で満足感を得やすい。大豆でかさ増ししていることと、味のしみた大根で栄養のバランスのいい一品に。冷蔵している間に大豆に味がなじむので、作りおき向きのレシピ。冷凍なら１カ月保存できる。

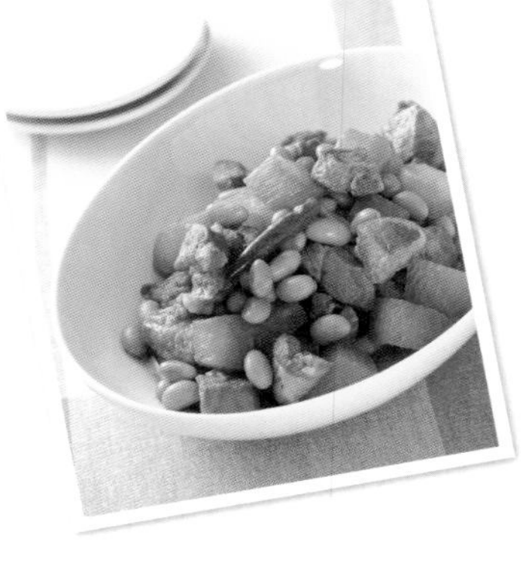

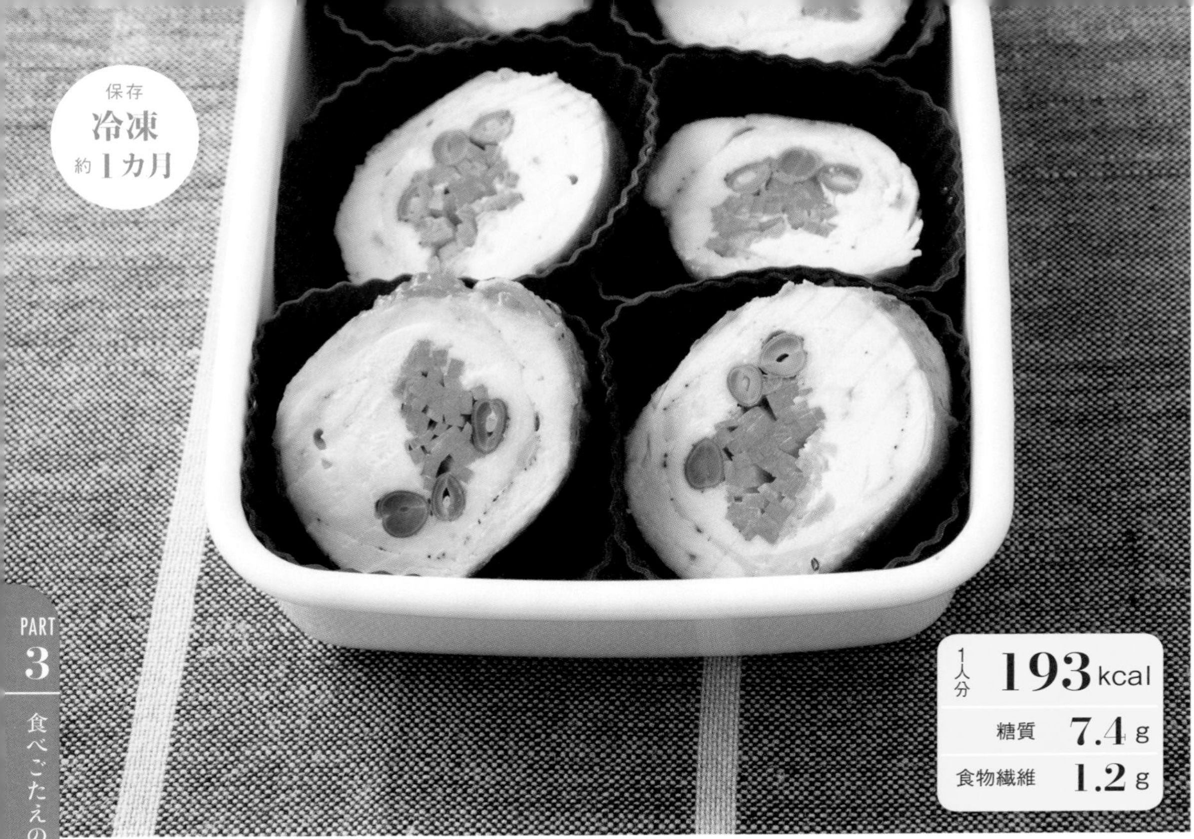

保存
冷凍
約1カ月

1人分	193kcal
糖質	7.4g
食物繊維	1.2g

あっさりした胸肉を野菜のうまみでボリュームアップ

野菜の鶏肉巻き

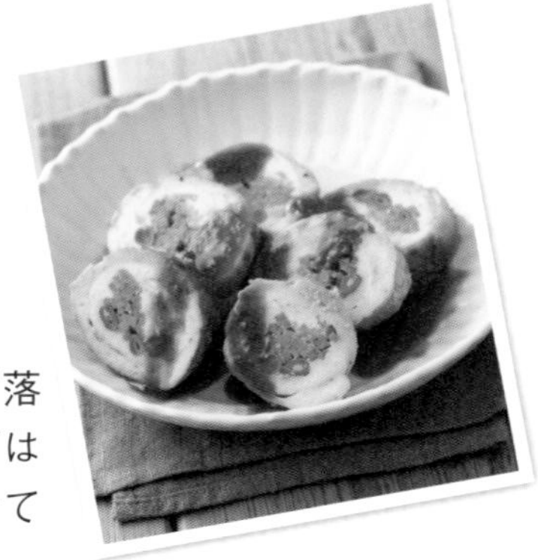

材料（4人分）

鶏胸肉 …… 2枚
さやいんげん …… 6本
にんじん …… ½本
ねぎ …… ½本
塩 …… 少々
サラダ油 …… 小さじ1
酒 …… 大さじ1
A［みそ、しょうゆ …… 各大さじ1
　 みりん …… 大さじ2

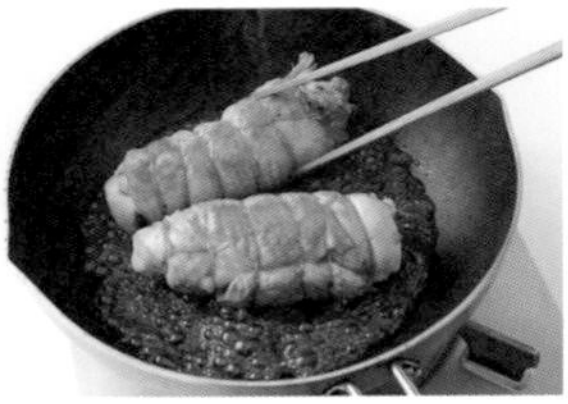

全体に調味料がからむように菜箸で転がすとよい。

作り方

1　鶏肉は厚みに包丁を入れて切り開き、薄く広げて塩を振る。

2　いんげんはへたを落とし、にんじん、ねぎは細切りにし、**1**にのせて巻き、たこ糸でしばる。

3　フライパンにサラダ油を熱し、**2**を転がしながら焼き、全体に焼き色がついたら酒を振ってふたをし、弱火で10分ほど蒸し焼きにして火を通す。

4　余分な脂をキッチンペーパーなどでふきとり、よくまぜたAを加え、転がしながら全体にからめる。

5　冷めたら1本を8等分の輪切りにし、小分けにして冷凍する。

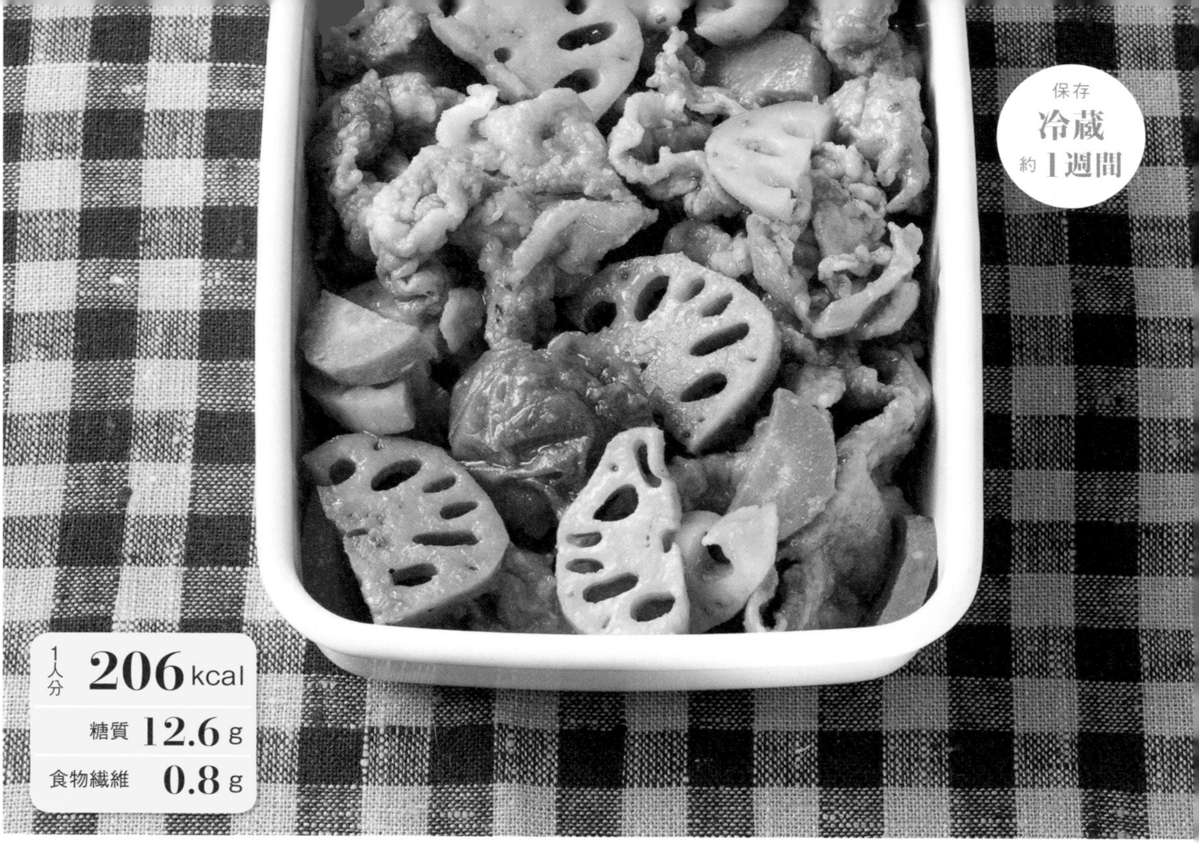
保存
冷蔵
約1週間
1人分 206kcal
糖質 12.6g
食物繊維 0.8g

梅干しと煮ると日もちがし、味に深みも増す

薄切り肉とれんこんの揚げ漬け

材料（4人分）

豚薄切り肉 ………………… 200g
れんこん …………………… 50g
にんじん …………………… ⅓本
塩 …………………………… 少々
A
- 梅干し ………………… 2個
- 酒 ……………………… 100ml
- しょうゆ、みりん ……………… 各大さじ2
- 砂糖 ……………… 小さじ1
- 粉ざんしょう …… 小さじ½

薄力粉、揚げ油 ……… 各適量

作り方

1　豚肉は食べやすく切って塩を振る。れんこん、にんじんは5㎜厚さの半月切りにする。

2　なべにAを入れてひと煮立ちさせ、保存容器に入れる。

3　**1**に薄力粉をまぶし、170度の油で揚げ、熱いうちに**2**に漬ける。冷めたら冷蔵室へ。

※冷蔵保存している間、ときどきまぜると、味がムラなくしみ込む。

作りおきのポイント

梅干しには殺菌効果があり、冷蔵保存のおかずの日もちを助ける働きも。梅干しはとり出さずにおくといい。野菜や肉のおいしさを吸った梅干しもおいしく食べられ、一石二鳥。食材にまぶす小麦粉は油を吸収するので控えめに。

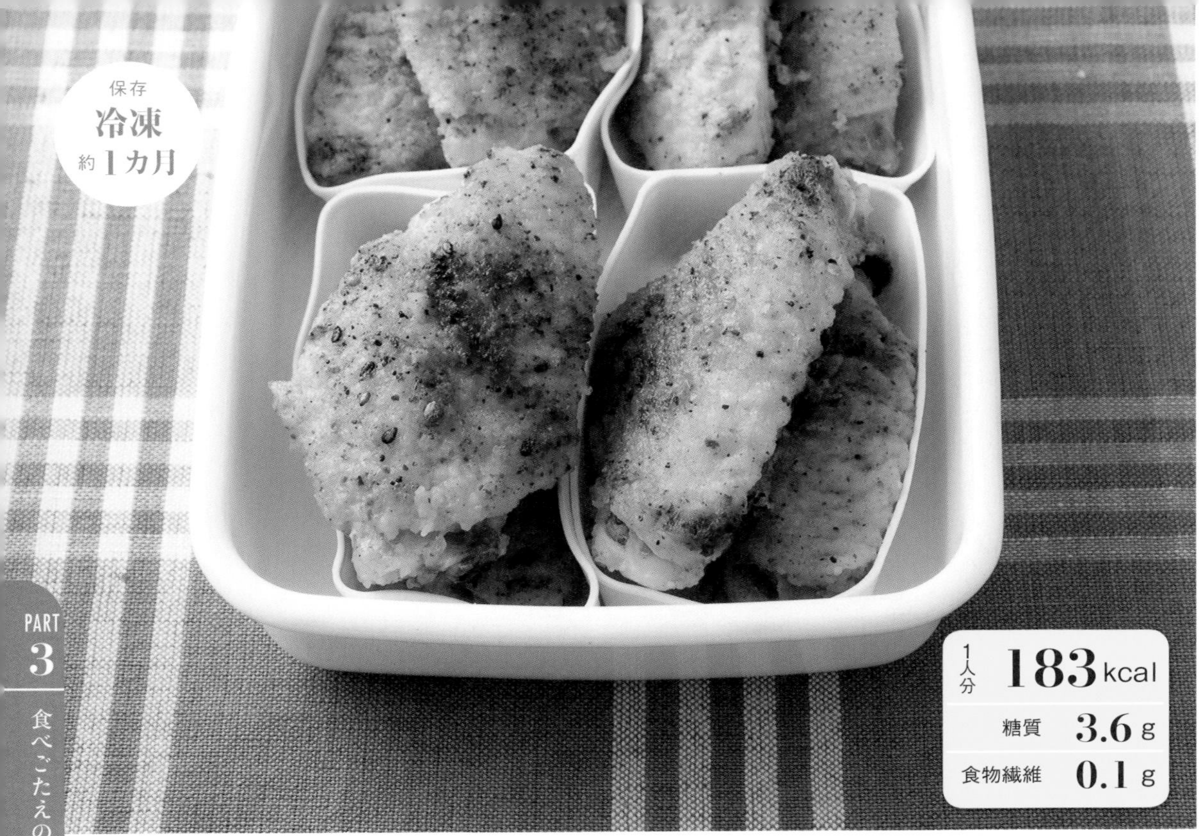

保存
冷凍
約1カ月

1人分 183kcal
糖質 3.6g
食物繊維 0.1g

ピリッと辛みのきいた焼き鳥風の一品は意外に低エネルギー

鶏肉の七味焼き

材料（4人分）

鶏手羽中 ………………………… 8本
塩 ………………………………… 適量
A［七味とうがらし …… 小さじ1
　 薄力粉 ……………… 大さじ2
サラダ油 ……………… 大さじ1

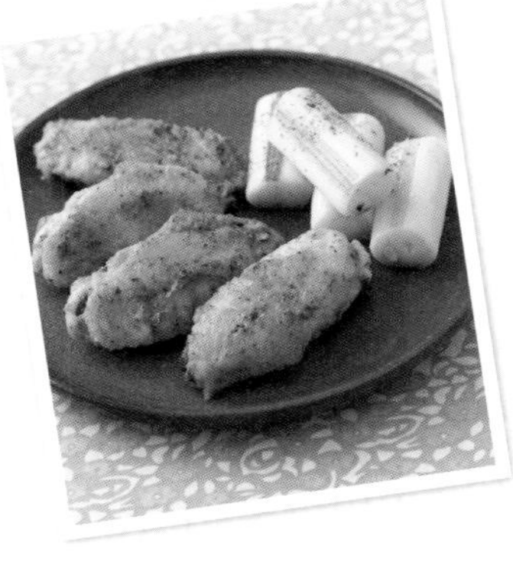

作り方

1　手羽中は塩を振り、よくまぜたAをまぶす。
2　フライパンにサラダ油を熱し、1を皮目から入れて焼く。全体に焼き色がついたらふたをして弱火にし、5分ほど焼いて火を通す。
3　小分けにし、冷めたら冷凍する。好みでレモンをしぼって食べる。

ヘルシーポイント

手羽中は皮や脂肪がついていて、鶏肉の中ではエネルギーが比較的高い部位ですが、見た目のボリュームに対し、骨などの食べられない部分が多く、食べる量はさほど多くならない。食べるのに手間がかかるため、少量でも満足感のある一品になる。

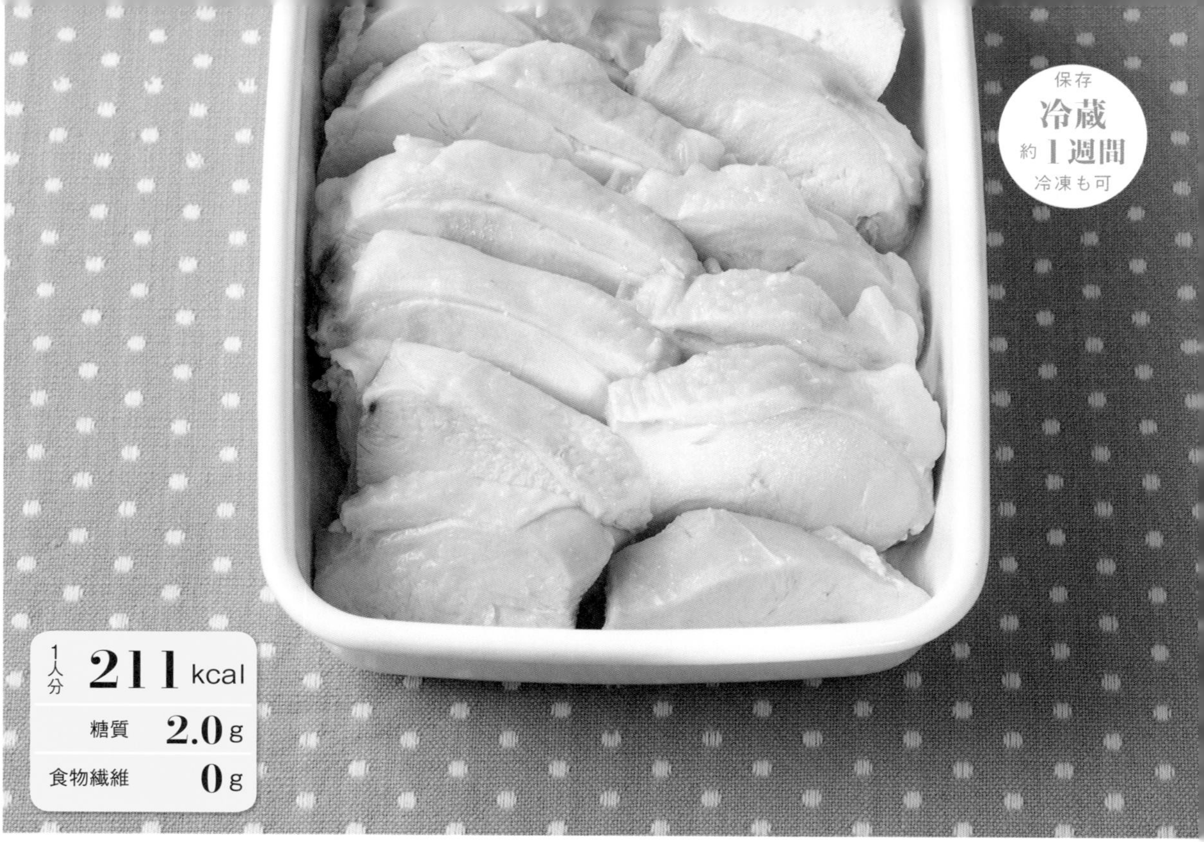
保存
冷蔵
約1週間
冷凍も可
1人分 211kcal
糖質 2.0g
食物繊維 0g

低エネルギーな胸肉はこの調理法でしっとりとやわらかく食べられます

しっとり塩鶏

材料（4人分）

- 鶏胸肉 …… 2枚
- 塩 …… 小さじ1
- 砂糖 …… 小さじ½
- 酒 …… 100ml

鶏胸肉は脂質の少ない部位なので、調理法を工夫してうまく活用したい。そのまま冷凍しておいても便利。

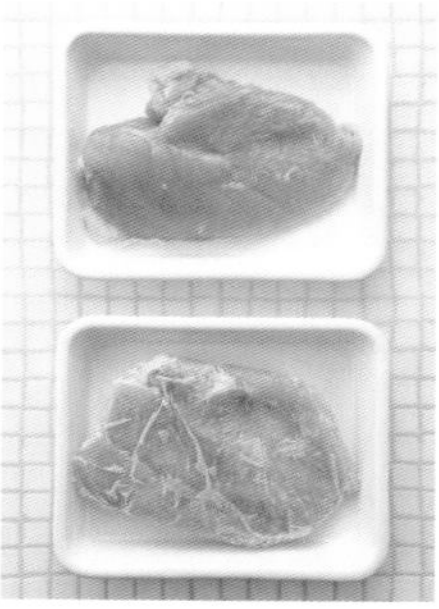

作り方

1　鶏肉に塩、砂糖をまぶし、ふたのある厚手のなべに入れる。

2　酒を注いでふたをし、火にかけて5分加熱。火を止めてそのまま冷ます。

3　食べやすく切って保存容器に入れ、煮汁も回しかけて冷蔵室へ。食べるときは好みで酢、しょうゆなどを添える。

ヘルシーポイント

鶏胸肉はエネルギー量が低く、鶏肉の中でもヘルシーな部位。パサつきがちなのが難点だが、この調理方法なら胸肉を使ってもしっとりやわらかく食べられる。写真は皮つきだが、エネルギーダウンしたければ皮と脂をとり除く。食べるときは野菜を添えて。

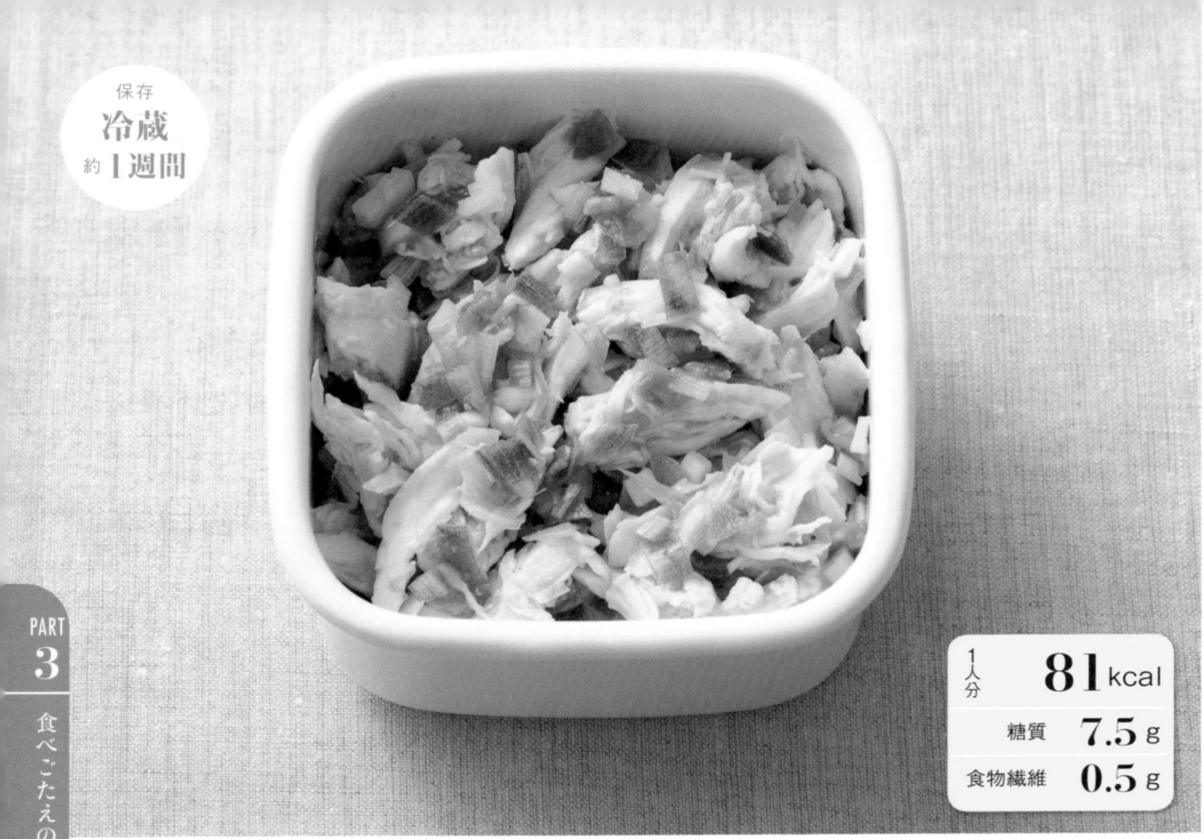

保存
冷蔵
約1週間

1人分	81	kcal
糖質	7.5	g
食物繊維	0.5	g

酸味がアクセントになって鶏ささ身の味けなさを感じないのが◎

ささ身の梅みょうがあえ

材料（2人分）

鶏ささ身 …………………………… 2本
みょうが …………………………… 2個
梅干し（しそ漬け）……………… 1個
酒 ……………………………… 大さじ2

みょうがは夏を感じる香味野菜の代表。独特の香りが淡泊なささ身に味わいをプラス。

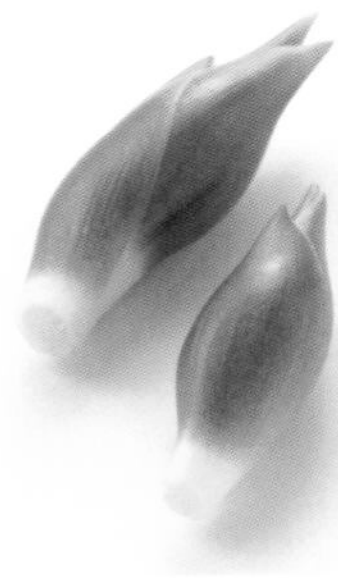

作り方

1 ささ身は筋をとり除き、酒を加えた湯でゆでる。あら熱がとれたら手で裂く。みょうがはあらみじんに切る。

2 梅干しは種をとって果肉をあらくたたき、ボウルに入れて**1**を加えてあえる。

3 保存容器に入れて冷蔵室へ。

作りおきのポイント

しそ漬けの梅干しは酸味が保存性を高めてくれるだけでなく、みょうがの色とあいまってきれいなピンク色が楽しめる。おかずとして楽しむためにはささ身をあまりこまかくせずに、あらく裂いておくのがポイント。梅肉が全体になじむようによくまぜて。

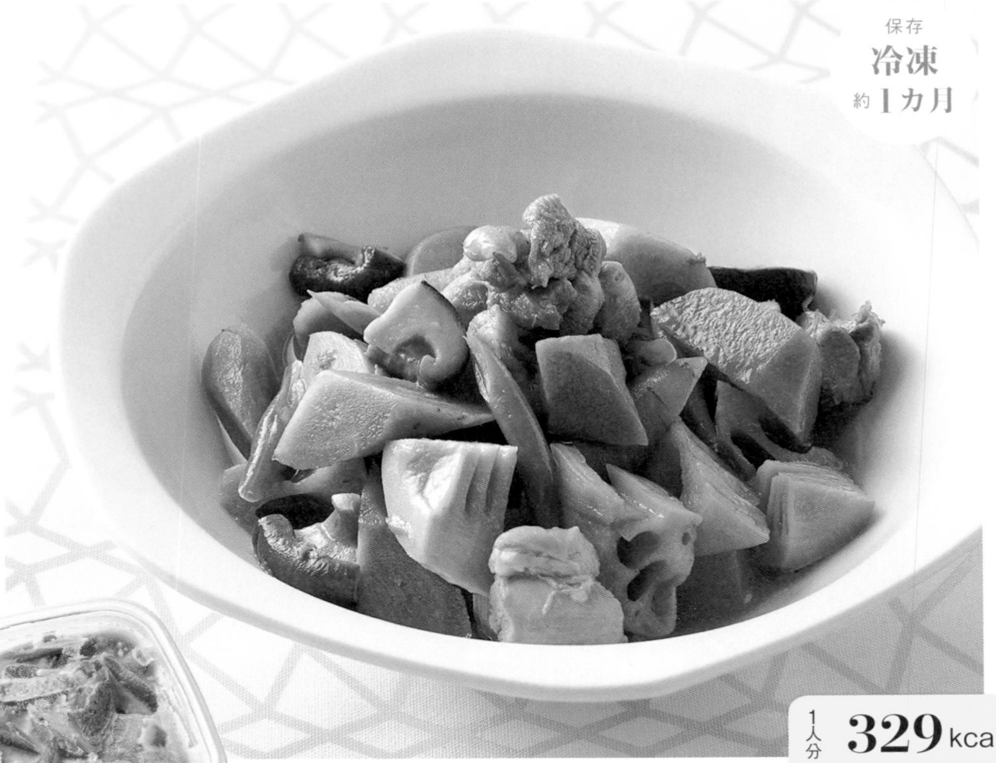

保存
冷凍
約1カ月

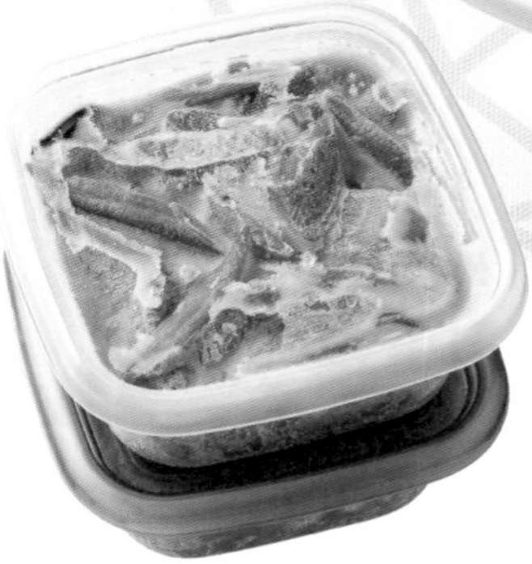

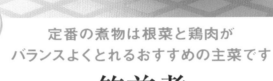

1人分 329kcal
糖質 24.9g
食物繊維 5.3g

定番の煮物は根菜と鶏肉が
バランスよくとれるおすすめの主菜です

筑前煮

材料（4人分）

- 鶏もも肉 …… 1枚
- A
  - ゆでたけのこ …… ½本
  - ごぼう …… 1本
  - れんこん …… ½節
  - にんじん …… 1本
- しいたけ …… 6個
- さやいんげん …… 10本
- ごま油 …… 大さじ2
- 酢、塩 …… 各適量
- だし …… 800ml
- B
  - しょうゆ …… 大さじ6
  - みりん …… 大さじ4
  - 砂糖 …… 大さじ2

作り方

1 鶏肉は2cm角に切る。Aは鶏肉と大きさをそろえて乱切りにする。れんこんとごぼうは酢水にさらし、水けをきる。しいたけは石づきをとって4等分する。

2 いんげんは塩を加えた湯でゆで、2cm長さの斜め切りにする。

3 なべにごま油を熱して鶏肉をいため、残りの**1**を加えていため合わせ、だしを加える。

4 煮立ったらアクをとり、Bを加えて落としぶたをし、弱火で10分ほど煮る。**2**を加え、さっと煮て火を止める。

5 あら熱がとれたら小分けにして保存容器に入れ、冷凍する。

保存
冷凍
約1カ月

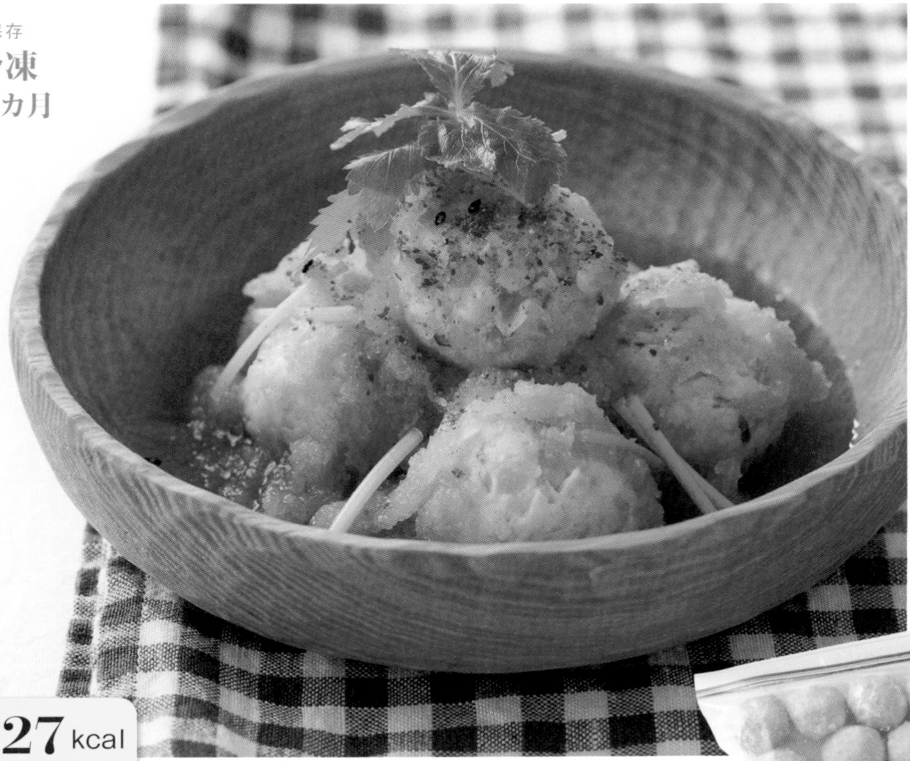

1人分	227	kcal
糖質	4.7	g
食物繊維	0.5	g

上記は鶏つくねのみ。みぞれ煮は1人分347kcal、糖質25.3g、食物繊維2.4g。

ねぎとしょうがをきかせた
軽い肉だんご風でアレンジ自在

鶏つくね

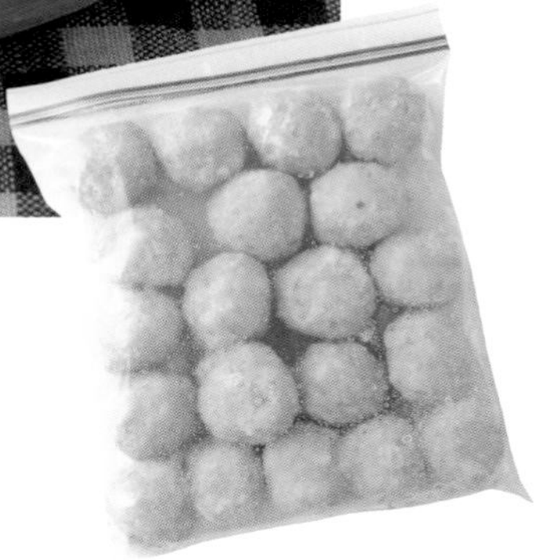

材料（4人分）

- 鶏ひき肉 …… 400g
- ねぎ …… 1本
- しょうが …… 1かけ
- A
  - 卵黄 …… 1個分
  - かたくり粉 …… 大さじ2

※みぞれ煮の材料

- 鶏つくね …… 10個
- 大根おろし …… 10cm分
- B
  - だし …… 100ml
  - しょうゆ …… 大さじ3
  - 酒 …… 大さじ2
  - 砂糖、みりん …… 各大さじ1

作り方

1　ねぎ、しょうがはみじん切りにする。

2　ボウルにひき肉を入れてよくねり、1、Aを加えてねりまぜ、20等分して丸める。

3　なべにたっぷりの湯を沸かし、2を7～8分ゆでる。

4　3の水けをきってバットに並べて冷凍し、凍ったら冷凍用保存袋に移して空気を抜き、再び冷凍する。

※みぞれ煮の作り方
なべに大根おろしとB、凍ったままの鶏つくねを入れて弱火で1分ほど煮る。器に盛り、好みでざく切りの三つ葉をのせ、七味とうがらしを振る。

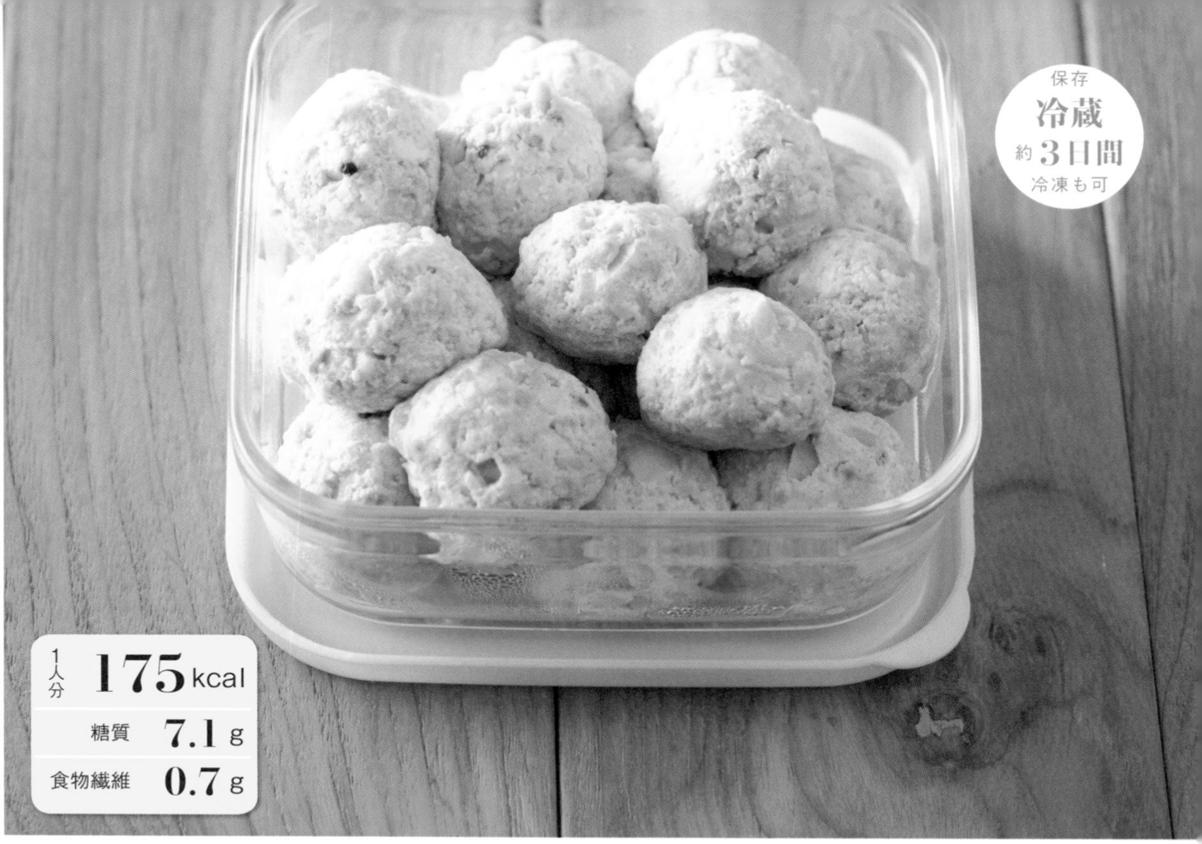
保存
冷蔵
約3日間
冷凍も可
1人分 175kcal
糖質 7.1g
食物繊維 0.7g

麩や豆腐でボリュームアップしているからたっぷり食べられる

麩と豆腐のかさ増し肉だんご

材料（作りやすい分量＝約4人分）

小町麩 …………………… 30個（15g）
木綿豆腐 ………………… 1丁（300g）
豚ひき肉 ………………………… 150g
ねぎ ………………………………… ½本

A
- しょうがのすりおろし … 小さじ1
- かたくり粉 ……………… 大さじ2
- 鶏ガラスープのもと …… 小さじ1
- 塩 ……………………… 小さじ½
- こしょう …………………… 少々

作り方

1 麩は水でもどし、やわらかくなったらしっかりしぼる。豆腐は重しをしてしっかりと水きりする。ねぎはみじん切りにする。

2 ボウルに**1**、ひき肉、Aを入れてよくねりまぜる。

3 一口大に丸め、熱湯で8分ほどゆでる。中まで火が通ったら湯をきり、保存容器に移して冷めたら冷蔵室へ。

ヘルシーポイント

麩は植物性のたんぱく質で低脂質、低エネルギーの優等生食材。ひき肉などにまぜ込むとかさ増しになるだけでなく、ふんわりとやわらかく軽い口あたりに仕上がるというメリットも。この肉だんごだけでなく、ハンバーグなどにも応用できる。

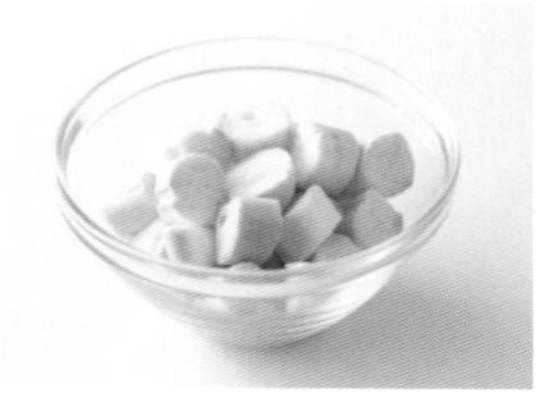

麩は小麦粉から炭水化物を減らし、グルテンというたんぱく質を焼いた食材。

麩と豆腐のかさ増し肉だんごの

Arrange

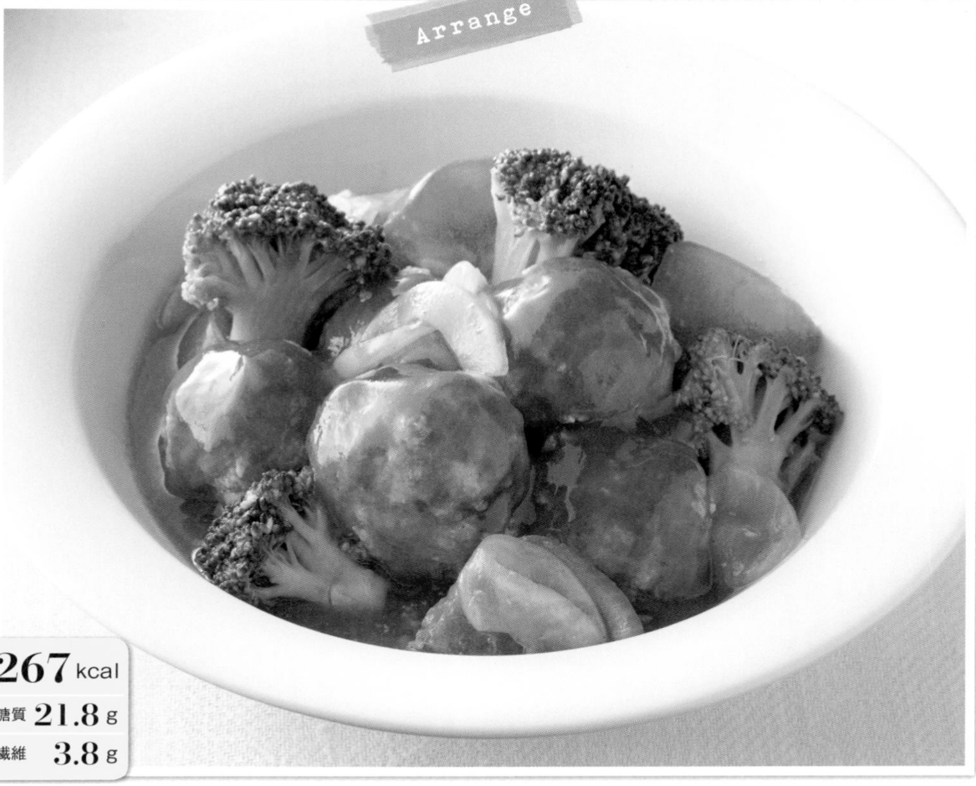

1人分 267 kcal
糖質 21.8 g
食物繊維 3.8 g

揚げていない肉だんごを使えば、こってりイメージの酢豚にしてもヘルシー

酢豚風

材料（2人分）

麩と豆腐のかさ増し肉だんご …… p.48を10個
ゆでブロッコリー（p.114参照） …… 80g
酢玉ねぎ …… p.22の¼量
トマト …… 1個
A
- トマトケチャップ …… 大さじ3
- 中濃ソース、しょうゆ、みりん …… 各小さじ1
- ごま油 …… 小さじ½
- 塩、こしょう …… 各少々

作り方

1　トマトは一口大に切る。
2　かさ増し肉だんご、ブロッコリー、汁けをきった酢玉ねぎ、1、よくまぜたAを耐熱ボウルに入れてラップをかけ、電子レンジで3分加熱する。

p.22で紹介した酢玉ねぎとp.48の肉だんごを合わせて作る酢豚風は大幅にエネルギーカットが可能。作り方も簡単で、ブロッコリーはゆでて冷凍したもの（p.114）を使っている。

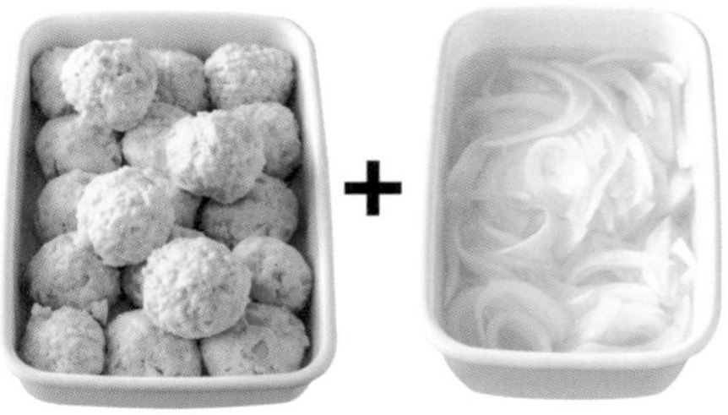

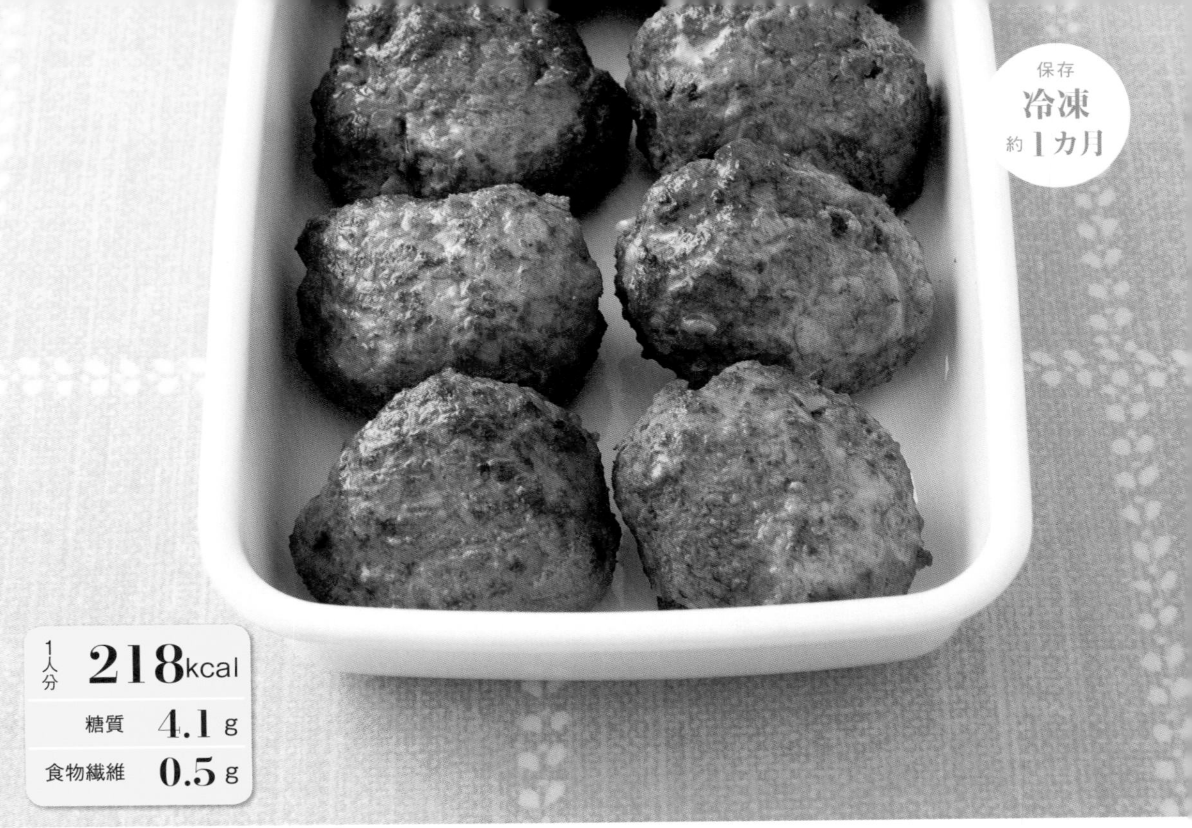

保存
冷凍
約1カ月

1人分	218kcal
糖質	4.1g
食物繊維	0.5g

小さめのハンバーグを作っておけば料理によって数を調整できます

ミニハンバーグ

材料（8個＝4人分）

牛赤身ひき肉 ………… 400g
玉ねぎ …………………… ½個
サラダ油 …………… 小さじ2
A
- とき卵 ………… ½個分
- パン粉 ………… 大さじ3
- 牛乳 …………… 大さじ3
- 塩、こしょう …… 各適量

作り方

1　玉ねぎはみじん切りにし、サラダ油小さじ1を熱したフライパンでいため、しんなりしたらバットに広げてあら熱をとる。

2　ボウルにひき肉を入れてよくねり、**1**、Aを加えてねりまぜる。

3　**2**を8等分にして小判形に丸め、サラダ油小さじ1を熱したフライパンに並べ、両面に焼き色がついたらふたをして弱火にし、5分ほど蒸し焼きにして火を通す。

4　冷めたら保存容器に入れて冷凍する。

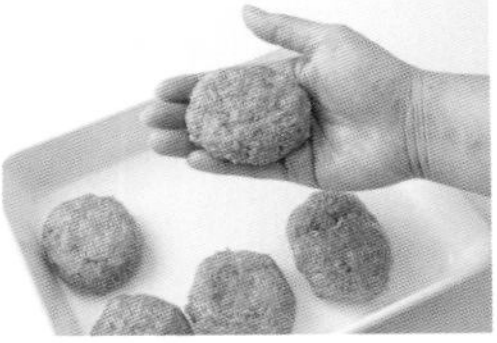

この程度の小判形で8個作れる。たくさん作っておいても便利なおかず。

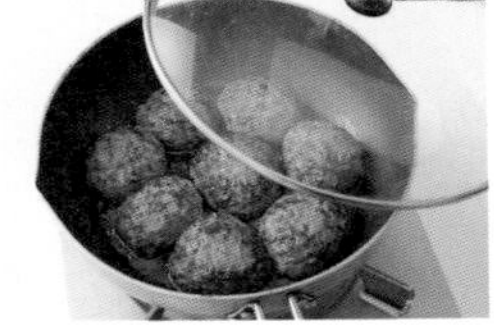

中までしっかり火を通しておくのがポイントなので、必ずふたをして蒸し焼きにする。

作りおきのポイント

ハンバーグはミニサイズで作っておくと、料理に合わせて数を調整しやすい。そのままハンバーグとして食べるなら1人3個、ソースで煮込んだり副菜にボリュームがあるときは1人2個というようにエネルギー調整もしやすい。

ミニハンバーグの Arrange

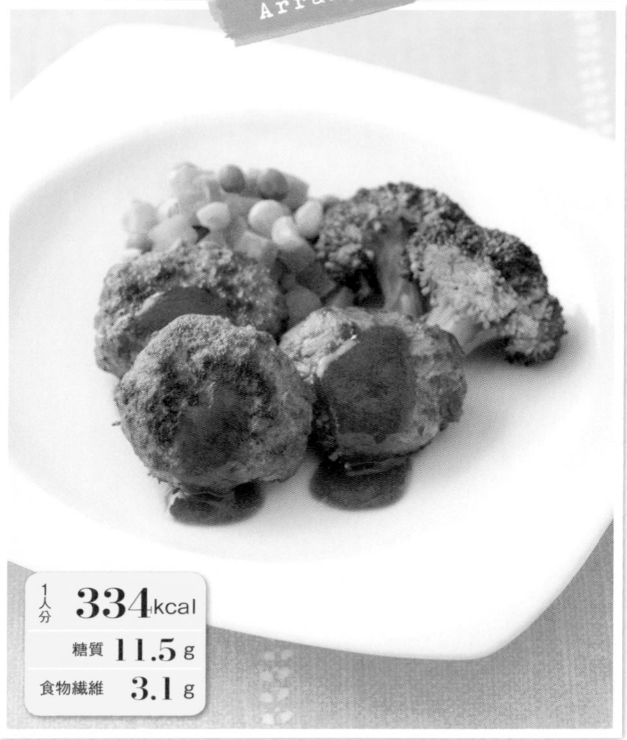
1人分 334kcal
糖質 11.5g
食物繊維 3.1g

電子レンジで解凍して野菜を添えて

ミニハンバーグのプレート

材料（2人分）

ミニハンバーグ ………… p.50を6個
冷凍ブロッコリー（p.114参照）…4房
ミックスベジタブル ……… 大さじ4
A［トマトケチャップ ………… 大さじ1
　 ウスターソース ……… 小さじ1

作り方

1　ハンバーグは電子レンジで3分加熱して皿に盛る。
2　ブロッコリーはラップで包んで電子レンジで2分加熱して解凍する。
3　ミックスベジタブルは耐熱容器に入れて1分加熱する。
4　1に盛り合わせ、Aをまぜてかける。
※指示エネルギー量が少ない人はハンバーグを2個に。

Arrange

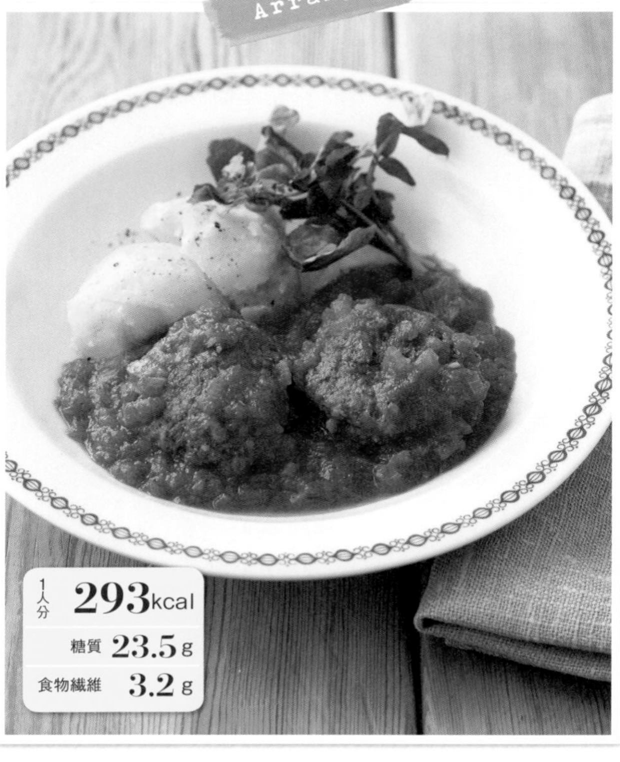
1人分 293kcal
糖質 23.5g
食物繊維 3.2g

トマト缶を利用して野菜も摂取

ミニハンバーグのトマト煮込み

材料（2人分）

ミニハンバーグ ……………… p.50を4個
A［トマト缶（カットタイプ）……… 200ml
　 顆粒コンソメ ……………… 小さじ½
じゃがいも ……………………… 小2個
塩、あらびき黒こしょう ……… 各適量
クレソン ………………………… 適量

作り方

1　ハンバーグは電子レンジで1人分につき1分ほど加熱する。
2　フライパンにAを入れて煮立て、1を加えてふたをし、煮立ったら弱火にして5分ほど煮て、塩、こしょうで調味する。
3　じゃがいもは半分に切ってなべに入れ、ひたひたの水、塩を加えて中まで火が通るまで10分ほどゆでる。湯を捨ててなべを揺すり、水けをとばす。
4　器に2と3を盛り、3にこしょうを振り、クレソンを添える。

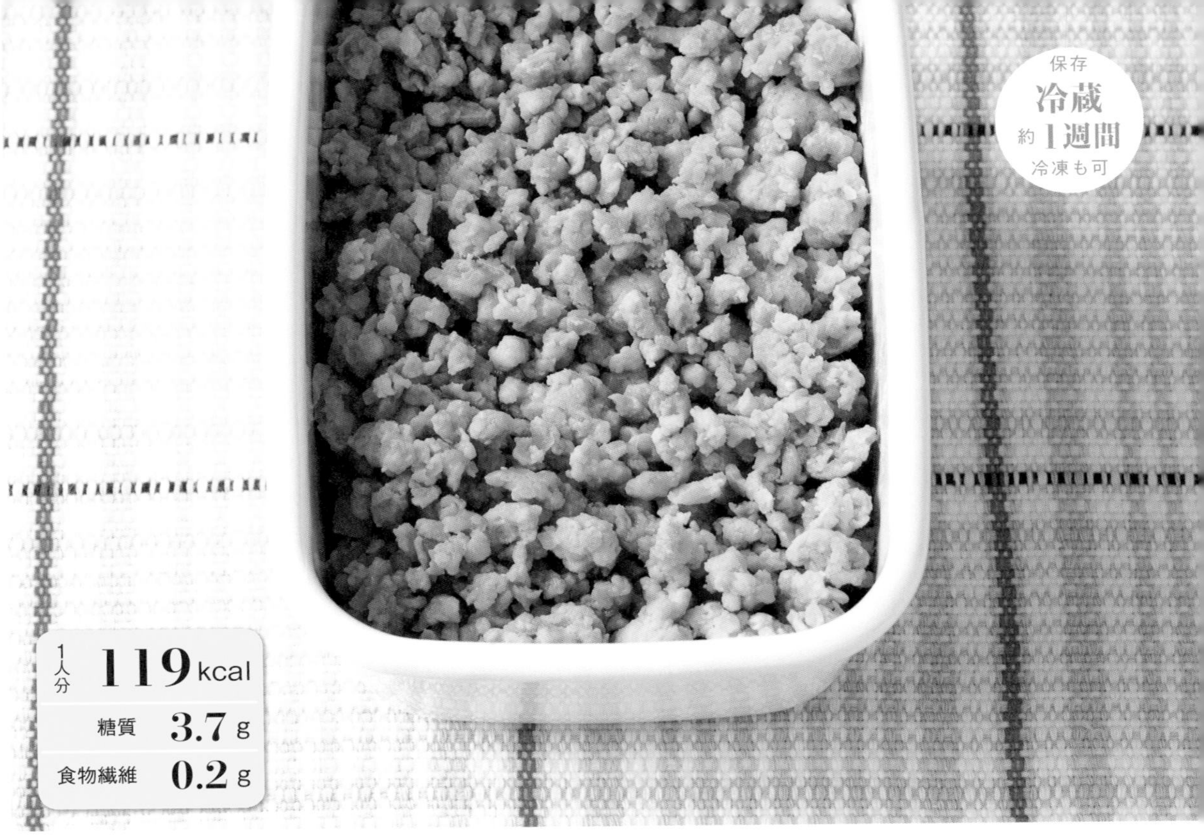
保存
冷蔵
約1週間
冷凍も可
1人分 119kcal
糖質 3.7g
食物繊維 0.2g

隠し味のみそが決め手。サラダ野菜といっしょに食べるとバランスがよい

鶏そぼろ

材料（6人分）

鶏ひき肉 …………………………… 300g
しょうが ………………………… 1かけ
A ［しょうゆ、酒、みそ …… 各大さじ1
　 　みりん …………………… 大さじ2

作り方

1　しょうがはみじん切りにする。
2　フッ素樹脂加工のフライパンにひき肉と**1**を入れて火にかけ、ぽろぽろになるまでいため、Aを加えて煮からめる。
3　汁けがほぼなくなったら保存容器に移して冷まし、冷蔵室へ。

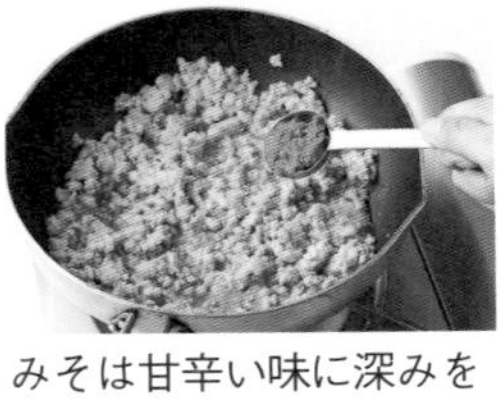
みそは甘辛い味に深みをつけ、鶏肉のくさみをカバーしてくれる。

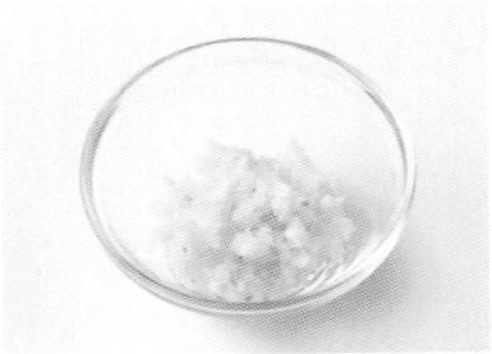
しょうがはひき肉になじむよう、こまかいみじん切りにするのがコツ。

ヘルシーポイント

鶏ひき肉はひき肉のなかでもかなり低エネルギー。市販品には皮や脂肪が含まれているものも多い。胸肉やささ身を買ってきて、自分でこまかくたたくか、軽くフードプロセッサーにかけるとさらにヘルシーになる。

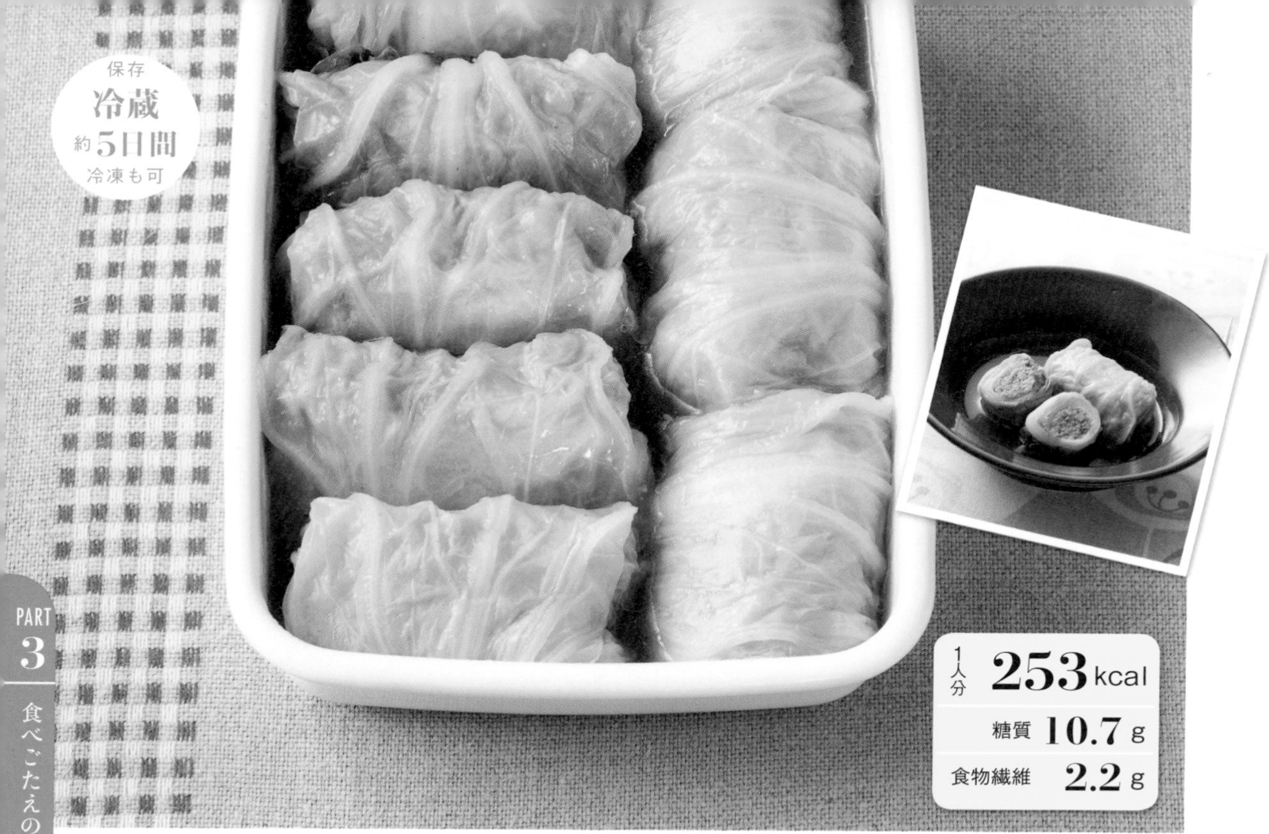

1人分 253kcal
糖質 10.7g
食物繊維 2.2g

寒い時期に旬を迎える白菜が、あたためるだけでたっぷり食べられるレシピです

ロール白菜

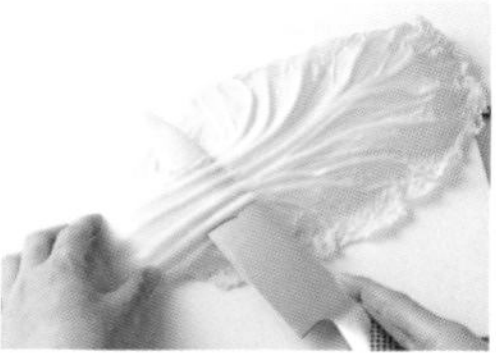

芯の部分は包丁をねかせて薄くそぎ落とし、厚みを均等にすると破れずに包める。

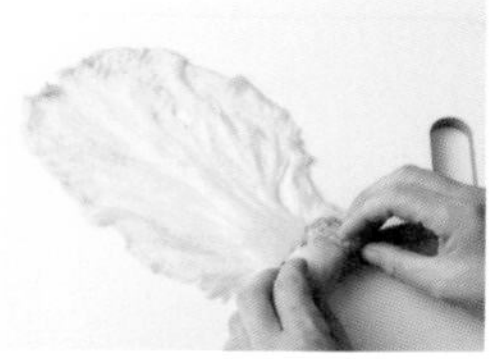

白菜の根元側の端に肉だねをおき、ひと巻きして左右の葉を折り込んでいくとうまく巻ける。

材料（4人分）

白菜（大きな葉）………… 8枚
合いびき肉 ……………… 300g
玉ねぎ ……………………… ¼個
しいたけ …………………… 2個
しょうが ………………… 1かけ
塩 …………………………… 少々

A
- とき卵 ……………… ½個分
- ごはん ………………… 50g
- 塩、こしょう …… 各少々

B
- 顆粒コンソメ、しょうゆ ……………… 各小さじ1
- みりん ………… 大さじ1
- 塩 ……………… 小さじ½
- こしょう …………… 少々

作り方

1　白菜は芯の厚い部分を薄くそぎ落とし、塩ゆでにする。そぎ落とした部分はみじん切りにする。

2　玉ねぎ、しいたけ、しょうがはみじん切りにし、1のみじん切りにした白菜、ひき肉と合わせてAを加え、ねりまぜる。8等分にし、ゆでた白菜にのせて巻き、ようじで止める。

3　なべ（フライパンでも）に2を並べ、水300㎖、Bを加えて落としぶたをし、強火でひと煮立ちさせ、弱火にして10分ほど煮る。

4　完全に冷めたら煮汁ごと保存容器に移し、冷蔵室へ。

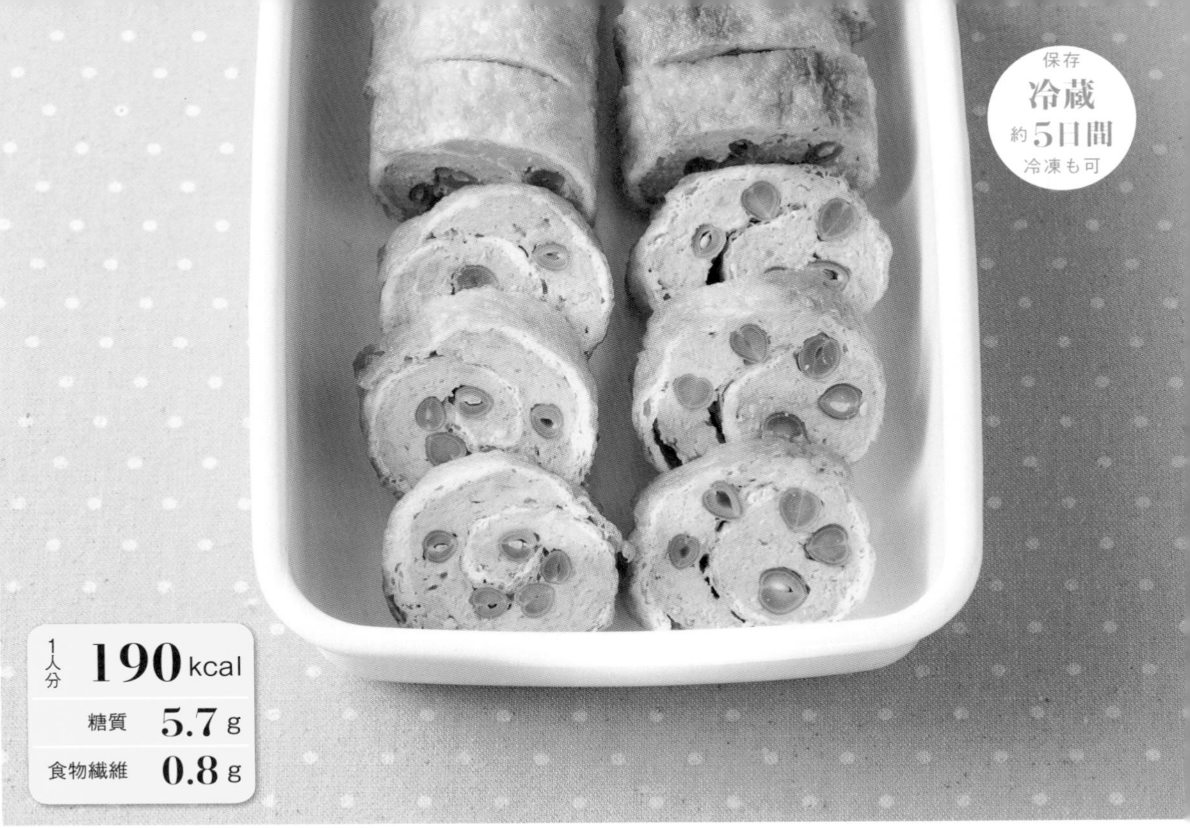
保存
冷蔵
約5日間
冷凍も可
1人分 190kcal
糖質 5.7g
食物繊維 0.8g

油揚げでひき肉をボリュームアップ。いんげんの食感が肉だねのなかでアクセントに

油揚げロール

材料（4人分）

- 油揚げ …………………………… 2枚
- 豚ひき肉 ………………………… 200g
- さやいんげん …………………… 10本
- A
  - パン粉 ……………… 大さじ4
  - とき卵 ……………… ½個分
- めんつゆ（ストレートタイプ） …………………………… 150ml

作り方

1　油揚げは長辺の一つを残して3辺を切り、1枚に開く。熱湯をかけて油抜きする。

2　ひき肉にAを加えてねりまぜ、2等分にして**1**にぬり広げ、中央にいんげんをのせて端からきっちり巻き、巻き終わりをようじでとめる。

3　なべ（フライパンでも）に**2**、めんつゆ、水50mlを入れて落としぶたをし、ひと煮立ちしたら弱火にし、15分ほど煮含める。冷ましてから食べやすく切り、保存容器に入れて冷蔵室へ。

ヘルシーポイント

油揚げのコクといんげんのかさ増し効果で、食べごたえがあるのに低エネルギーに。ひき肉を鶏ひき肉にかえれば、さらにエネルギーダウンでき、味けなさは油揚げが補ってくれる。冷凍する場合は1回分ずつに小分けしておくと食べすぎを防ぐ対策にもなる。

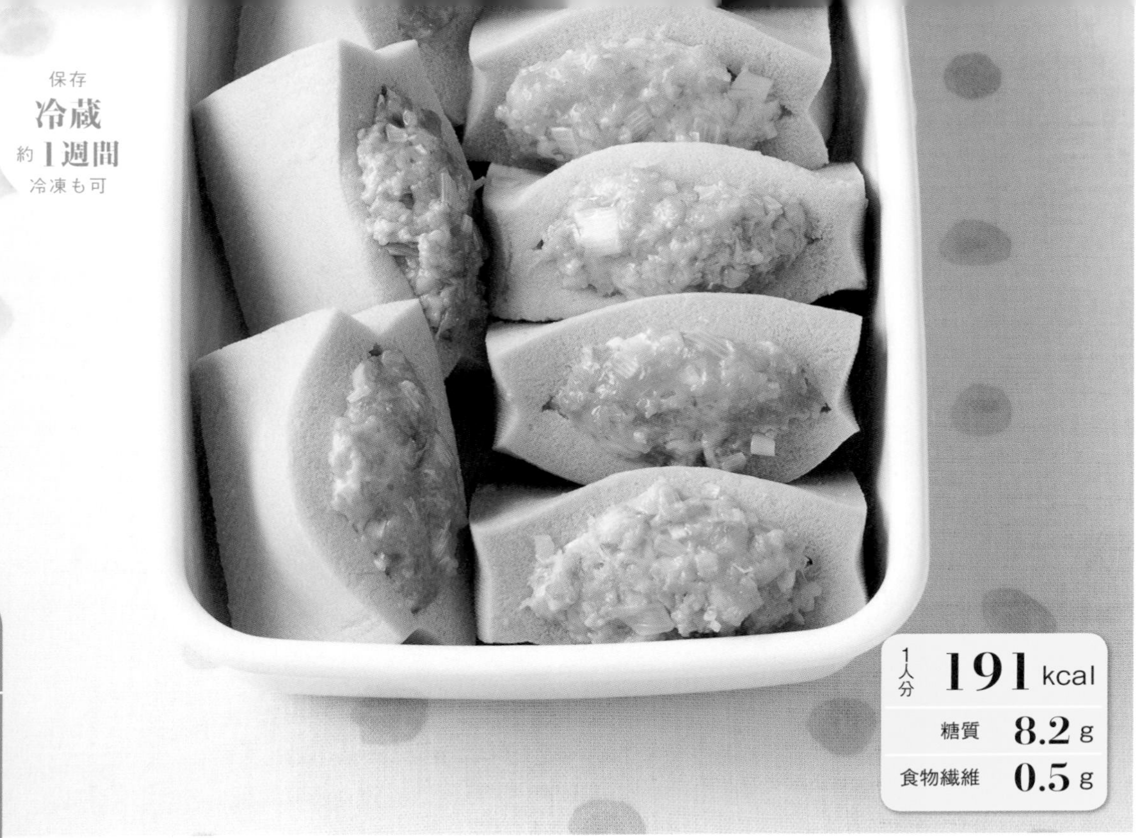

保存
冷蔵
約1週間
冷凍も可

1人分	191 kcal
糖質	8.2 g
食物繊維	0.5 g

良質な植物性たんぱく質が豊富な高野豆腐を使って満足感の高い一品

高野豆腐の肉詰め煮

材料（4人分）

高野豆腐 …………………… 4個
鶏ひき肉 …………………… 120g
ねぎ ………………………… ¼本
A ［かたくり粉 ……… 小さじ2
　 塩 ………………… 小さじ¼
B ［だし ………………… 400ml
　 薄口しょうゆ、みりん、酒
　 ……………………… 各大さじ2
　 砂糖 ……………… 小さじ2

作り方

1　高野豆腐は水につけてもどし、水の中でしぼり洗いし、澄んだ水が出るようになったら、しぼって半分に切る。厚みに切り込みを入れて袋状に開く。ねぎはみじん切りにする。
2　ボウルにねぎ、ひき肉、Aを入れてよくねりまぜ、等分して高野豆腐に詰める。
3　なべに2を並べ、Bをまぜて注ぐ。落としぶたをしてひと煮立ちさせ、弱火にして10分ほど煮含める。冷めたら汁ごと保存容器に移し、冷蔵室へ。

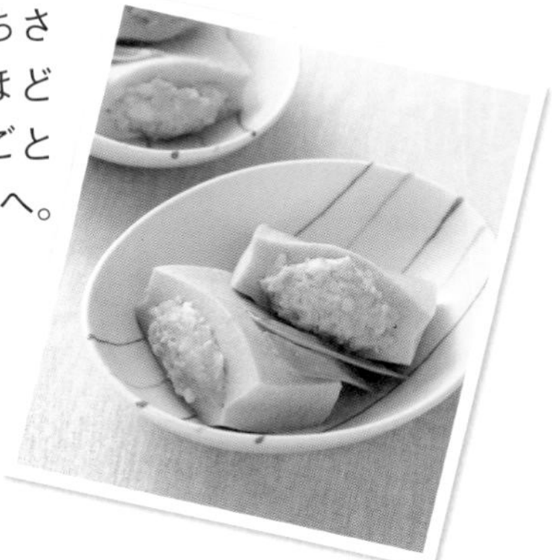

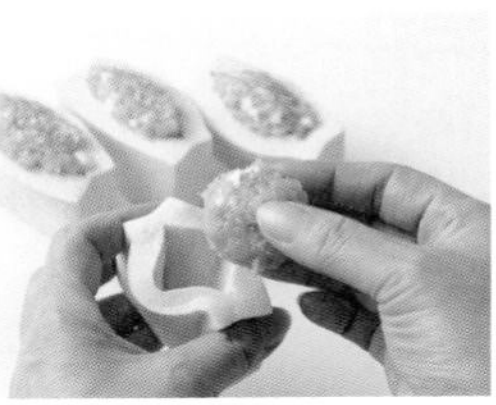

高野豆腐の切り込みを広げるようにし、丸めた肉だねを入れてなじませるとうまくおさまる。

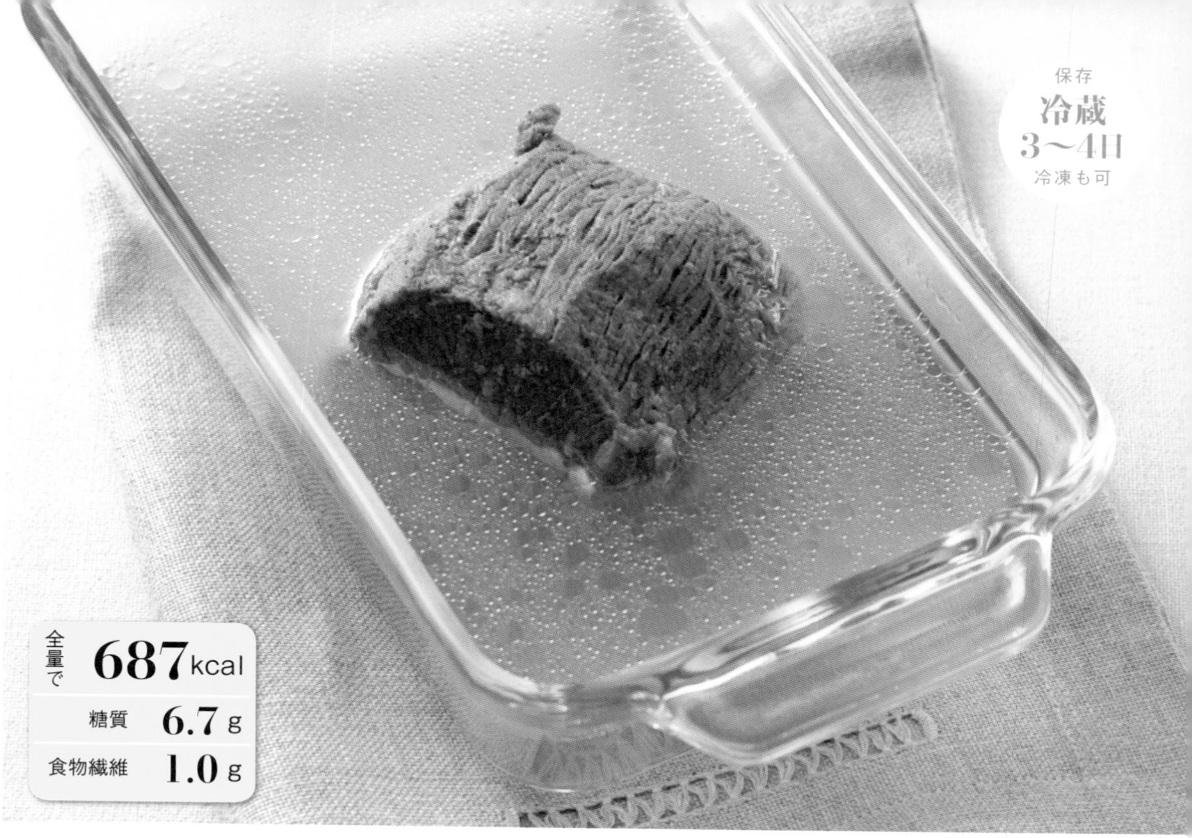

保存
冷蔵
3～4日
冷凍も可

全量で **687**kcal
糖質 **6.7**g
食物繊維 **1.0**g

手作りすれば脂質も塩分も少なめで肉本来のうまみにあふれた味が楽しめます

手作りコンビーフ

材料（作りやすい分量＝約10人分）

牛ももかたまり肉 …………… 500g
塩 ……………………………… 大さじ1
にんにくのすりおろし …… 小さじ1

A
- 玉ねぎのすりおろし …… ¼個分
- セロリの葉、パセリの茎 … 各1本
- ローリエ …………………… 1枚
- ナツメグ ……………… 小さじ¼

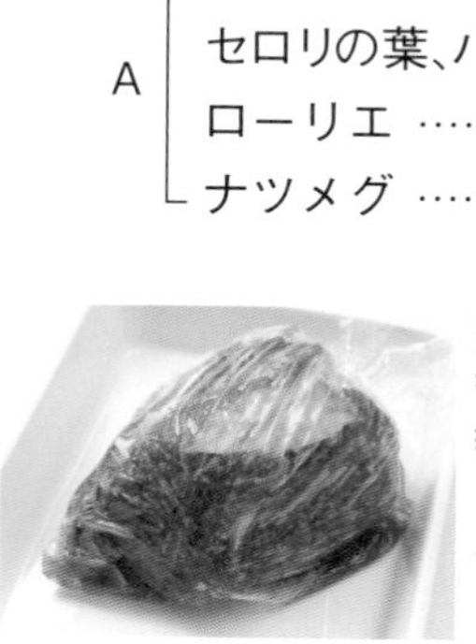

肉は塩で下味をつけ、香味野菜とともにポリ袋に入れて二晩おき、じっくり味と香りをしみ込ませる。

作り方

1　牛肉は塩、にんにくをすり込む。Aとともに密閉できるポリ袋に入れ、冷蔵室で二晩おく。

2　圧力なべに**1**の牛肉と香味野菜を入れてひたひたの水を注ぎ、ふたをして強火にかけ、圧力がかかったら弱火にして30分加圧し、火を止めてそのままおく。

3　圧力が下がったらふたをあけ、完全に冷ます。ゆで汁ごと保存容器に入れて冷蔵室へ。

※圧力なべがなければ、**2**をなべに入れて強火にかけ、沸騰したらごく弱火にして、やわらかくなるまで数時間コトコトと煮ればよい。

作りおきのポイント

冷蔵ならかたまりのままゆで汁にひたしておくほうが日もちする。冷凍する場合は汁けをきって7～8㎜厚さに切り、1回分ずつ小分けにしてラップで包み、さらにファスナーつき保存袋に入れて冷凍室へ。約1カ月保存できる。

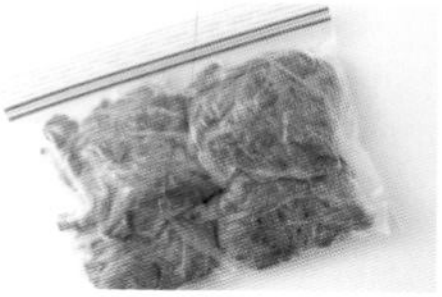

手作りコンビーフの Arrange

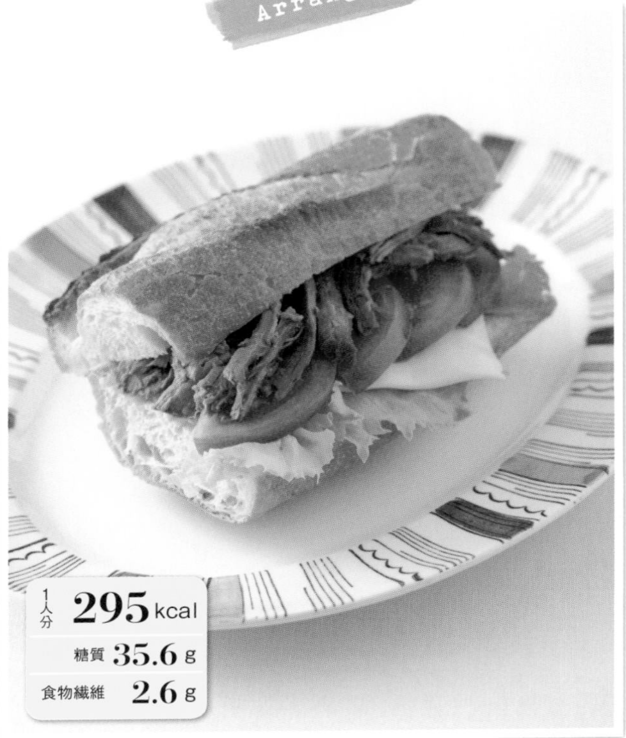
1人分 295kcal
糖質 35.6g
食物繊維 2.6g

手作りコンビーフなら脂質も少なめで
野菜たっぷりのサンドイッチに

バゲットサンドイッチ

材料（2人分）

コンビーフ ……………… p.56を100g
バゲット ………………………… ½本
レタス …………………………… 2枚
トマト …………………………… ½個
スライスチーズ ………………… 1枚

作り方

1　バゲットは長さを半分に切って横に切り込みを入れ、オーブントースターで色づく程度に焼く。
2　コンビーフはほぐす。レタスは大きめにちぎり、トマトは薄切りにする。
3　**1**に**2**、スライスチーズをはさむ。

Arrange

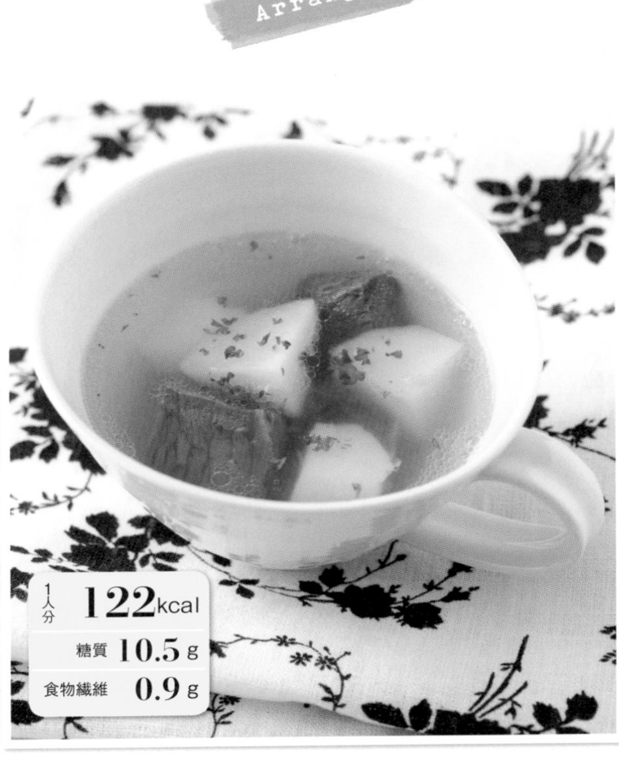
1人分 122kcal
糖質 10.5g
食物繊維 0.9g

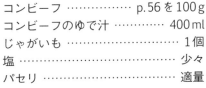

スープは満腹感につながるからぜひ
献立に入れたい。ゆで汁を活用して！

コンビーフとじゃがいものスープ

材料（2人分）

コンビーフ ……………… p.56を100g
コンビーフのゆで汁 ………… 400ml
じゃがいも ……………………… 1個
塩 ………………………………… 少々
パセリ …………………………… 適量

作り方

1　コンビーフは食べやすい大きさに切る。じゃがいもは食べやすい大きさに切る。
2　圧力なべに**1**とゆで汁を入れてふたをする。強火にかけ、圧力がかかったら弱火にして2分加圧し、火を止めてそのまま冷ます。圧力が下がったらふたをあけ、塩で味をととのえる。器に盛り、パセリのみじん切りを散らす。なべに**1**とゆで汁を入れ、じゃがいもに火が通るまで煮てもいい。

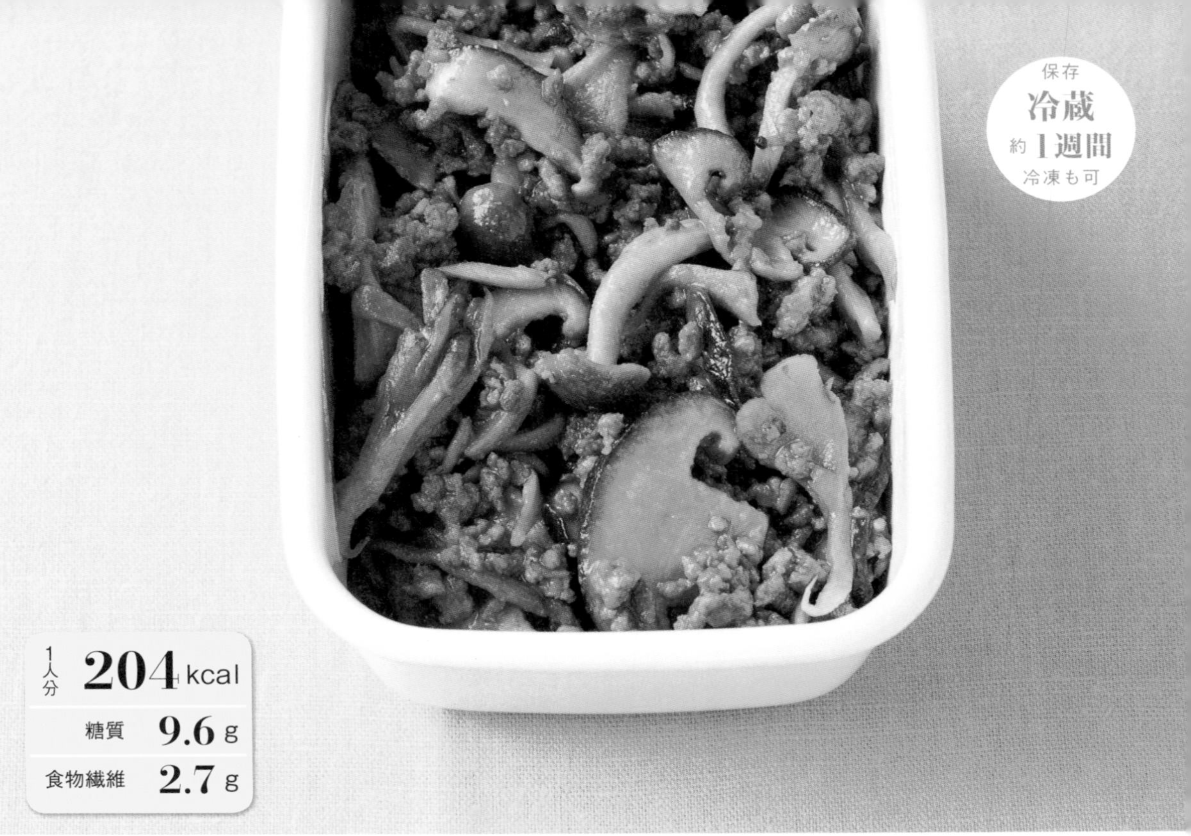

保存
冷蔵
約1週間
冷凍も可

1人分	204	kcal
糖質	9.6	g
食物繊維	2.7	g

肉少なめでもきのこの食感が楽しめ、うまみもアップの一挙両得

ひき肉ときのこのつくだ煮

材料（4人分）

牛ひき肉 …………………… 200g
しいたけ …………………… 6個
しめじ、まいたけ …… 各1パック

A	酒、みりん ………	各大さじ3
	しょうゆ …………	大さじ1.5
	砂糖 …………………	小さじ2
	赤とうがらし …………	1本

作り方

1　しいたけは薄切りにし、しめじとまいたけはほぐす。
2　フッ素樹脂加工のフライパンに油をひかずにひき肉を入れ、火にかけて色が変わるまでいため、1、Aを加えて煮からめる。
3　保存容器に移して冷まし、冷蔵室へ。

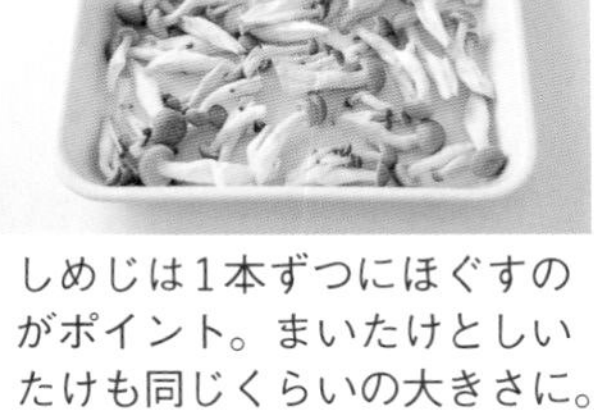

しめじは1本ずつにほぐすのがポイント。まいたけとしいたけも同じくらいの大きさに。

ヘルシーポイント

きのこでボリュームアップしているので、肉の量のわりに食べごたえがある。きのこを小さく切りすぎないのがポイント。牛ひき肉のかわりに赤身薄切り肉を自分でこまかく刻むかフードプロセッサーであらめにミンチにすれば、脂質がさらに減らせる。

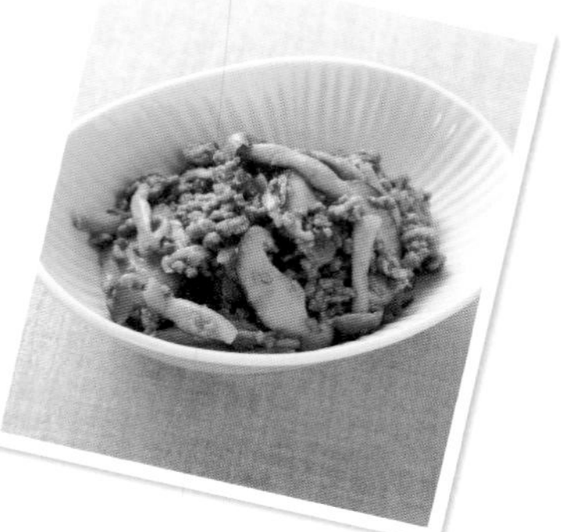

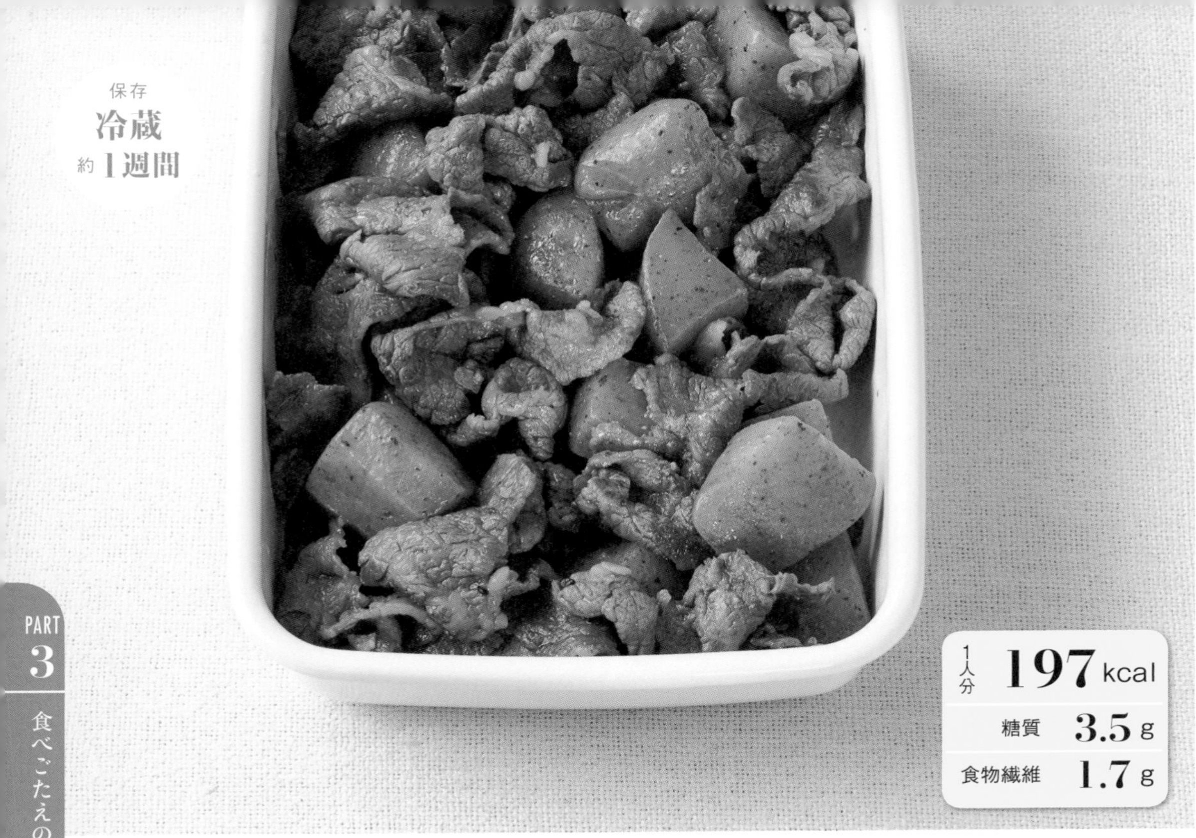

保存
冷蔵
約1週間

1人分	197 kcal
糖質	3.5 g
食物繊維	1.7 g

低エネルギーで食物繊維たっぷりのこんにゃくはプリプリの食感が魅力

牛肉とこんにゃくのいり煮

材料（4人分）

牛切り落とし肉 …………… 200g
こんにゃく …………………… 1枚
ごま油 …………………… 小さじ2
A ┌ しょうゆ …………… 大さじ2
　│ 砂糖 ………………… 大さじ1
　└ 七味とうがらし …… 小さじ½

※さらにエネルギーを減らすなら切り落とし肉をロースやもも肉に。

作り方

1　牛肉は食べやすく切る。こんにゃくはスプーンで一口大にちぎり、さっとゆでてざるに上げる。
2　フライパンにごま油を熱して牛肉をいため、こんにゃくを加えていため合わせ、水200ml、Aを加えて落としぶたをし、弱火で10分ほど煮る。
3　煮汁がほぼなくなったら保存容器に移して冷まし、冷蔵室へ。

作りおきのポイント

こんにゃくは全体の90％ほどが水分。あらかじめ下ゆですることで日もちをよくすることができる。煮汁が残っていると保存中に汁けが出てくるので、できるだけしっかり煮からめるのがおいしく食べるコツ。

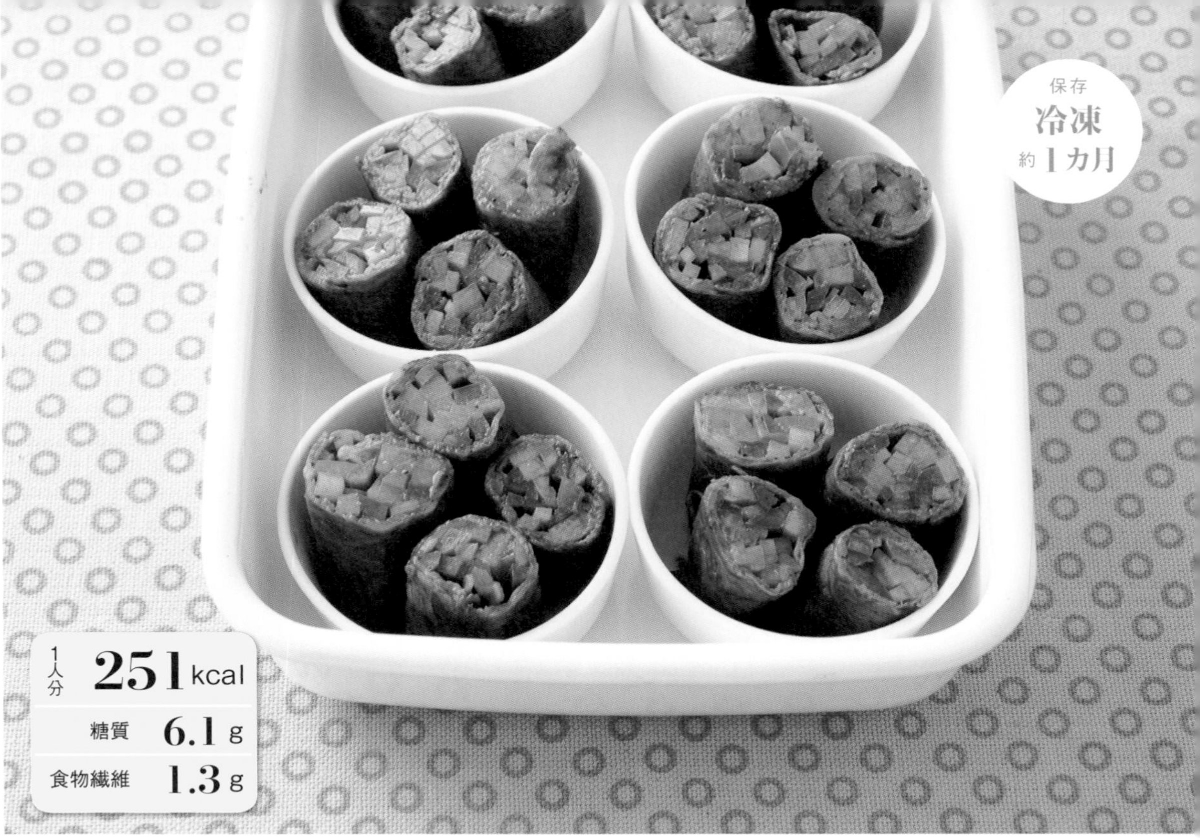

保存
冷凍
約1カ月

1人分 251kcal
糖質 6.1g
食物繊維 1.3g

野菜でかさ増しできるだけでなく、バランスも食感もグンとよくなるアイディア

野菜の牛肉巻き

材料（3人分）

牛もも薄切り肉 ………… 12枚
ピーマン …………………… 3個
にんじん …………………… ½本
塩、こしょう ………… 各少々
サラダ油 ……………… 小さじ1
A ウスターソース、しょうゆ ……………… 各小さじ2
A はちみつ ……… 小さじ1

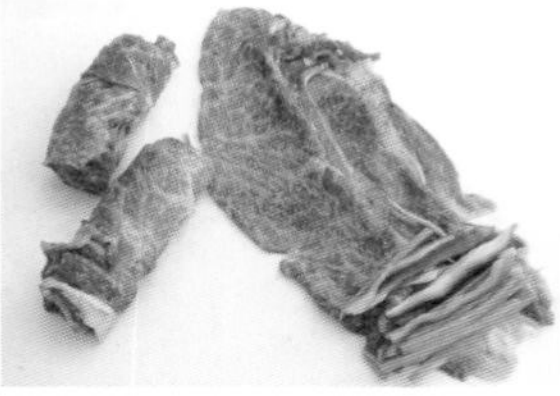

野菜の長さは牛肉の幅に合わせて切るといい。

作り方

1 ピーマン、にんじんは細切りにする。

2 牛肉は1枚ずつ広げて塩、こしょうを振り、**1**を等分にのせて端から巻く。12本作る。

3 フライパンにサラダ油を熱し、**2**の巻き終わりを下にして並べ、転がしながら全体に焼き色をつける。ふたをして弱火で3分ほど蒸し焼きにし、Aを加えてからめる。

4 あら熱がとれたら1本を2つに切り、小分けにして保存容器に並べ、冷めたら冷凍する。

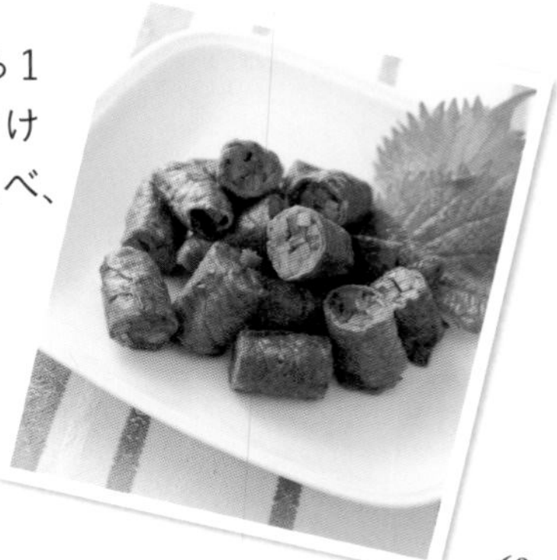

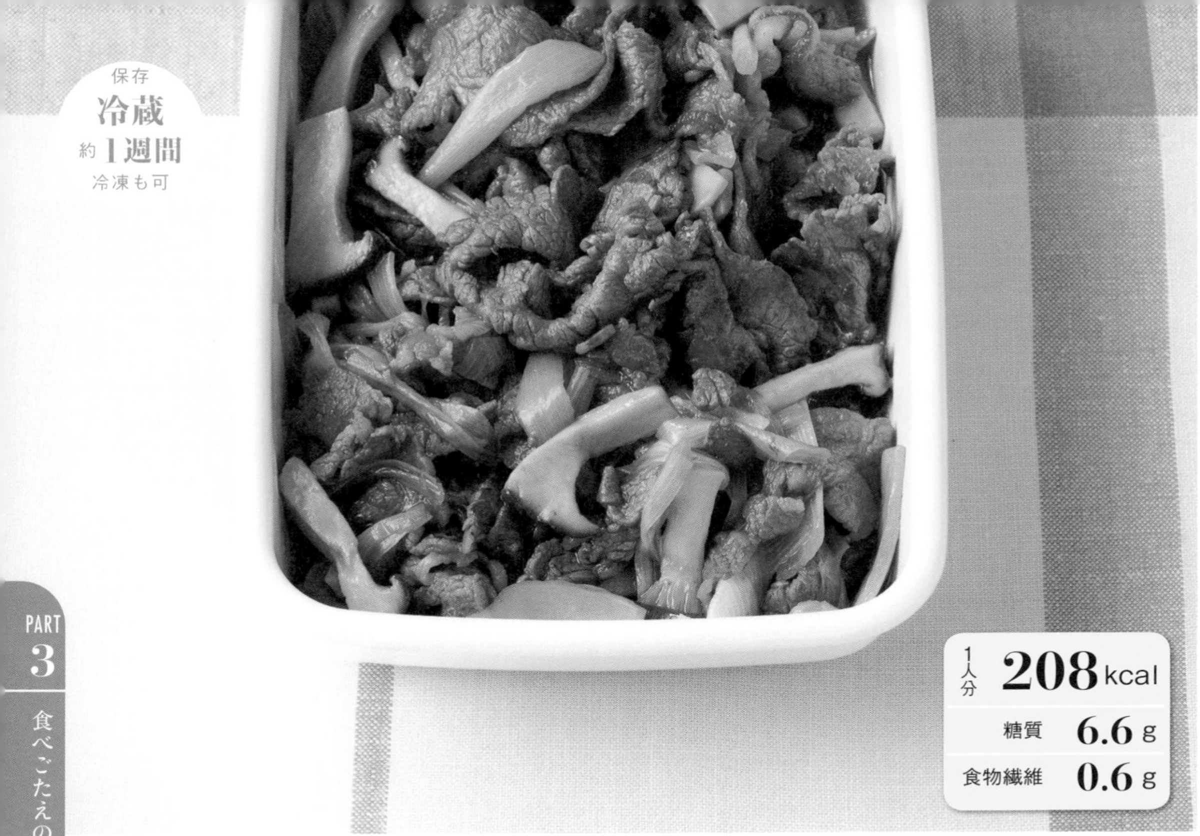

保存
冷蔵
約1週間
冷凍も可

1人分	208	kcal
糖質	6.6	g
食物繊維	0.6	g

甘辛味の定番肉料理はたっぷりのねぎとエリンギで味も量もアップ

牛肉とねぎのすき焼き風

材料（4人分）

牛切り落とし肉 ………… 200g
ねぎ ………………………… 1本
エリンギ …………………… 1本
サラダ油 ……………… 小さじ1
A ┌しょうゆ、みりん、酒
　│ ………………各大さじ1.5
　└砂糖 ……………… 小さじ2

作り方

1　牛肉は食べやすく切る。ねぎは4㎝長さに切って縦半分に切り、エリンギはねぎと同じ長さの薄切りにする。

2　フライパンにサラダ油を熱して牛肉をいため、ねぎ、エリンギ、Aを加え、強めの中火で煮る。

3　保存容器に移して冷まし、冷蔵室へ。

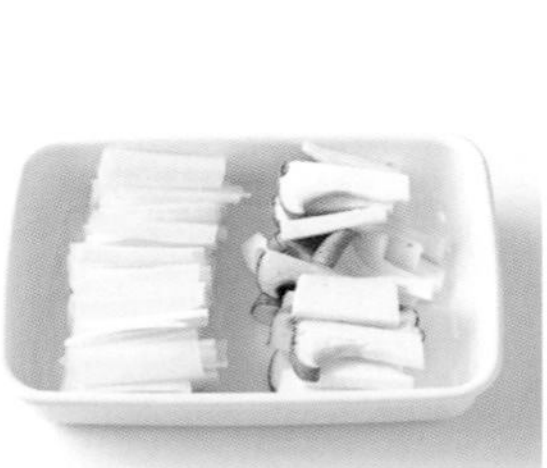

ねぎ、エリンギ、どちらも食感が残る切り方にする。大きさをそろえるのもポイント。

ヘルシーポイント

ねぎやエリンギなどの低エネルギー食材に肉のうまみがからんで充実感のあるおかず。このまま主菜にするだけでなく、こんにゃくや豆腐を加えたかさ増しごはんにのせて牛どん風にするとおいしい。

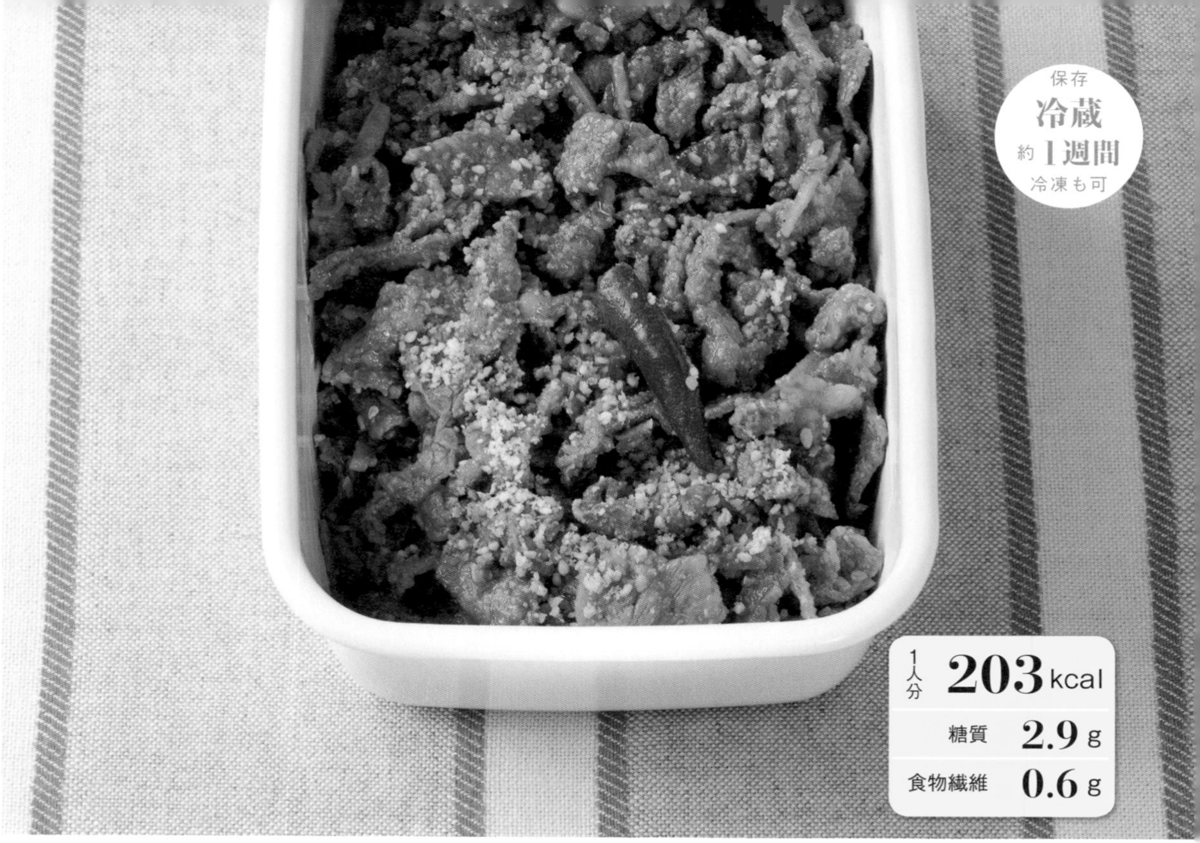
保存
冷蔵
約1週間
冷凍も可
1人分 203kcal
糖質 2.9g
食物繊維 0.6g

にんにく、しょうが、ごまの風味で焼き肉風の味つけにして食べごたえを出す

韓国風牛肉のつくだ煮

材料（6人分）

牛切り落とし肉 ………… 300g
にんにく、しょうが ‥ 各1かけ
ごま油 ………………… 小さじ2
A ┌赤とうがらし ………… 1本
　│しょうゆ ………… 大さじ2
　└砂糖 ……………… 大さじ1
すり白ごま …………… 大さじ2

※さらにカロリーダウンするなら牛もも薄切り肉に。

作り方

1　牛肉は細切りにする。にんにくとしょうがは太めのせん切りにする。
2　フライパンににんにくとしょうが、ごま油を入れて弱火にかけ、香りが立ったら牛肉を加えていためる。
3　肉の色が変わったらAを加えていため煮にし、汁けがほぼなくなったら仕上げにすりごまを加える。
4　保存容器に移して冷まし、冷蔵室へ。

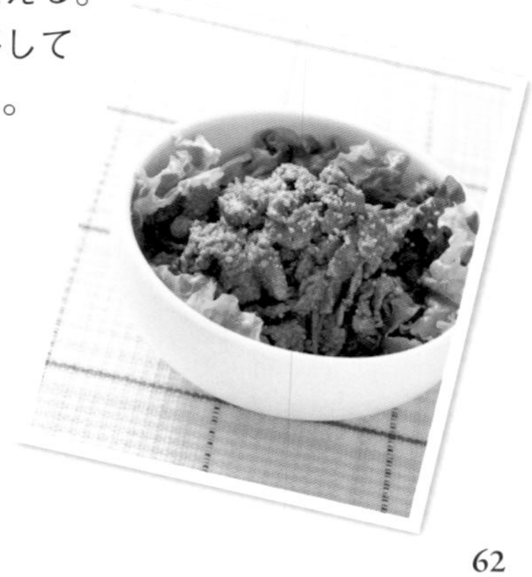

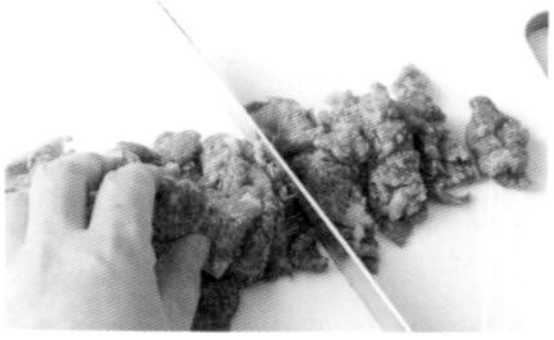

牛肉はそのままでは大きいこともあるので、食べやすく細切りにする。

作りおきのポイント

しっかり味でとうがらしもきかせているので、冷蔵保存でOKだけれど、まとめて作って小分け冷凍してもだいじょうぶ。アレンジのきく作りおきなので、倍量作って半分を冷蔵し、残りは1回分ずつ冷凍するという方法なら、一度の手間でいろいろ楽しめる。

韓国風牛肉のつくだ煮の

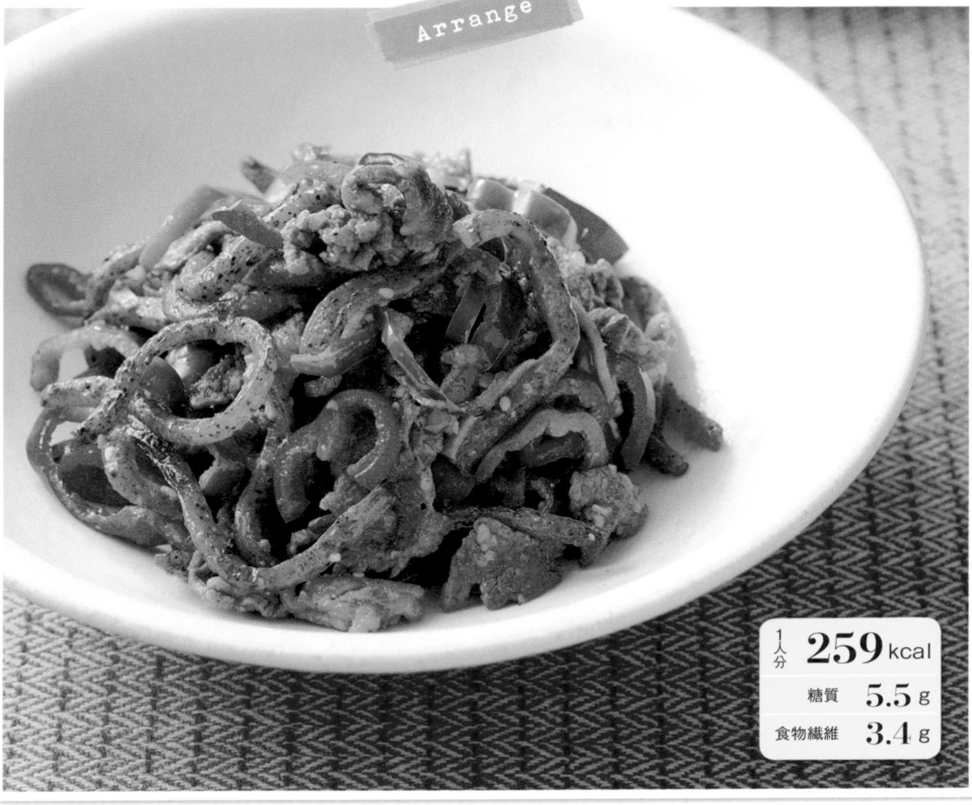

つきこんにゃくと野菜をプラスすればバランスがよくなり、味わいにも変化が

つきこんにゃくのチャプチェ風

材料（2人分）

韓国風牛肉のつくだ煮 … p.62の⅓量
つきこんにゃく …………… 150g
ピーマン ………………… 2個
赤ピーマン ……………… 1個
ごま油 ………………… 小さじ2
塩 ……………………… 少々

作り方

1 ピーマンと赤ピーマンは縦細切りにする。

2 つきこんにゃくは食べやすい長さに切り、フッ素樹脂加工のフライパンでプリッとするまでいりつける。

3 **2**にごま油、**1**を加えてさっといため、塩を振って全体をまぜてから牛肉のつくだ煮を加えていため合わせる。

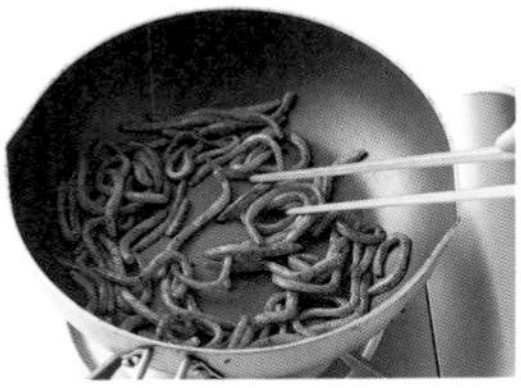

こんにゃくはからいりすることで水分が抜け、味がしみ込みやすくなる。

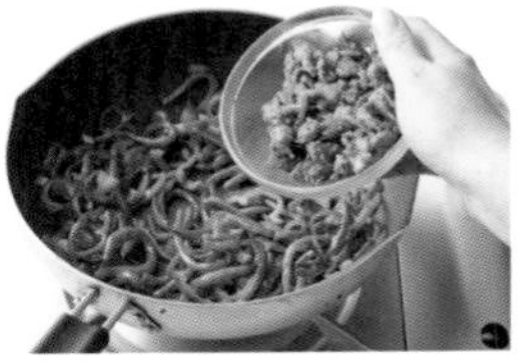

にんにく、しょうががきいたしっかり味のつくだ煮なので、調味料を足さなくても仕上がるのもうれしいポイント。

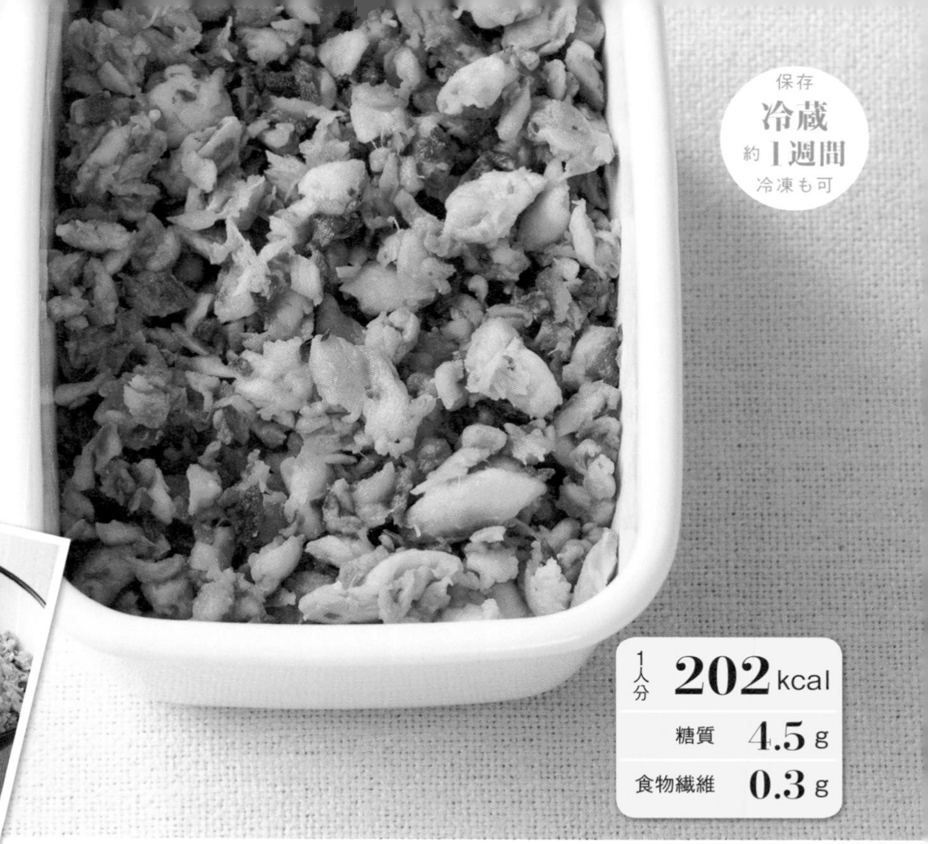

保存
冷蔵
約1週間
冷凍も可

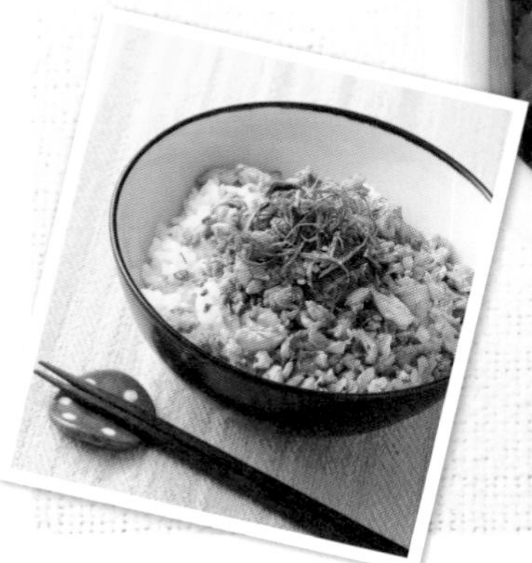

1人分 202kcal
糖質 4.5g
食物繊維 0.3g

青背魚はEPAやDHAが豊富なので、みそでくさみを消して日常的に食卓へ

さばのみそそぼろ

材料（4人分）

さば（半身）………………………… 2枚
しょうが ………………………… 1かけ
サラダ油 …………………… 小さじ1

A
- 酒 ………………………… 大さじ2
- しょうゆ、みりん …… 各大さじ1
- みそ …………………… 小さじ2
- 砂糖 …………………… 小さじ1

作り方

1　さばはスプーンで身をほぐすようにこそげとる。骨が入らないように注意する。しょうがはみじん切りにする。

2　フライパンにサラダ油、しょうがを入れて熱し、香りが立ったらさばを加えていためる。

3　余分な脂をキッチンペーパーなどでふきとり、よくまぜたAを加えて煮からめる。

4　保存容器に移して冷まし、冷蔵室へ。

ヘルシーポイント

青背魚にはEPAやDHAなどの脂肪酸が多く含まれ、動脈硬化を予防したり、血管を丈夫にする働きが認められている。糖尿病の人は末梢血管のダメージが心配されるので、積極的に活用したい食材。

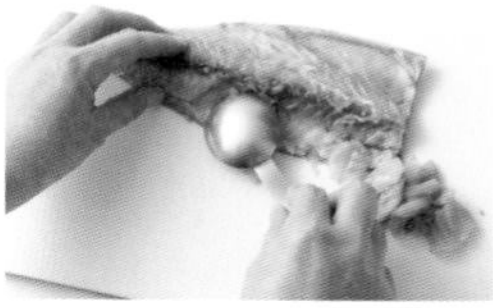

骨をとり除きながらスプーンで身をこそげとるとちょうどよくほぐれる。

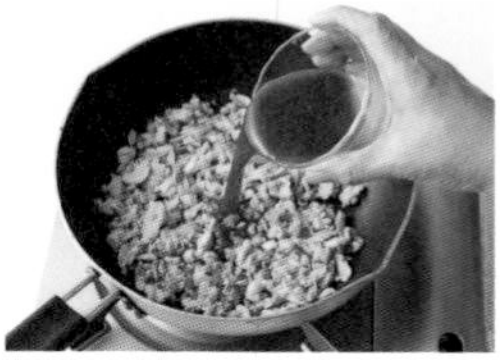

さばのくさみをカバーするみそ入りの合わせ調味料がポイント。

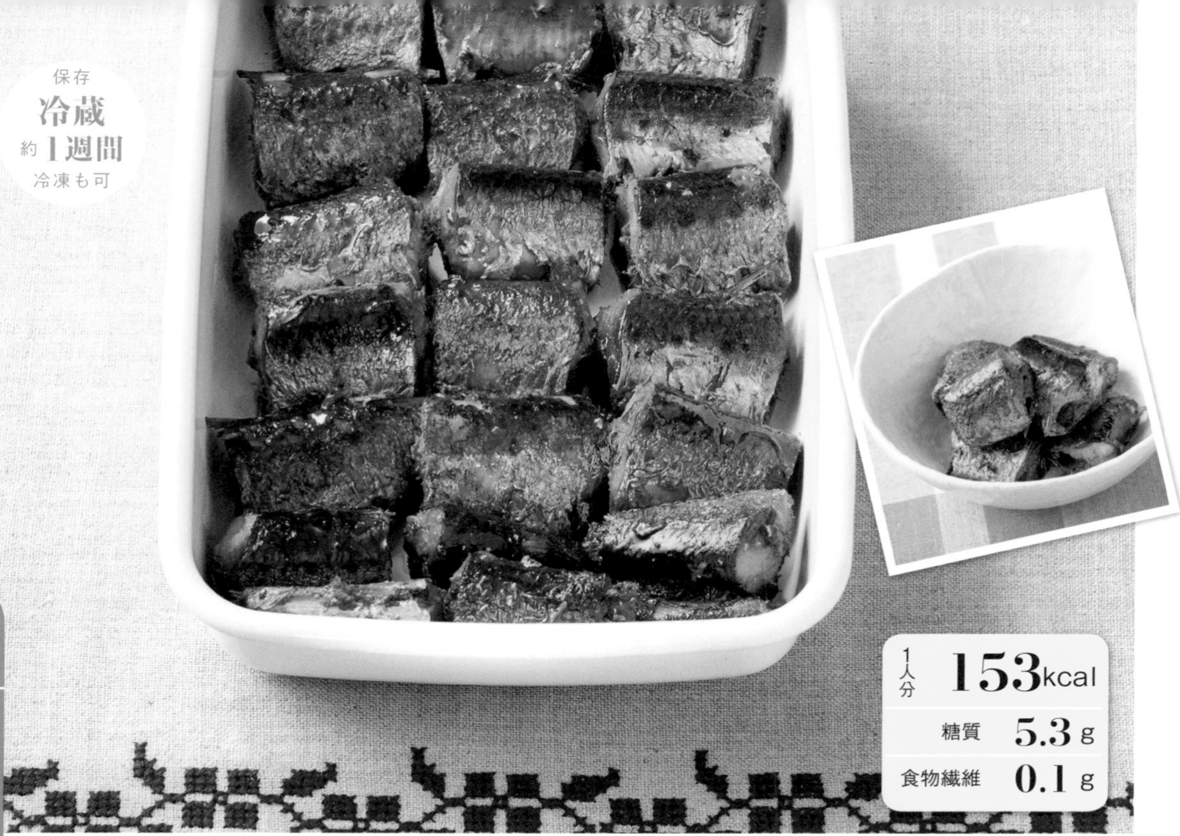

保存
冷蔵
約1週間
冷凍も可

1人分	153kcal	
	糖質	5.3g
	食物繊維	0.1g

体にいい魚の脂質がとれ、カルシウムもたっぷりのおかず

いわしの甘露煮

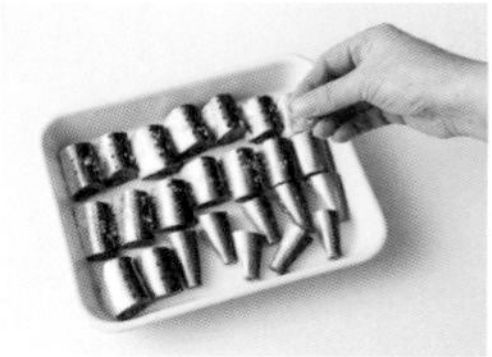

いわしは切ってから全体に塩を軽く振り、身を締めて下味をつける。

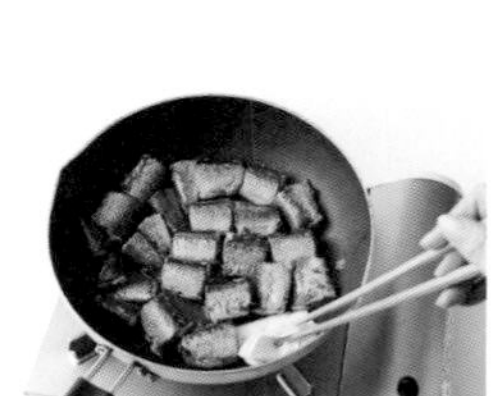

加熱して出た脂が残ると生ぐさくなることがあるので、ふきとってから調味料を加えるのがコツ。

材料（6人分）

いわし………………………8尾
塩……………………………少々
サラダ油……………………小さじ2
A ┌ しょうがの薄切り…1かけ分
　 │ しょうゆ、酒………各大さじ2
　 └ はちみつ、みりん…各大さじ1

ヘルシーポイント

いわしはEPAやDHAが豊富な青背魚の健康効果に加え、骨ごと煮ることで食べごたえが出て、少量でも満足でき、カルシウム補給にもなる。

作り方

1　いわしは頭、わた、尾をとり除いて洗い、水けをふいて2〜3等分のぶつ切りにし、塩を振る。

2　フライパンにサラダ油を熱して1を並べ、両面をこんがり焼いたら、余分な脂をキッチンペーパーでふきとる。

3　水200mlとAを加えて落としぶたをし、弱火で30分ほど煮る。

4　ふたをとって強火にし、煮汁がほぼなくなるまで煮詰める。

5　保存容器に移して冷まし、冷蔵室へ。

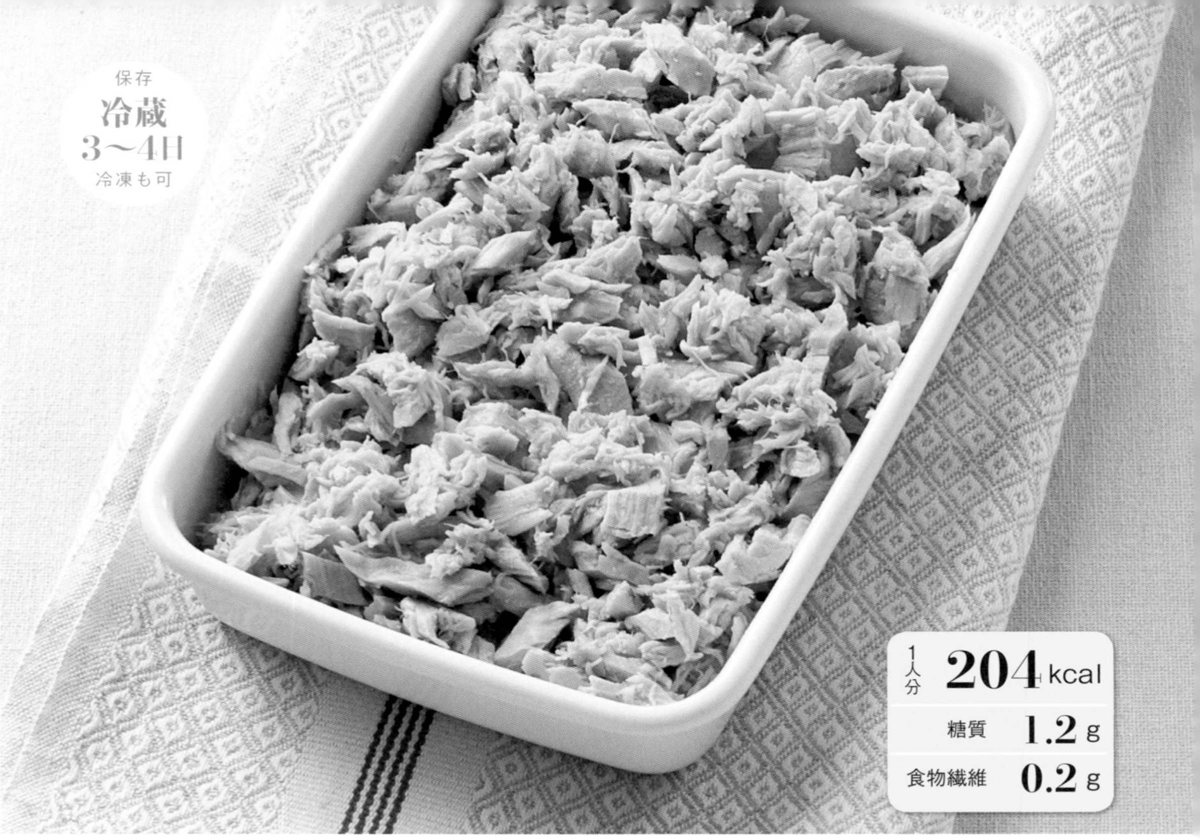
保存
冷蔵
3〜4日
冷凍も可
1人分 204 kcal
糖質 1.2 g
食物繊維 0.2 g

缶詰とはまったく別物！ ジューシーで忘れられない味わい

手作りツナ

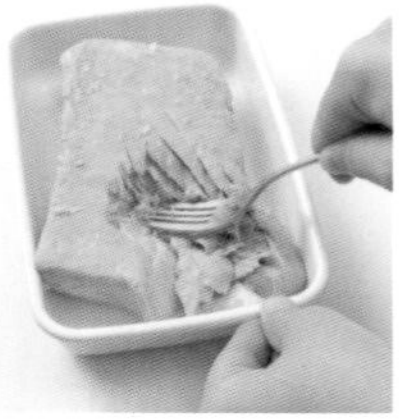

汁けをきって保存容器に入れ、フォークなどでほぐす。

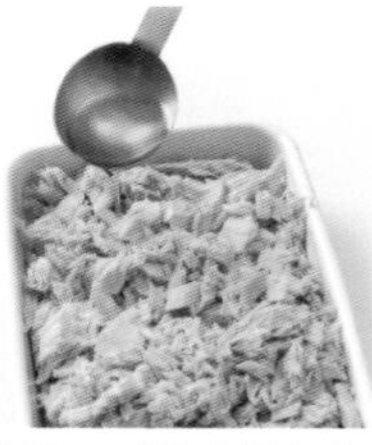

オリーブ油を回しかけ、全体になじませてパサつきを防ぐ。漬け込むより油分が少なくてすみ、エネルギーもダウン。

材料（作りやすい分量＝約4人分）

まぐろ（刺し身用さく）…… 300g
塩 …………………………… 小さじ2
にんにくのすりおろし… 小さじ½
A
- 玉ねぎのすりおろし … ¼個分
- セロリの葉 ……………… 2枚
- ローリエ ………………… 1枚

オリーブ油 ……………… 大さじ4

作りおきのポイント

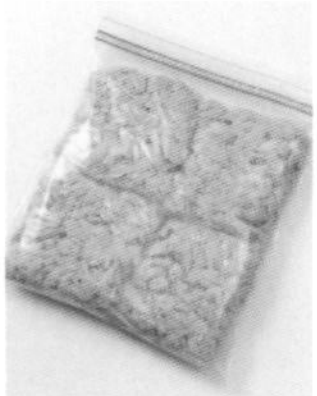

冷凍も可能。その場合、使いやすいように小分けにしてラップで包み、さらにファスナーつき保存袋に入れて空気を抜き、冷凍室へ。約1カ月保存できる。

作り方

1　まぐろは塩、にんにくをまぶす。
2　**1**をAとともに密閉できるポリ袋に入れ、冷蔵室で一晩おく。
3　圧力なべに袋から出した**2**を入れ、ひたひたの水を注いでふたをし、強火にかける。圧力がかかったら、すぐに火を止める。圧力が下がってもそのまま冷めるまでおき、ふたをあける。
4　まぐろを引き上げ、保存容器に入れてほぐし、まんべんなくオリーブ油をまぶす。

※圧力なべがなければ**3**のなべを火にかけ、沸騰後は弱火で30分ほど煮てもいい。

手作りツナの Arrange

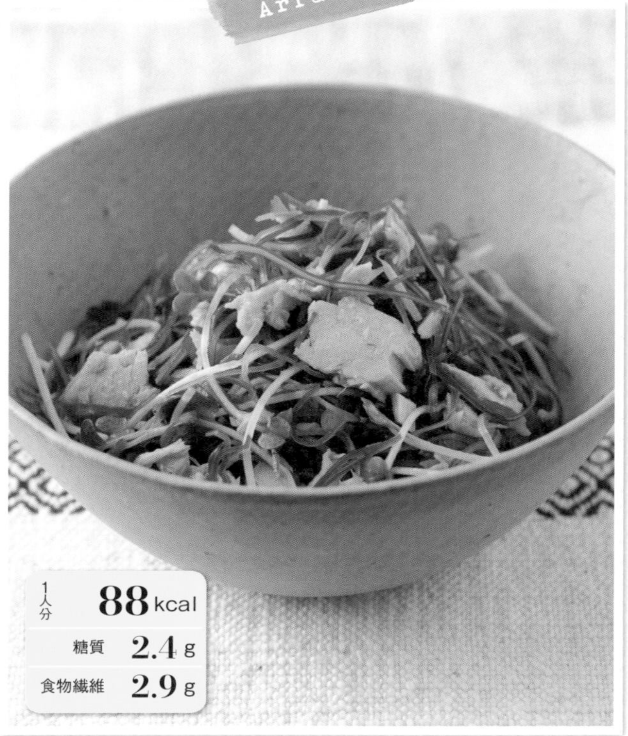
1人分 88kcal
糖質 2.4g
食物繊維 2.9g

うまみたっぷりの手作りツナだから、
ヘルシーな海藻と合わせてあえ物に

ツナと刻みこぶのあえ物

材料（2人分）

刻みこぶ（乾燥）………………… 10g
貝割れ菜 …………………… 1パック
手作りツナ ……………… p.66を50g
ポン酢しょうゆ ………… 大さじ1.5

作り方

1　刻みこぶは水にひたしてもどし、水けをきってざく切りにする。貝割れ菜は根を切り落とす。

2　食べる直前に1、ツナをポン酢しょうゆであえる。

Arrange

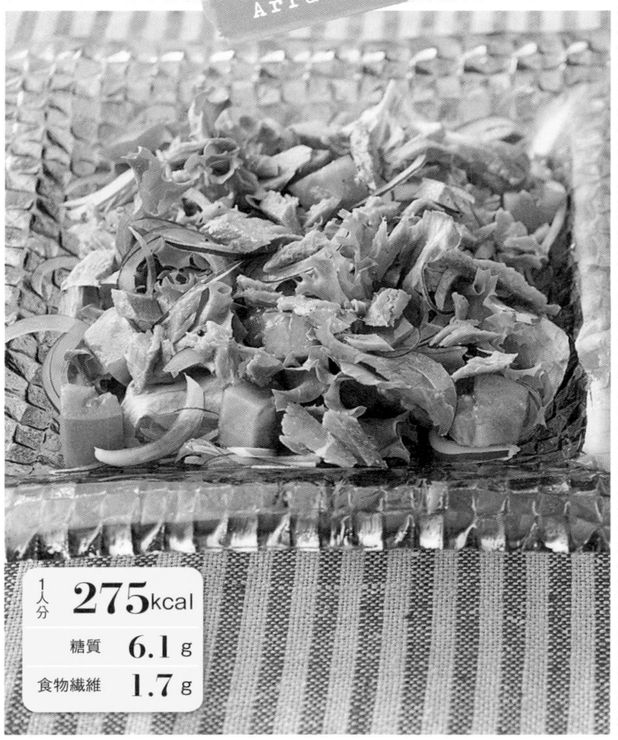
1人分 275kcal
糖質 6.1g
食物繊維 1.7g

たんぱく質の作りおきおかずがあると
たっぷり野菜に加えるだけで1品完成

ツナサラダ

材料（2人分）

グリーンカール ………………… 3枚
トマト ……………………… 小1個
赤玉ねぎ …………………… ¼個
手作りツナ ……… p.66の半量（100g）
A
- オリーブ油 ……………… 大さじ2
- レモン汁 ………………… 大さじ1
- 塩 …………………… 小さじ¼
- こしょう ………………… 少々

作り方

1　グリーンカールは食べやすくちぎり、トマトは角切りにする。玉ねぎは薄切りにし、水に2分ほどさらして水けをきる。

2　器に1を盛り、ツナを散らし、Aを合わせたドレッシングをかける。

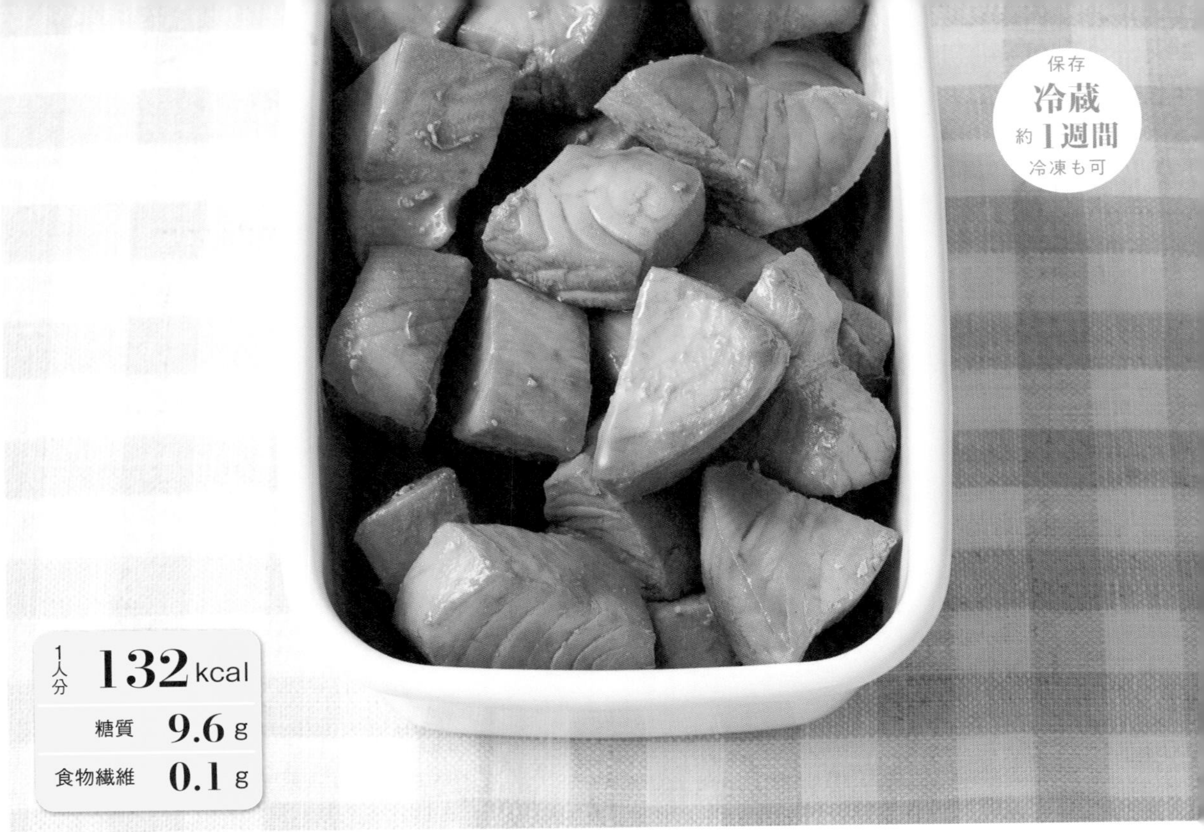
保存
冷蔵
約1週間
冷凍も可
1人分 132kcal
糖質 9.6g
食物繊維 0.1g

赤身のまぐろは鉄分やビタミンEが豊富なヘルシー食材なので積極的に活用

まぐろの角煮

材料（4人分）

まぐろのぶつ切り（赤身）…… 300g
しょうが …………………… 1かけ

A
- しょうゆ、みりん、酒 …………………… 各大さじ3
- 砂糖 ………………… 小さじ2

作り方

1　まぐろはざるに並べて熱湯をかけ、霜降りにする。しょうがは薄切りにする。

2　なべにAとしょうがを入れて煮立て、まぐろを加えてときどき返しながら煮汁がほぼなくなるまで煮る。

3　保存容器に移して冷まし、冷蔵室へ。

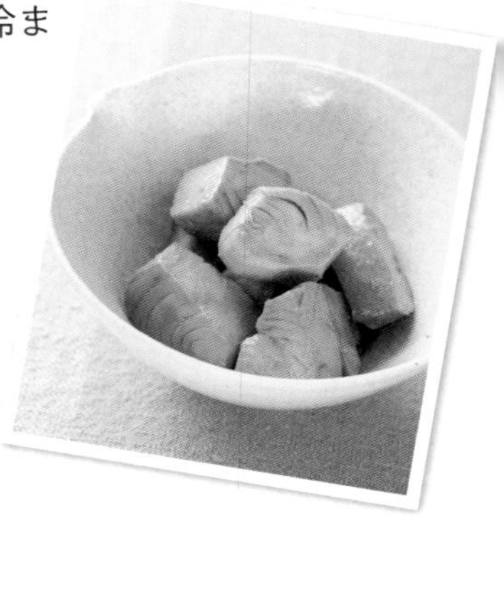

まぐろのぶつが安価なときにまとめて作るといい。脂肪の少ない赤身を使うのがポイント。

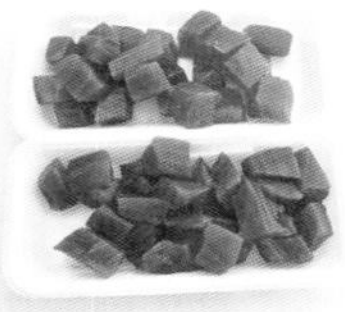

表面の色が白っぽく変わる程度にさっと湯をかけると生ぐさくならない。

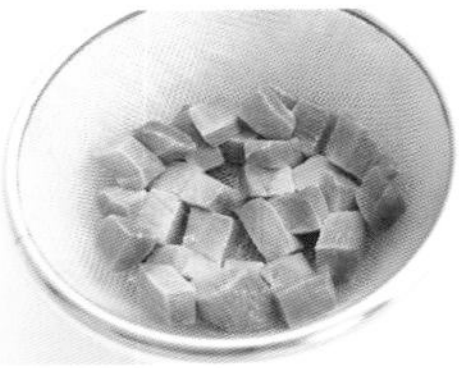

ヘルシーポイント

まぐろは部位によって脂肪の量が大きく違うので、エネルギー面でも栄養価の面でも赤身を使いたい。作りおきの場合、赤身のほうがしっかりと煮つけることができ、保存性が高いメリットも。脂肪は多いがトロや中トロにはEPAやDHAは多い。

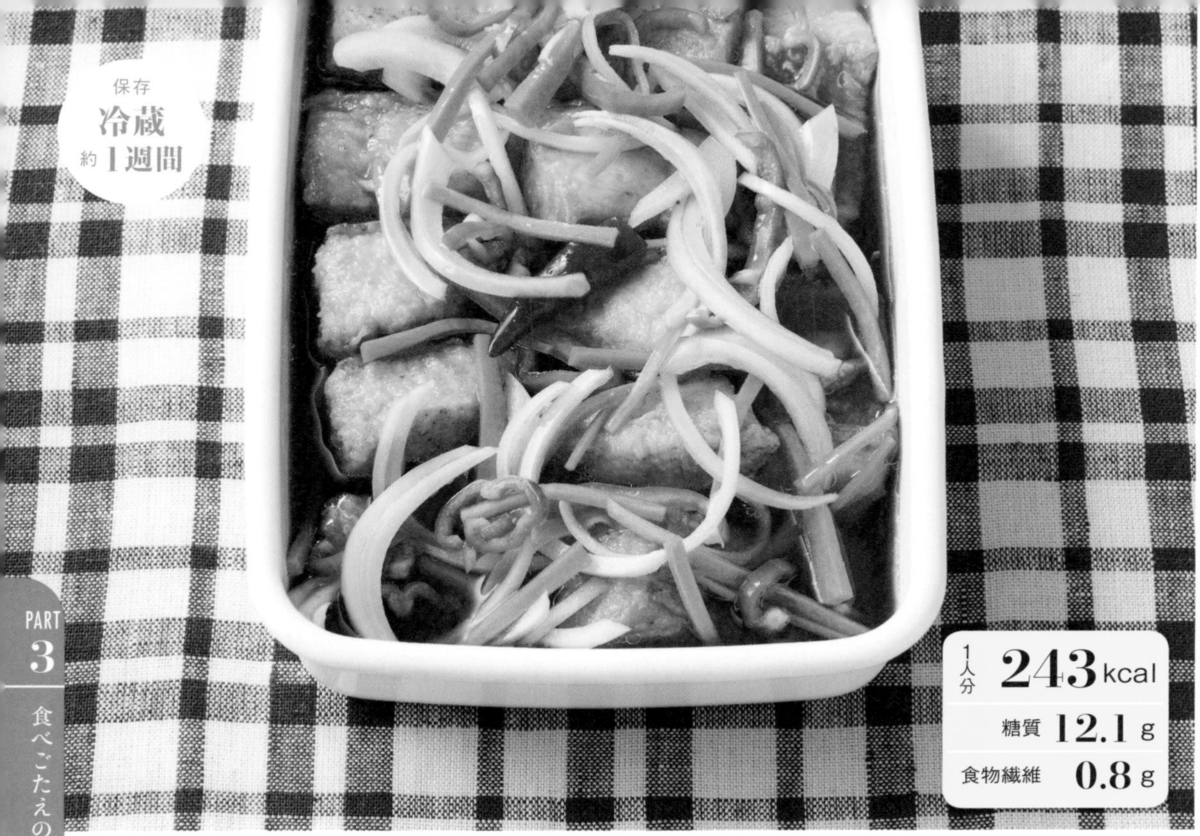

保存
冷蔵
約1週間

1人分 243kcal
糖質 12.1g
食物繊維 0.8g

内臓脂肪をつきにくくし、血糖値の上昇も抑制する酢に野菜たっぷり効果も

鮭の南蛮漬け

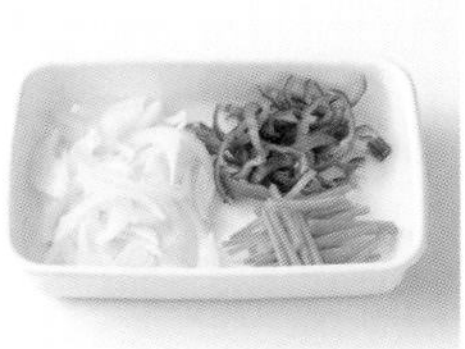

野菜は同じくらいの長さ、太さに切りそろえると、仕上がりがきれいで口あたりもよい。

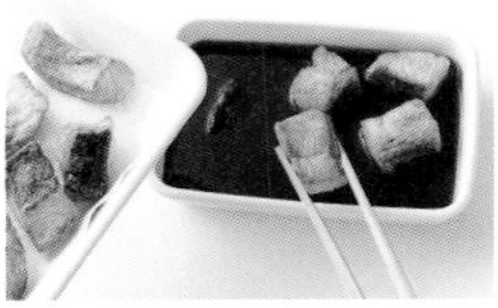

鮭は揚がった順に漬けると、味がしっかりしみ込みやすい。

材料（4人分）

生鮭 …………………… 4切れ
玉ねぎ ………………… ¼個
にんじん ……………… 20g
ピーマン ……………… 1個
塩、こしょう ……… 各少々
薄力粉、揚げ油 …… 各適量
A
- だし、しょうゆ …………… 各大さじ3
- 酢 ………………… 大さじ7
- 砂糖 ……… 大さじ1.5
- 赤とうがらし …… 1本

作り方

1　鮭は2〜3等分に切り、塩、こしょうを振る。
2　玉ねぎは薄切り、にんじん、ピーマンは細切りにする。
3　保存容器にAを入れてよくまぜる。
4　1に薄力粉をまぶし、170度の油でカラッと揚げ、油をきって熱いうちに3に漬け、2も加えて冷ます。
5　野菜がしんなりしたらさっとまぜ、冷蔵室へ。

※冷蔵保存中、ときどき上下を返すと味がムラなくしみ込む。

作りおきのポイント

そのまま焼いて食べたりムニエルにすることが多い鮭だが、この南蛮漬けにしておくと、たっぷりの野菜とともに食べることができる。野菜の摂取量が少ない人はレシピの野菜量をふやしてもOK。できるだけ汁につかった状態で保存するのがおいしさの秘訣。

肉や魚の冷凍法

買い物に行く時間がないときでも、肉や魚の冷凍があれば、パパッと主菜を作ることができます。コンビニやデパ地下のおかずを買うよりずっとヘルシー。ふだんから脂質の少ない肉や青背魚、カルシウムの多いじゃこなどを冷凍しておけば、あとは野菜を添えたり、作りおき副菜を添えるだけで、健康な食生活を維持できます。

薄切り肉

冷凍方法

ラップでとり出しやすく

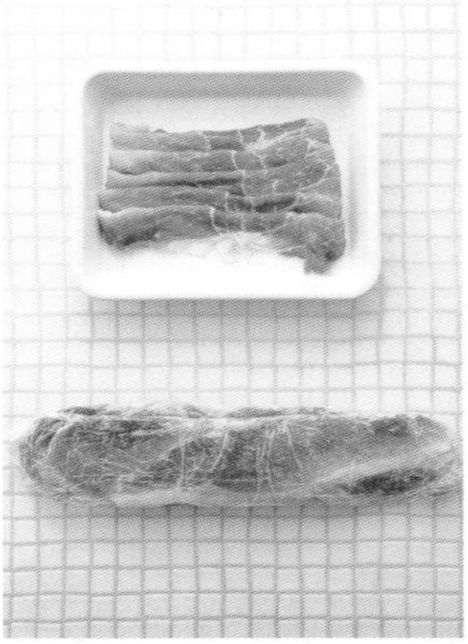

豚肉は脂肪の少ないもも肉やヒレ肉を買って冷凍しておくといい。ラップを長めに用意し、手前に薄切り肉１枚を横向きに広げてのせる。ラップごとたたみ、また１枚のせてたたむ。これをくり返して冷凍用保存袋に入れ、余分な空気を抜いて冷凍室に入れる。こうすれば使いたい枚数だけラップからはがせて便利。

鶏胸肉

冷凍方法

厚みを均等にする

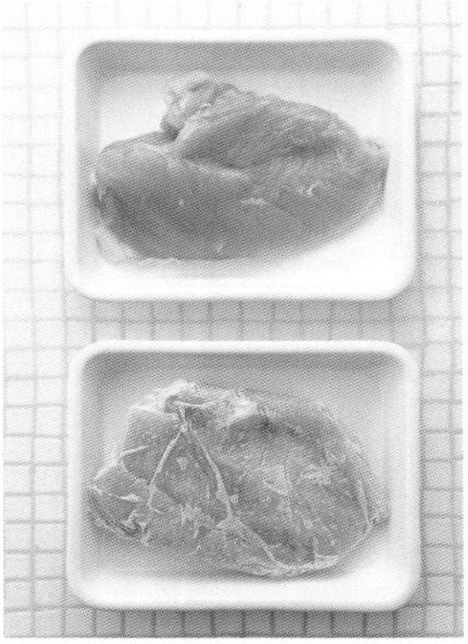

鶏胸肉はカロリー控えめで、１枚まるごと調理することも多いので、そのまま冷凍しても。厚みに凹凸があると、冷凍ムラや解凍ムラを起こすので、包丁で厚い部分の身をそぐようにしながら観音開きにし、厚みを均等にし、キッチンペーパーで余分な水分をふいてラップでぴっちり包む。冷凍用保存袋に入れて余分な空気を抜き、冷凍室へ。

一尾魚

冷凍方法

三枚おろしにして冷凍

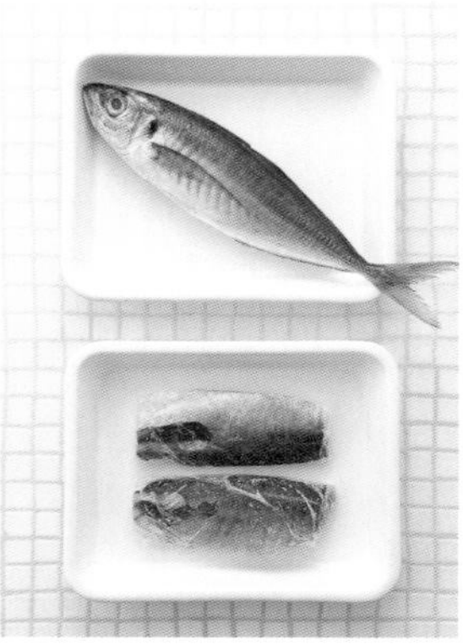

青背魚は傷みやすいのですぐ食べないのなら、フライやソテーなどに活用しやすい「三枚おろし」にして冷凍を。ぜいご（あじの場合）と頭、内臓をとり除き、血や汚れを洗い、キッチンペーパーで水けをよくふきとる。身を三枚おろしにして１切れずつラップでぴっちり包み、バットなどにのせて冷凍する。完全に凍ったら冷凍用保存袋に入れて冷凍室へ。

ちりめんじゃこ

冷凍方法

水分をとばして冷凍

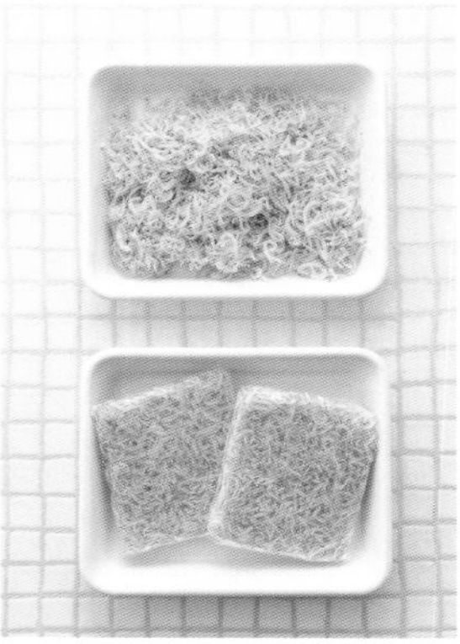

ちょっとしたあえ物などに便利なちりめんじゃこはそのままラップで包んで冷凍してもよいが、フライパンで軽くいって水分をとばしておくと霜がつきにくくなる。完全に冷めたら使いやすい分量に小分けにし、ラップで包んでバットなどに並べ、冷凍する。完全に凍ったらラップごと冷凍用保存袋に移し、冷凍室へ。

PART 4

めんどうな野菜おかずが
すぐ食べられる

ヘルシー作りおき 野菜のおかず

洗ったり、皮をむいたり、切ったりと
野菜おかずは手間がかかるのでスキップしがちです。
でも食物繊維たっぷりで、低エネルギーなうえ、
ポリフェノールやビタミン、ミネラルがとれ、
糖尿病の食事療法には欠かせないもの。
一度の手間で作りおきできるレシピを覚えてください。

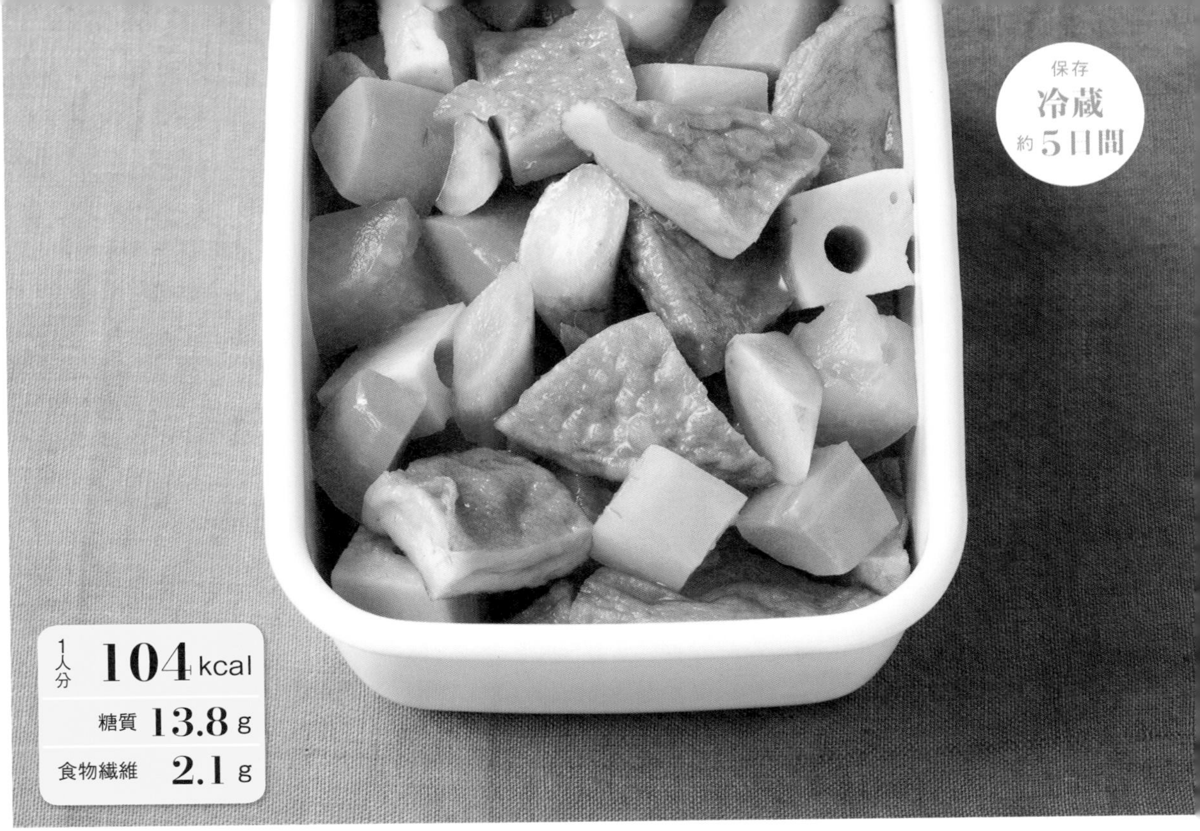

保存
冷蔵
約5日間

1人分 104kcal
糖質 13.8g
食物繊維 2.1g

さつま揚げの味を根菜にしみ込ませて野菜とたんぱく質をバランスよくとる

根菜とさつま揚げの煮物

材料（4人分）

さつま揚げ …………………… 4枚
ごぼう ………………………… ½本
れんこん ……………………… 60g
にんじん ……………………… ⅓本
大根 …………………………… 100g
A だし …………………… 400ml
A 薄口しょうゆ、みりん ……………… 各大さじ1.5

作り方

1 さつま揚げは一口大に切り、ごぼうは小さめの乱切り、れんこん、にんじん、大根は2㎝角に切る。ごぼうはさっと水にさらし、水けをきる。
2 なべに1、Aを入れて落としぶたをし、強火でひと煮立ちさせ、弱火にして20分ほど煮含める。
3 冷めたら保存容器に移し、冷蔵室へ。

作りおきのポイント

野菜にしっかりと火を通しておくのが保存するときのポイント。さつま揚げのうまみとだしや調味料の味を含ませるのがおいしさにつながるので時間をかけて。さつま揚げは揚げ物なので、さらにエネルギーダウンするにはさっと熱湯をかけて表面の油を落とすといい。

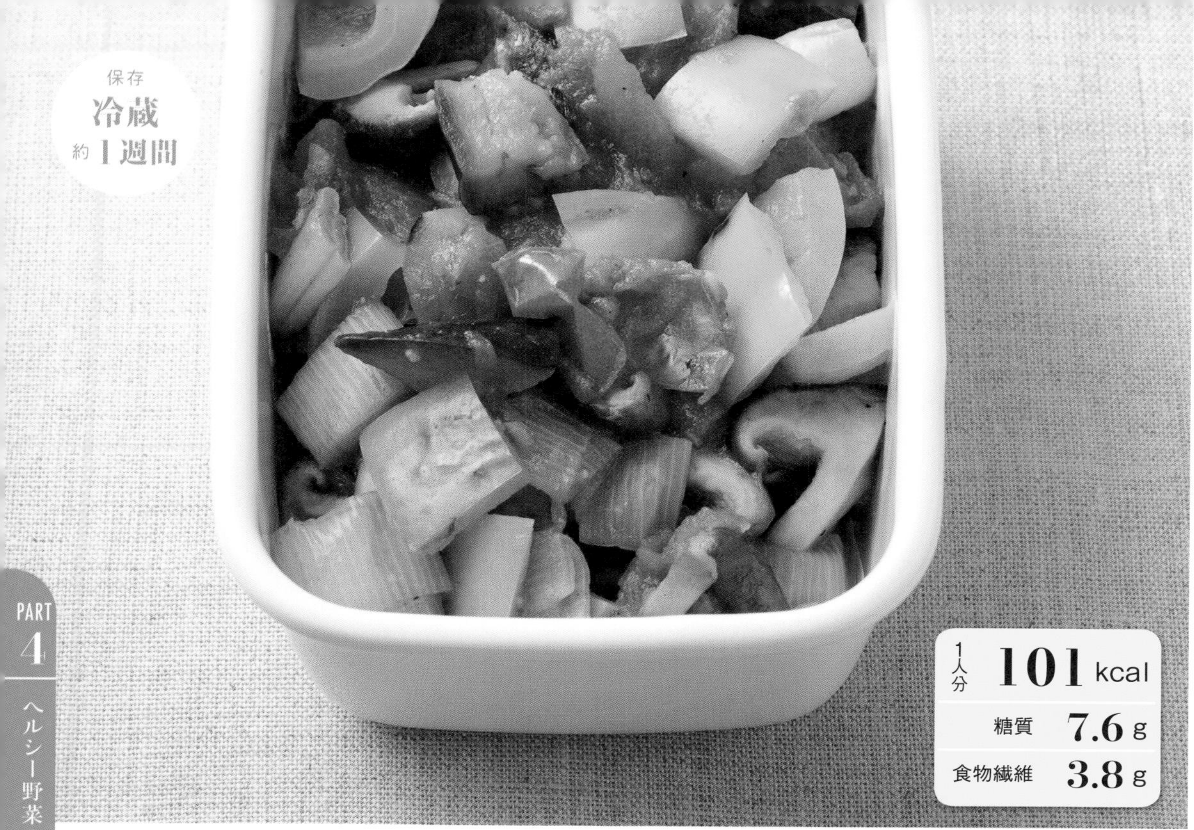

保存
冷蔵
約1週間

1人分	101	kcal
糖質	7.6	g
食物繊維	3.8	g

トマトは少なめにし、水分が出ないように仕上げるのがポイント

ラタトゥイユ

材料（4人分）

トマト …………………………… 2個
パプリカ（黄）……………… 1個
なす …………………………… 2個
ねぎ …………………………… 1本
しいたけ …………………… 8個
にんにく ………………… 2かけ
オリーブ油 ……………… 大さじ2
ローリエ ……………………… 1枚
A［塩 …………………… 小さじ1
　 こしょう、しょうゆ …… 各少々

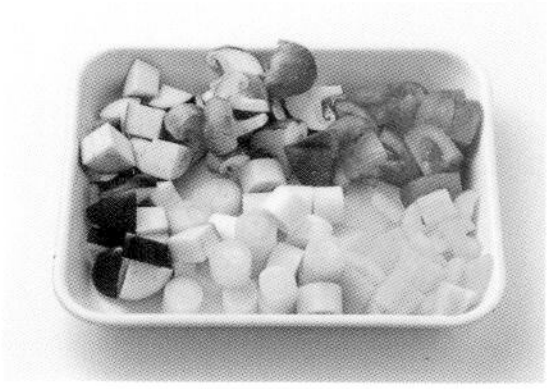

野菜はすべて同じくらいの大きさに切りそろえるのがきれいに仕上げるポイント。

作り方

1　トマトは横半分に切って種をとり除き、ざく切りにする。にんにくはみじん切りにする。
2　パプリカ、なすは1.5㎝角、ねぎは1.5㎝幅の小口切り、しいたけは石づきを落として縦4等分に切る。
3　なべにオリーブ油、にんにくを入れて熱し、香りが立ったら**2**をいためる。しんなりしてきたらトマト、ローリエを加えてふたをし、弱火で10分ほど煮て、Aで味をととのえる。
4　保存容器に入れて冷まし、冷蔵する。

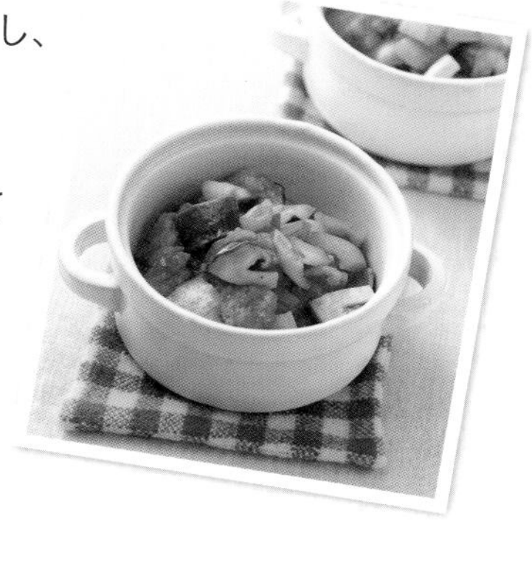

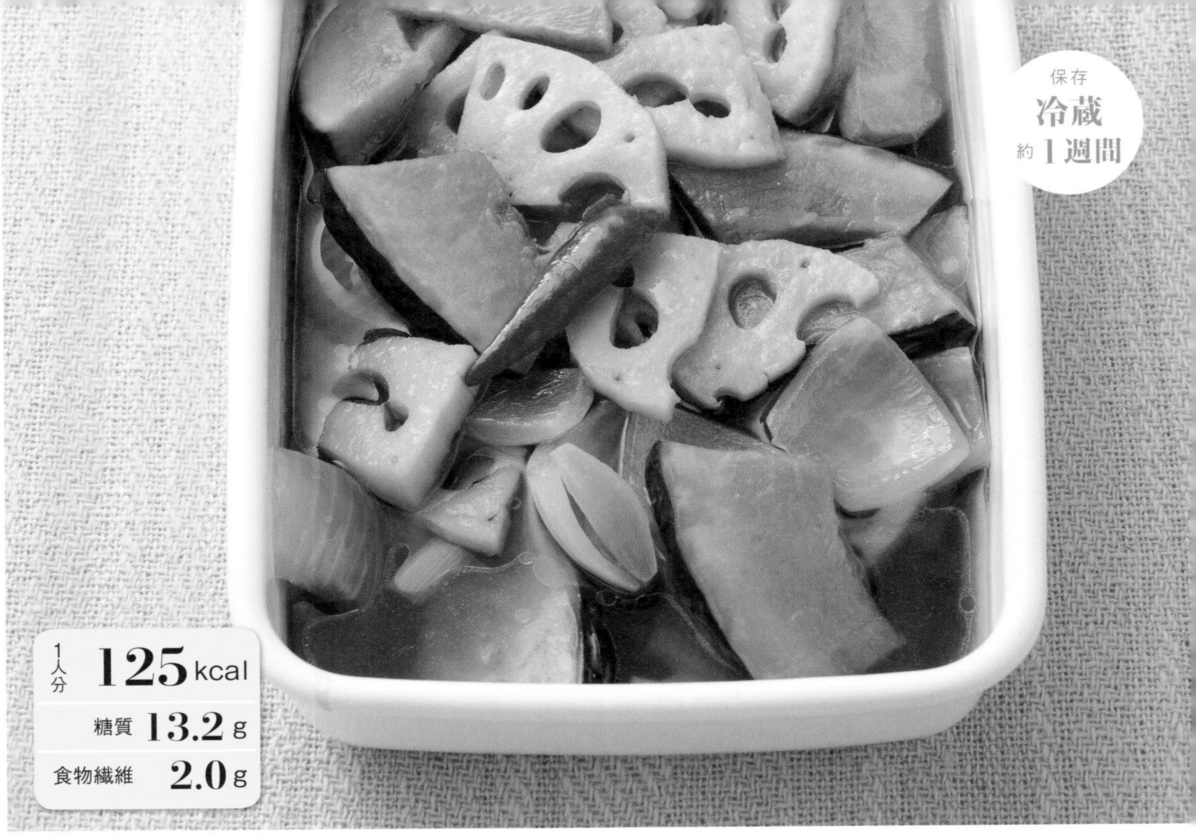

保存
冷蔵
約1週間

1人分 125kcal
糖質 13.2g
食物繊維 2.0g

作りおきならいろいろな野菜をたっぷり組み合わせられるのでバランスよし

野菜の揚げびたし

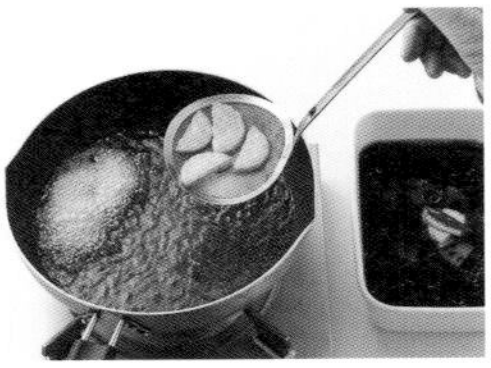

野菜は網じゃくしで油をきり、熱いうちにつけ汁につけると味がしみ込みやすい。

作りおきのポイント

揚げたものが熱いうちにつけ汁につけるのが味をしみ込ませるポイント。冷めるときにおいしさが入っていくので、揚げた順につけていく。エネルギーが気になるならしっかりめに油をきってつけるといいが、油は煮汁に出てくるので、煮汁を食べすぎなければだいじょうぶ。

材料（4人分）

かぼちゃ ‥ 小⅒個（約100g）
れんこん …………………… 100g
にんじん …………………… ⅓本
玉ねぎ …………………… ¼個
揚げ油 …………………… 適量
A
- だし ……………… 200ml
- しょうゆ、みりん ………… 各大さじ1.5
- 酒 ……………… 大さじ1
- 塩 ……………… 少々
- しょうがのしぼり汁 ……………… 小さじ½
- 赤とうがらし ……… 1本

作り方

1　かぼちゃ、れんこん、にんじんは0.7〜1㎝厚さの一口大に切る。玉ねぎも同じくらいの大きさにする。
2　Aを合わせてひと煮立ちさせ、保存容器に入れる。
3　1を170度の油で順に揚げ、油をざっときって熱いうちに2につけ、冷めたら冷蔵室へ。

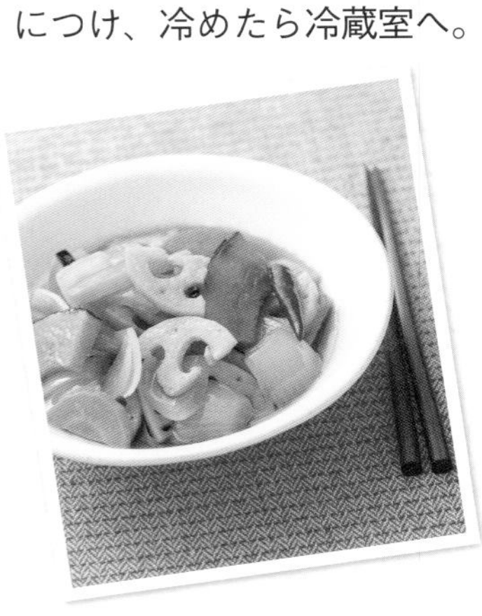

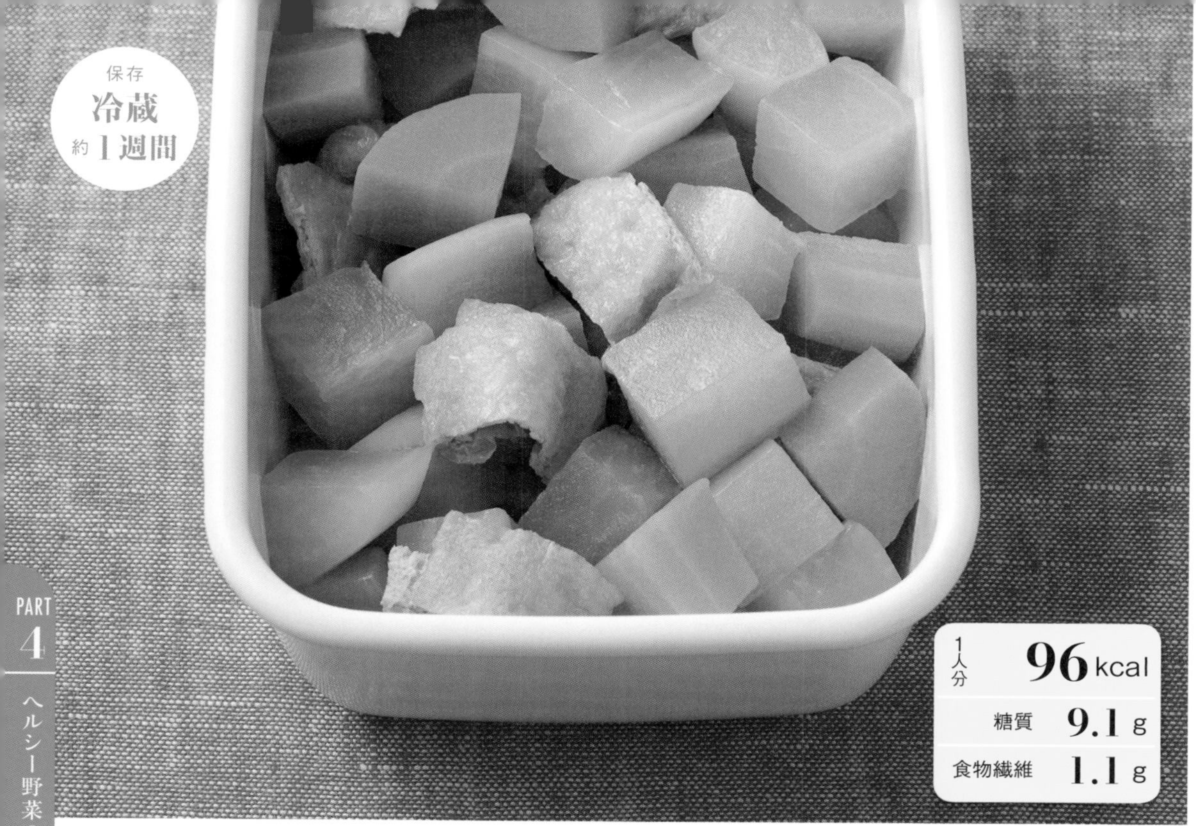

保存
冷蔵
約1週間

1人分	96 kcal
糖質	9.1 g
食物繊維	1.1 g

油揚げはヘルシーなだけでなく、淡泊な野菜にコクを出す効果も

根菜と油揚げの煮物

材料（4人分）

大根 …… 5cm
にんじん …… $\frac{2}{3}$本
油揚げ …… 1枚
A
- 薄口しょうゆ、みりん、酒 …… 各大さじ2
- 砂糖 …… 小さじ2
- ごま油 …… 小さじ1

作り方

1　大根、にんじんは2cm角に切る。油揚げは熱湯をかけて油抜きをし、縦半分に切ってから1cm幅に切る。
2　なべに1、水300ml、Aを入れ、落としぶたをして強火にかけ、煮立ったら弱火にし、10分ほど煮る。
3　保存容器に移して冷まし、冷蔵室へ。

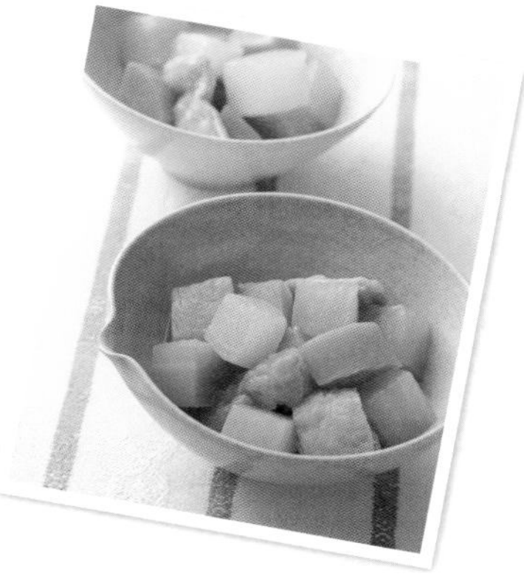

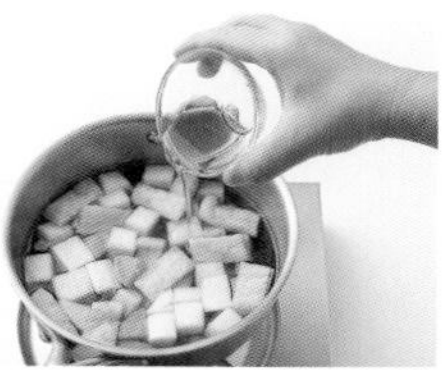

ごま油を加えると香りと味がさらにアップ。この量なら総エネルギー量への影響は少ない。

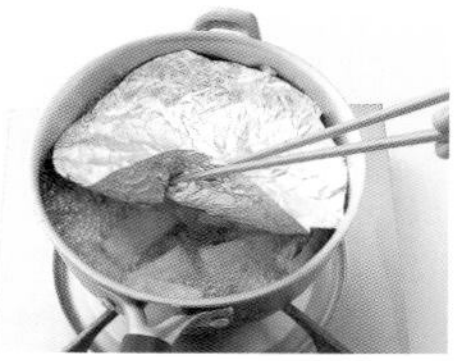

落としぶたをすると少ない煮汁でも全体に味がしみ込みやすくなる。

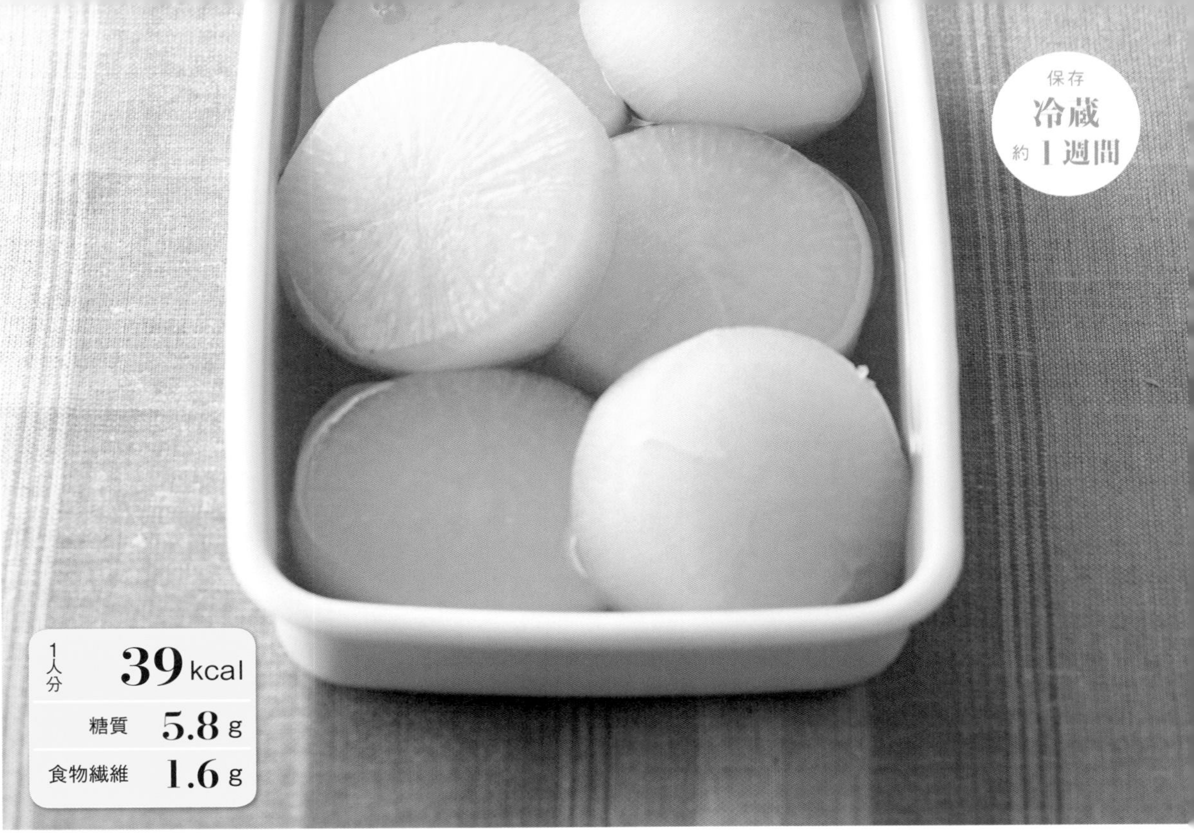

保存
冷蔵
約1週間

1人分	39kcal
糖質	5.8g
食物繊維	1.6g

時間がかかる煮物だからこそまとめて作っておけば「野菜で和食」が実現

大根のだし煮

材料（4人分）

大根 …… ½本

A
- だし …… 400ml
- 薄口しょうゆ、みりん …… 各大さじ1
- 塩 …… ひとつまみ

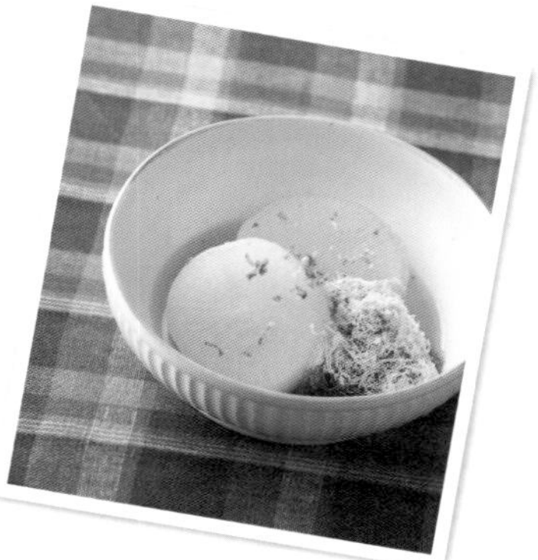

食べるときにあたため直し、好みでゆずやすだちなどの皮を削って散らしたり、とろろこぶをふわりと添えるとよい。

作り方

1　大根は3㎝厚さに切り、皮をむいて面取りし、十文字に隠し包丁を入れる。

2　なべに1、かぶるくらいの水を入れ、中火で10分ほどゆでる。

3　2のゆで汁を捨て、Aを加えて落としぶたをし、弱火で20分ほど煮る。そのまま冷まし、煮汁ごと保存容器に移して冷蔵室へ。

作りおきのポイント

根菜に隠し包丁を入れ、しっかりと煮汁がしみ込むまで煮るのがポイント。煮汁にひたるように保存すると乾燥しないだけでなく、時間とともにおいしくなる。こういう淡泊な野菜のおかずは、ちょっとしたトッピングなどで目先が変わるので、常備したいもの。

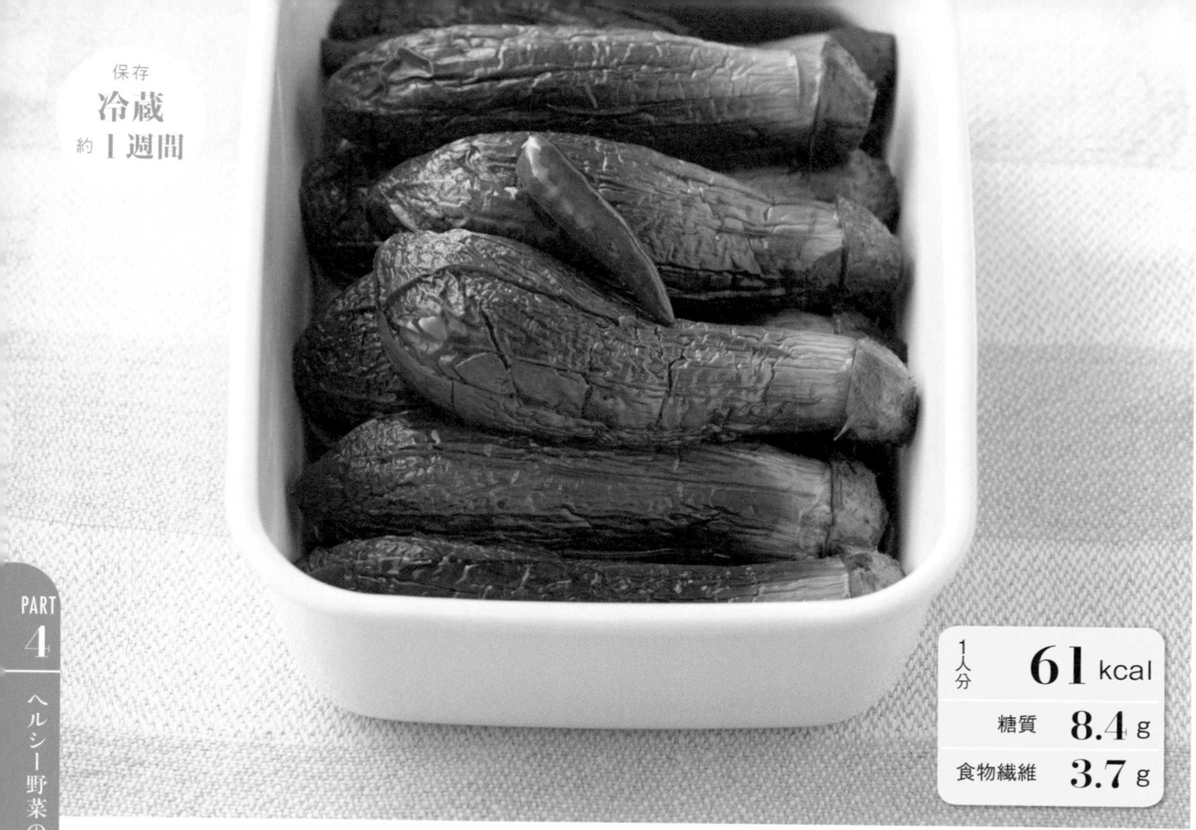

保存
冷蔵
約1週間

1人分	61	kcal
糖質	8.4	g
食物繊維	3.7	g

昔ながらの煮物は時間がたつほどに味がしみていく。元気のもとの作りおき

なすの丸煮

材料（4人分）

なす ……………………………… 8個
A ┌ だし ……………………… 400ml
　│ しょうゆ、みりん
　└ ………………… 各大さじ1.5
赤とうがらし …………………… 1本
しょうがのしぼり汁 ……… 小さじ2

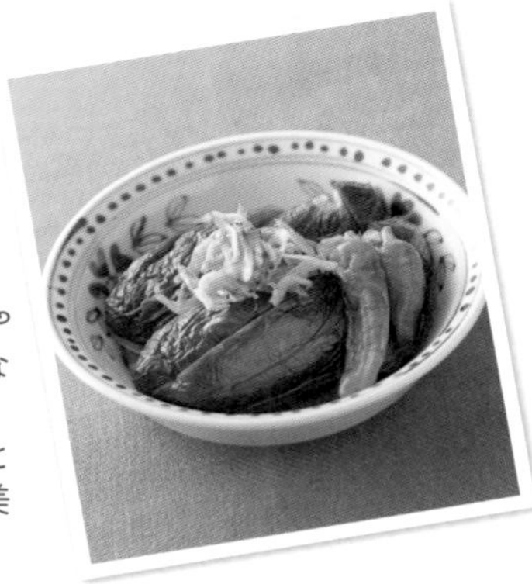

ししとうがらしやオクラ、桜えびなどを好みで加え、いっしょにさっとあたため直すと美味。

作り方

1　なすはガクをとり除き、縦に隠し包丁を数本入れる。

2　なべにAと種をとった赤とうがらしを入れて火にかけ、あたたまったら**1**を加えて落としぶたをし、5分ほど煮る。しょうが汁を加えてひと煮したら火を止め、そのまま冷ます。煮汁ごと保存容器に入れ、冷蔵室へ。

※冷たいままでもおいしい。

ヘルシーポイント

煮汁の味がしっかりしみ込むという作りおきの利点で、調味料が少なめでも味わい深いヘルシー料理に。皮をむかずにそのまま食べられるので、なすの皮に含まれるアントシアニンという色素の中でもナスニンと呼ばれる強い抗酸化作用のある成分をむだなくとることができる。

ごまであえて冷凍すれば、
解凍するだけでヘルシーな一品に

ブロッコリーのごまあえ

材料（6人分）

ブロッコリー …………………… 1個
塩 ……………………………… 少々
A［すり白ごま …………… 大さじ2
　 しょうゆ ……………… 大さじ1
　 砂糖 …………………… 小さじ2

作り方

1　ブロッコリーは小房に分け、塩を加えた熱湯でさっとゆで、冷水にとってざるに上げる。
2　ボウルにAを入れてよくまぜ、水けをしっかりきった**1**を加えてあえる。
3　6等分に小分けし、冷凍する。

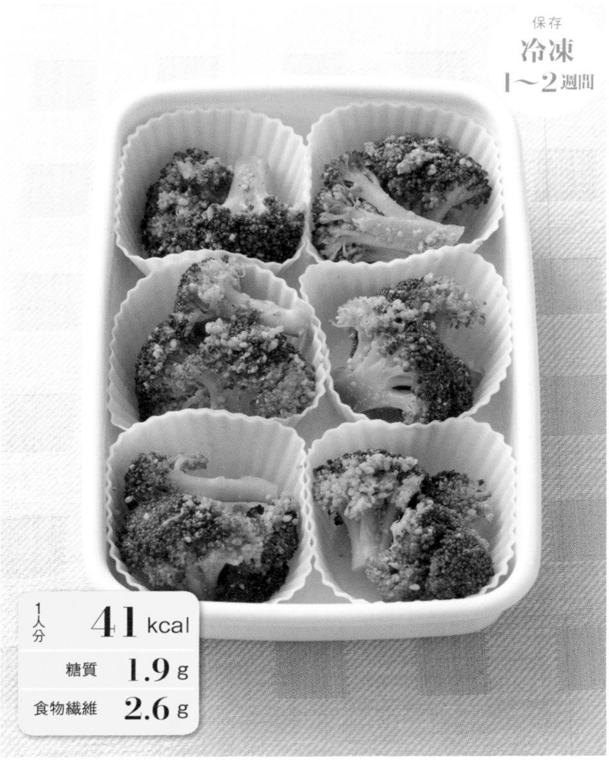
保存
冷凍
1～2週間
1人分 41 kcal
糖質 1.9 g
食物繊維 2.6 g

油揚げは大豆たんぱく補給と
うまみを加える材料として活躍

小松菜の煮びたし

材料（4人分）

小松菜 ……………… 1束（約200g）
油揚げ …………………………… ½枚
A［だし ……………………… 150ml
　 薄口しょうゆ、みりん… 各大さじ1.5
　 酒 ………………………… 大さじ1

作り方

1　小松菜は3cm長さのざく切りにし、茎と葉先を分けておく。油揚げは縦半分に切ってから1cm幅に切る。
2　なべにAを煮立て、小松菜の茎、油揚げを加えてさっと煮る。葉も加え、ひと煮立ちしたら火を止める。
3　冷めたら保存容器に入れ、冷蔵室へ。

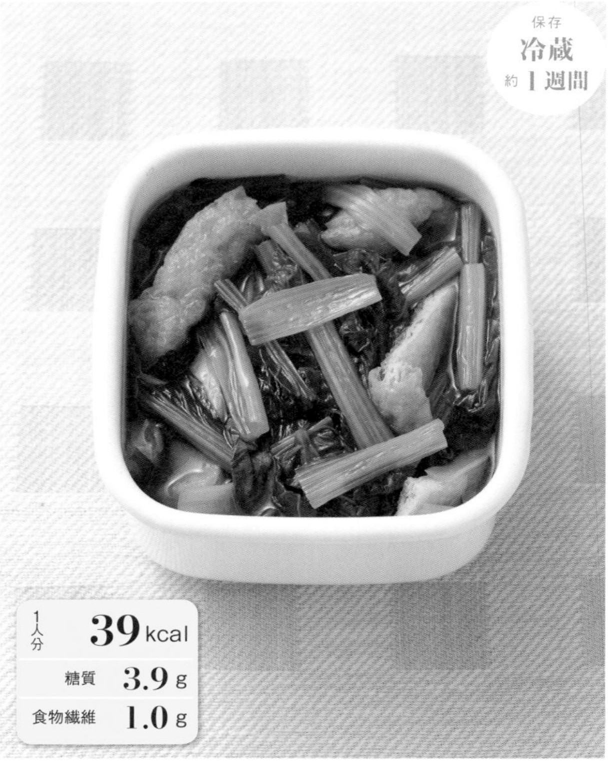
保存
冷蔵
約1週間
1人分 39 kcal
糖質 3.9 g
食物繊維 1.0 g

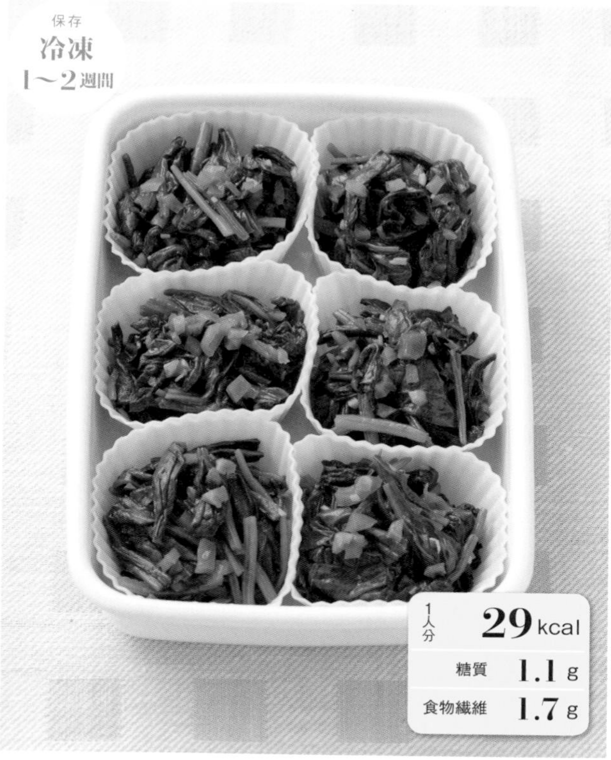
保存
冷凍
1〜2週間
1人分 29kcal
糖質 1.1g
食物繊維 1.7g

ザーサイとしょうがが
味にメリハリをつける

ほうれんそうの中華あえ

材料（6人分）

ほうれんそう …… 1.5束（約300g）
ザーサイ（味つき）…… 30g
しょうが …… 1かけ
塩 …… 少々
A ┌しょうゆ …… 大さじ1
　│ごま油 …… 小さじ2
　└砂糖 …… 小さじ1

作り方

1　ほうれんそうは塩を加えた熱湯でさっとゆで、冷水にとって水けをしぼり、3cm長さに切る。
2　ザーサイ、しょうがはみじん切りにしてボウルに入れ、1をもう一度しぼって加え、Aも加えてあえる。
3　6等分に小分けし、冷凍する。

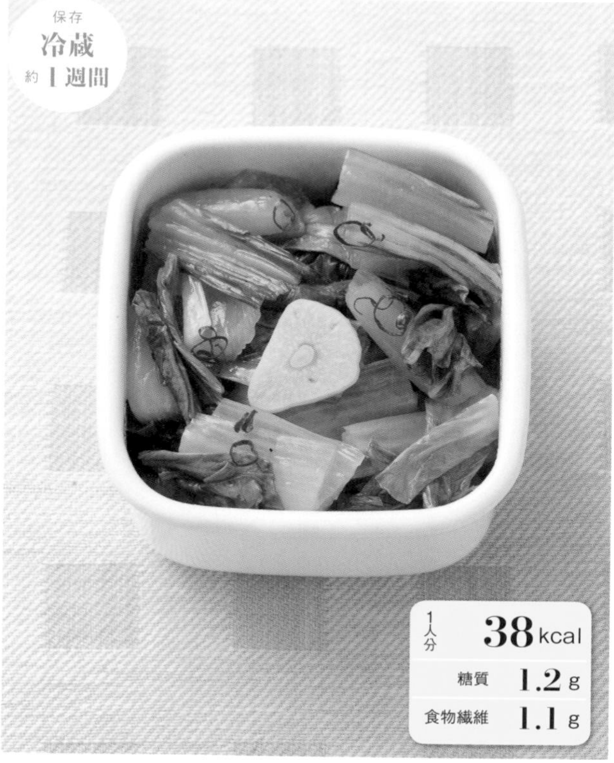
保存
冷蔵
約1週間
1人分 38kcal
糖質 1.2g
食物繊維 1.1g

少量の油がコクを出し、
青菜なのに存在感のある一品

チンゲンサイの
オイル蒸し

材料（4人分）

チンゲンサイ …… 3株
にんにく …… 1かけ
赤とうがらしの小口切り … ひとつまみ
塩 …… 小さじ⅔
こしょう …… 少々
オリーブ油（ごま油でも）… 大さじ1

作り方

1　チンゲンサイは3cm長さに切り、にんにくは薄切りにする。
2　厚手のなべに1、赤とうがらしを入れて塩、こしょうを振り、オリーブ油を回しかけてふたをし、3分ほど蒸し煮にする。
3　冷めたら保存容器に移し、冷蔵室へ。

にんじんはせん切りにしても
シャキシャキなのがうれしい

にんじんサラダ

材料（4人分）

にんじん ……………………………… 1本
塩 ……………………………… 小さじ⅓
こしょう ……………………………… 少々
A ┌ レモン汁、オリーブ油、ケイパー
　│ ……………………… 各大さじ1
　└ 粒マスタード ………… 小さじ1

作り方

1　にんじんはせん切り用スライサーでごく細いせん切りにし、ボウルに入れて塩、こしょうを振る。
2　Aを加えてよくまぜ、保存容器に入れて冷蔵室へ。

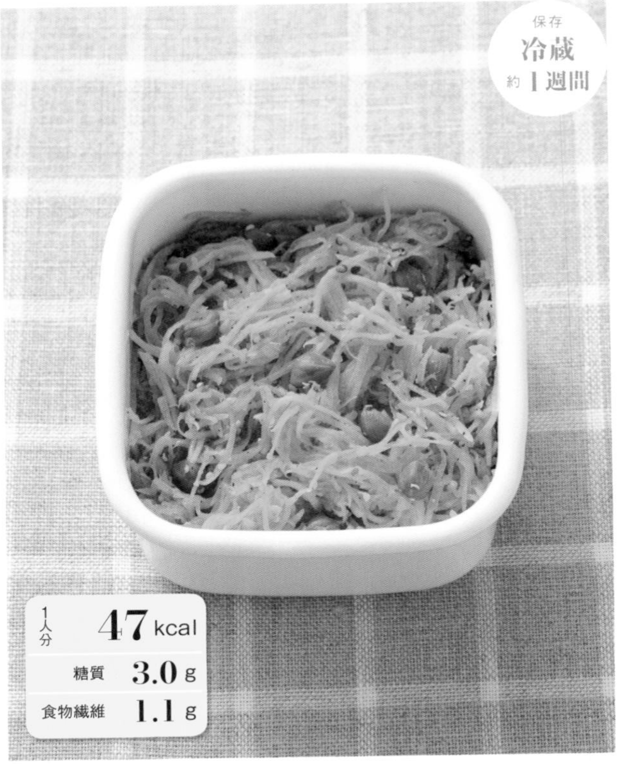

保存
冷蔵
約1週間
1人分 47kcal
糖質 3.0g
食物繊維 1.1g

切ったにんじんを漬けるだけ。
簡単で食べごたえのある副菜

にんじんのみそ漬け

材料（4人分）

にんじん ……………………………… 1本
A ┌ みそ ……………………… 大さじ3
　│ みりん ………………… 大さじ2
　└ 砂糖 ……………………… 小さじ2

作り方

1　にんじんは5㎝長さの拍子木切りにする。
2　ボウルにAを入れてよくまぜ、1を加えてしっかりからめ、保存容器に入れて冷蔵室で1日以上漬けてから食べ始める。

※ポリ袋などで漬けてもいい。日にちがたつとにんじんの水分が出てくるので、水けをきって盛りつける。

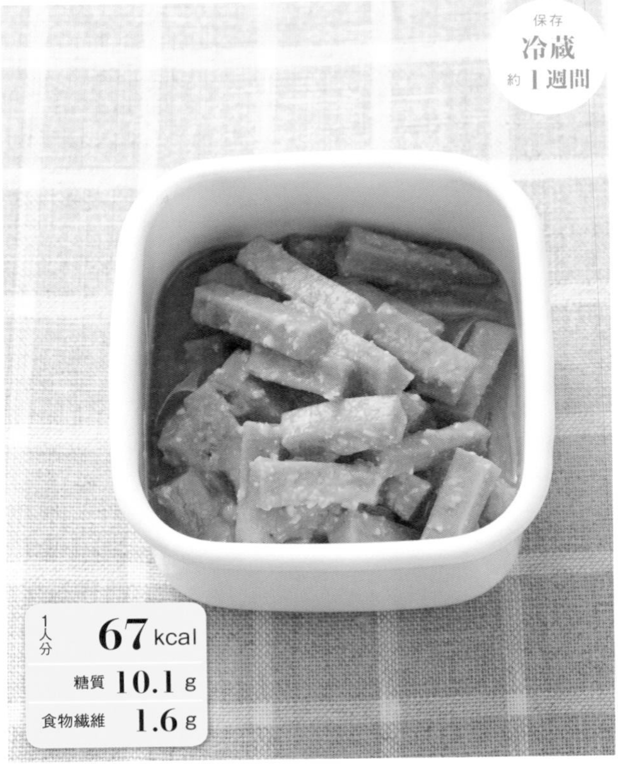

保存
冷蔵
約1週間
1人分 67kcal
糖質 10.1g
食物繊維 1.6g

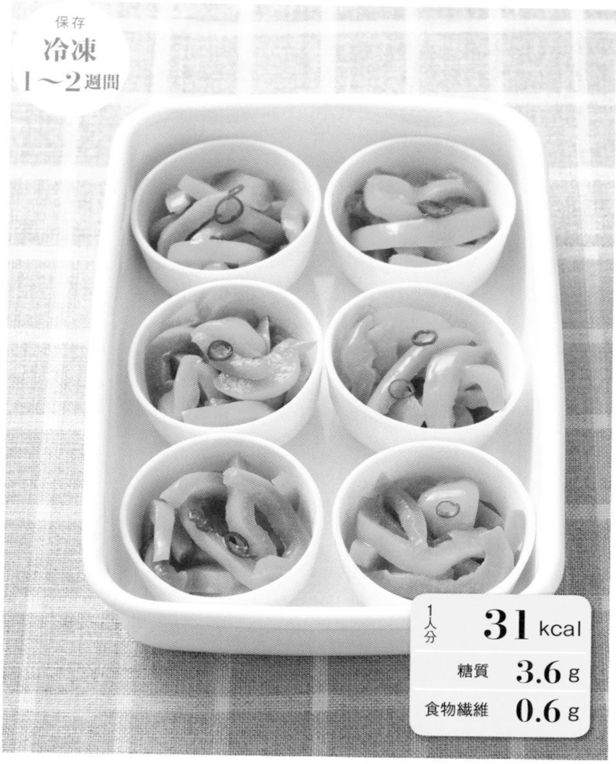
保存
冷凍
1〜2週間
1人分 31 kcal
糖質 3.6 g
食物繊維 0.6 g

β-カロテンがたっぷり！
油でいためて吸収力をアップ

黄パプリカのきんぴら

材料（6人分）

パプリカ（黄）……………………… 2個
赤とうがらしの小口切り … ひとつまみ
ごま油 ……………………… 小さじ2
A［しょうゆ、みりん …… 各小さじ2

作り方

1　パプリカは縦4等分に切ってへたと種をとり、横に5㎜幅に切る。
2　フライパンにごま油と赤とうがらしを入れて弱火で熱し、1を加えていためる。火が通ったらAを加えてからめる。
3　6等分に小分けして冷凍する。

※2〜3日なら冷蔵でもOK。

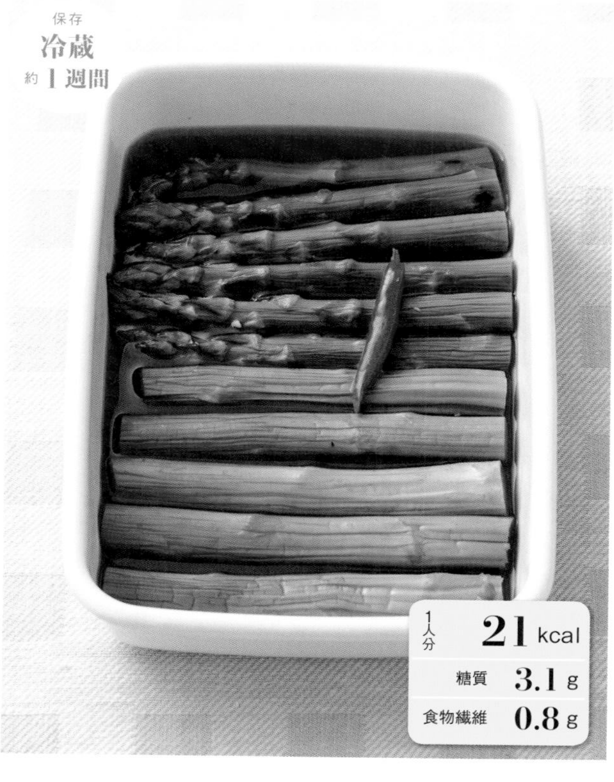
保存
冷蔵
約1週間
1人分 21 kcal
糖質 3.1 g
食物繊維 0.8 g

ゆでずに焼くと水っぽくならず、
栄養素ものがさない

焼きアスパラガスのおひたし

材料（4人分）

グリーンアスパラガス ………… 8本
めんつゆ（ストレートタイプ）
……………………………… 100㎖
赤とうがらし …………………… 1本

作り方

1　アスパラガスは根元のかたい部分とはかまをとり除き、グリルかオーブントースターで、全体に焼き色がつくまで焼く。
2　熱いうちに保存容器に入れてめんつゆを注ぎ、赤とうがらしを加える。
3　冷めたらふたをして冷蔵室へ。食べるときに好みの長さに切る。

カレー粉がアクセント。
レモンとオリーブ油でさっぱり味

パプリカのカレーマリネ

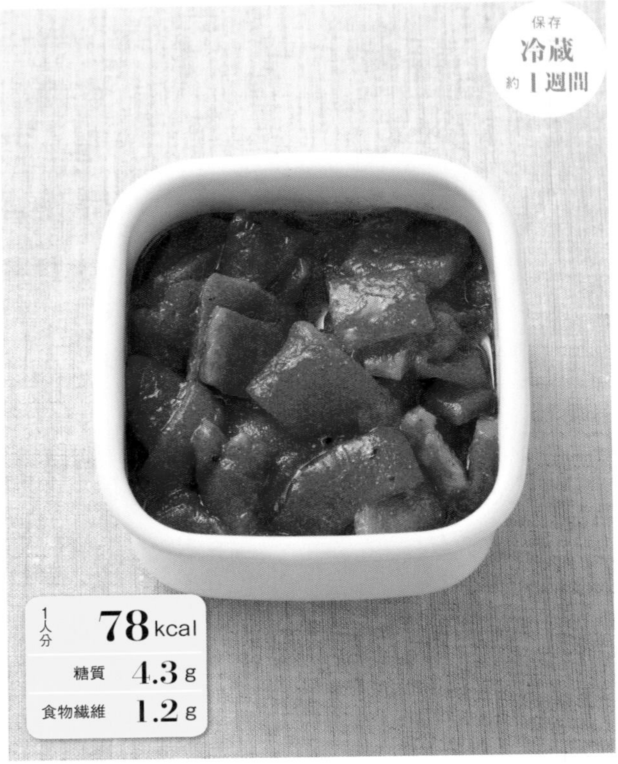
保存
冷蔵
約1週間
1人分 78kcal
糖質 4.3g
食物繊維 1.2g

材料（4人分）

パプリカ（赤）……………………… 2個

A
- オリーブ油 ……………… 大さじ2
- レモン汁 ………………… 大さじ1
- カレー粉、塩 ……… 各小さじ½
- こしょう …………………… 少々

作り方

1　パプリカは縦4等分に切ってグリルでこんがり焼く。焦げた薄皮をむき、縦1cm幅に切る。

2　**1**をボウルに入れてAを加え、よくあえる。

3　保存容器に入れて冷蔵室へ。

時間がたつと全体にピンク色に。
食卓の彩りになる一品

じゃがいものゆかりあえ

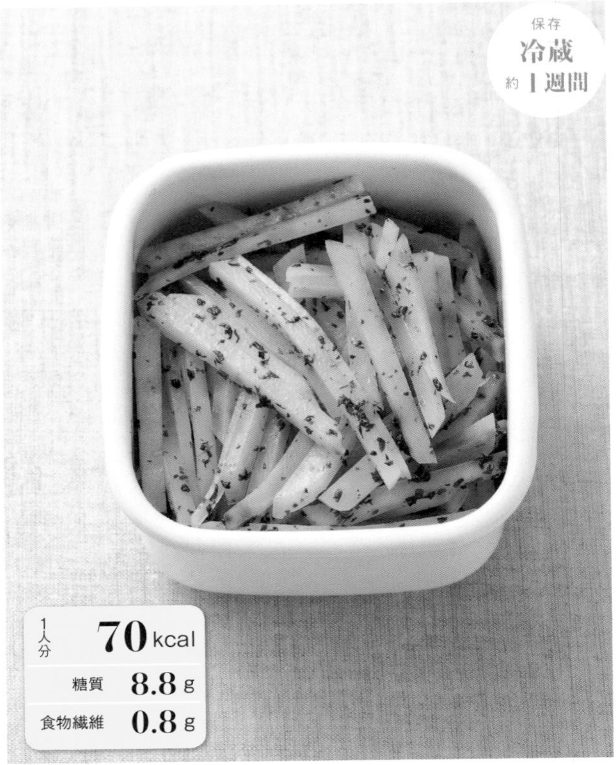
保存
冷蔵
約1週間
1人分 70kcal
糖質 8.8g
食物繊維 0.8g

材料（4人分）

じゃがいも …………………… 大1個

A
- サラダ油 ……………… 大さじ1
- ゆかり粉 ……………… 小さじ2
- 塩 ………………………… 少々

作り方

1　じゃがいもは7〜8mm角の細切りにし、熱湯で1分ほどゆでてざるに上げ、できるだけ広げて水けをとばしながら冷ます。

2　ボウルにAを入れてまぜ、**1**を加えてあえる。

3　保存容器に入れて冷蔵室へ。

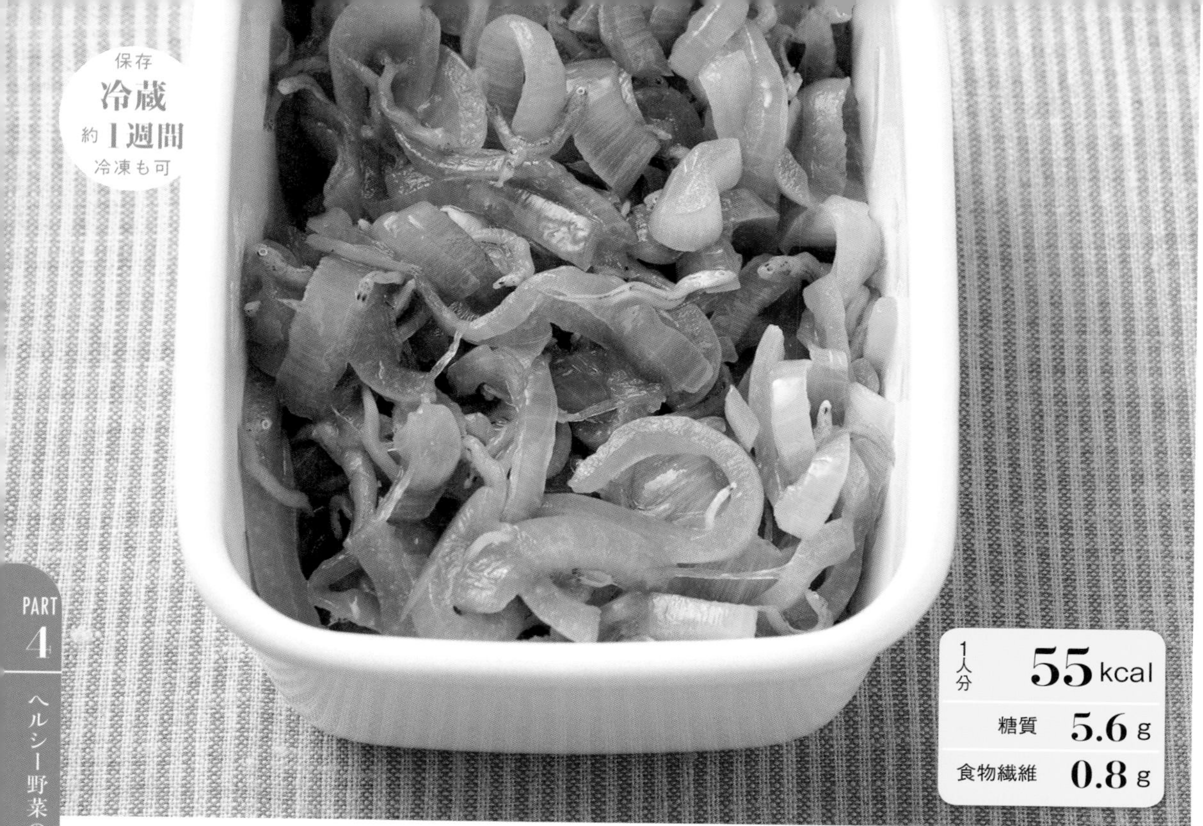

保存
冷蔵
約1週間
冷凍も可

1人分 55 kcal
糖質 5.6 g
食物繊維 0.8 g

動脈硬化予防などの健康効果が注目される玉ねぎをたっぷり使った一品

玉ねぎとじゃこのつくだ煮

材料（4人分）

玉ねぎ …………………………… 1個
ちりめんじゃこ …………… 大さじ2
ごま油 ………………………… 小さじ2
A ［しょうゆ ……………… 大さじ1
　 酢、砂糖 …………… 各小さじ2

作り方

1 玉ねぎは縦半分に切り、繊維を断ち切るように5㎜厚さに切る。

2 なべにごま油を熱して**1**をしんなりするまでいため、ちりめんじゃこを加えてさっといため合わせる。水100㎖、Aを加えて落としぶたをし、弱火で10分ほど煮る。

3 煮汁がほぼなくなったら保存容器に移し、冷めたら冷蔵室へ。

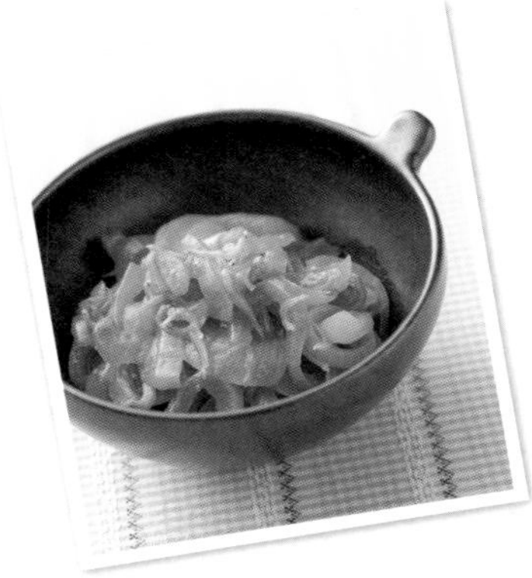

ヘルシーポイント

玉ねぎというと血液サラサラのイメージ。実際にねぎの仲間に多く含まれるアリインという刺激成分には血栓をできにくくする作用があり、動脈硬化を防ぎ、血管を健康にしてくれる。甘み成分グルタチオンは血糖値を上げにくくするというデータもあり、毎日食べたい野菜。

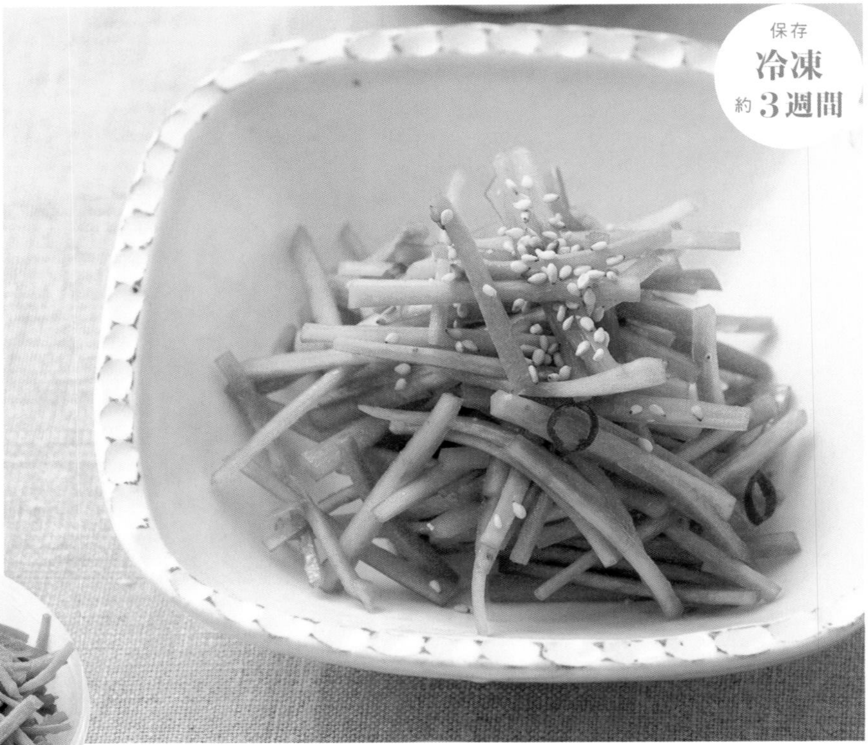

保存
冷凍
約3週間

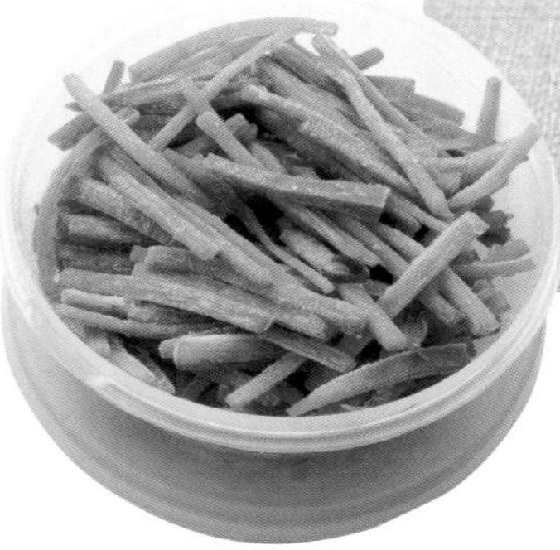

健康おかずの定番は
食物繊維が多く、かみごたえも抜群。
手がかかるからこそ作りおき

きんぴらごぼう

1人分	79kcal
糖質	9.9g
食物繊維	2.7g

材料（4人分）

- ごぼう …… 1本
- にんじん …… ½本
- ごま油 …… 小さじ2
- 赤とうがらしの小口切り … ひとつまみ
- しょうゆ、みりん …… 各大さじ2

作り方

1　ごぼうとにんじんは細切りにする。

2　フライパンにごま油と赤とうがらしを入れて弱火で熱し、風味が出たら**1**をいためる。全体に油が回ったらしょうゆ、みりんを加えていため合わせる。

3　あら熱がとれたら小分けにして保存容器に入れ、冷凍する。

※2～3日なら冷蔵でもOK。

作りおきのポイント

食物繊維たっぷりの根菜は毎日とりたいもの。細切りにする手間がかかるのが難点のきんぴらごぼうは、まとめて作るとラク。家族の人数に合わせて小分け冷凍しておけば、むだなく解凍できる。食べるときは1人分につき電子レンジで2分加熱する。好みでいり白ごま少々を振るとおいしい。

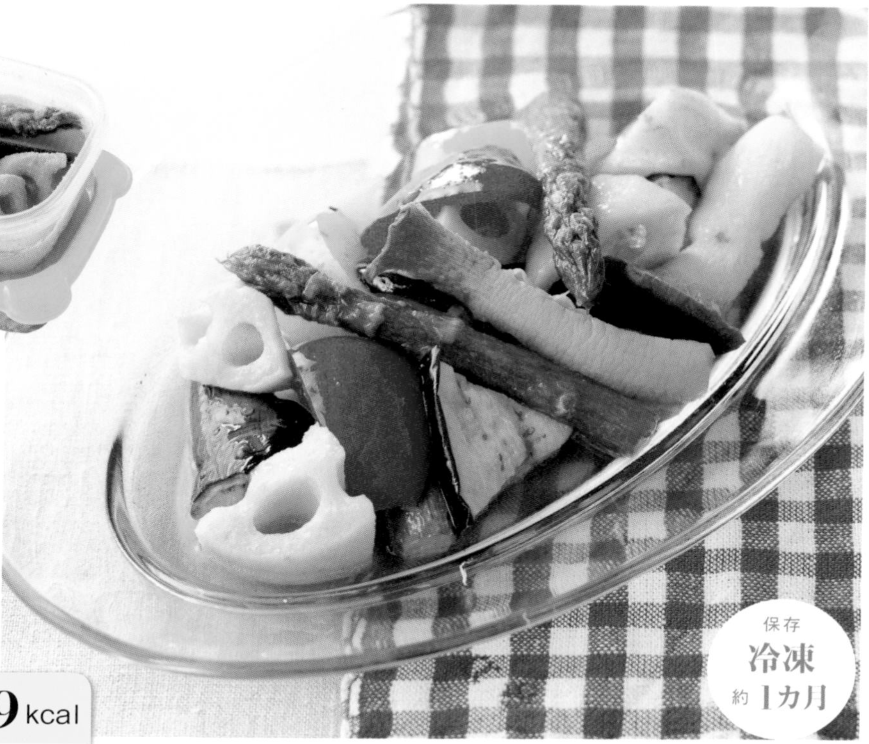

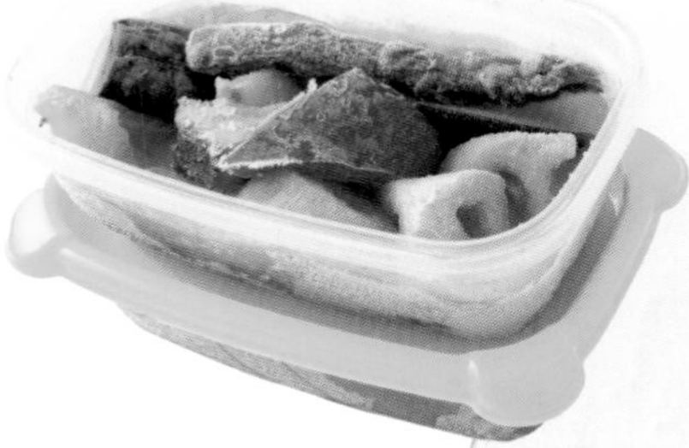

保存
冷凍
約1カ月

1人分 159kcal
糖質 11.3g
食物繊維 1.9g

揚げると野菜の甘みとコクが加わり、
色あざやかでおいしい一品に。
いろいろ野菜のいいとこどり

彩り野菜の揚げびたし

作りおきのポイント

いろいろな野菜を一度に食べようとすると材料が余ってしまいがち。作りおきして保存すれば、毎日数種類の野菜を無理なく食べられる。１回分ずつ冷凍し、冷蔵室または室温で解凍するとよい。急ぐときは流水解凍や電子レンジの解凍機能を使ってもOK。つけ汁ごと盛りつけて。

材料（4人分）

なす …… 1個
れんこん …… ½節
エリンギ …… 1本
グリーンアスパラガス …… 3本
パプリカ（赤・黄）…… 各½個
A
- だし …… 400ml
- 酒 …… 大さじ4
- しょうゆ、砂糖 …… 各大さじ2
- しょうがのすりおろし …… 小さじ½
- 赤とうがらし …… 1本

揚げ油 …… 適量

作り方

1　なすとれんこん、へたと種をとったパプリカは乱切りにし、エリンギは縦に2〜4等分する。アスパラガスははかまをとって根元のかたい部分の皮をむき、長さを半分に切る。
2　なべにAを入れてひと煮立ちさせ、あら熱をとる。
3　170度の揚げ油で**1**を素揚げにし、熱いうちに**2**につける。あら熱がとれたら小分けにして保存容器に入れ、冷凍する。
※２〜３日なら冷蔵でもOK。

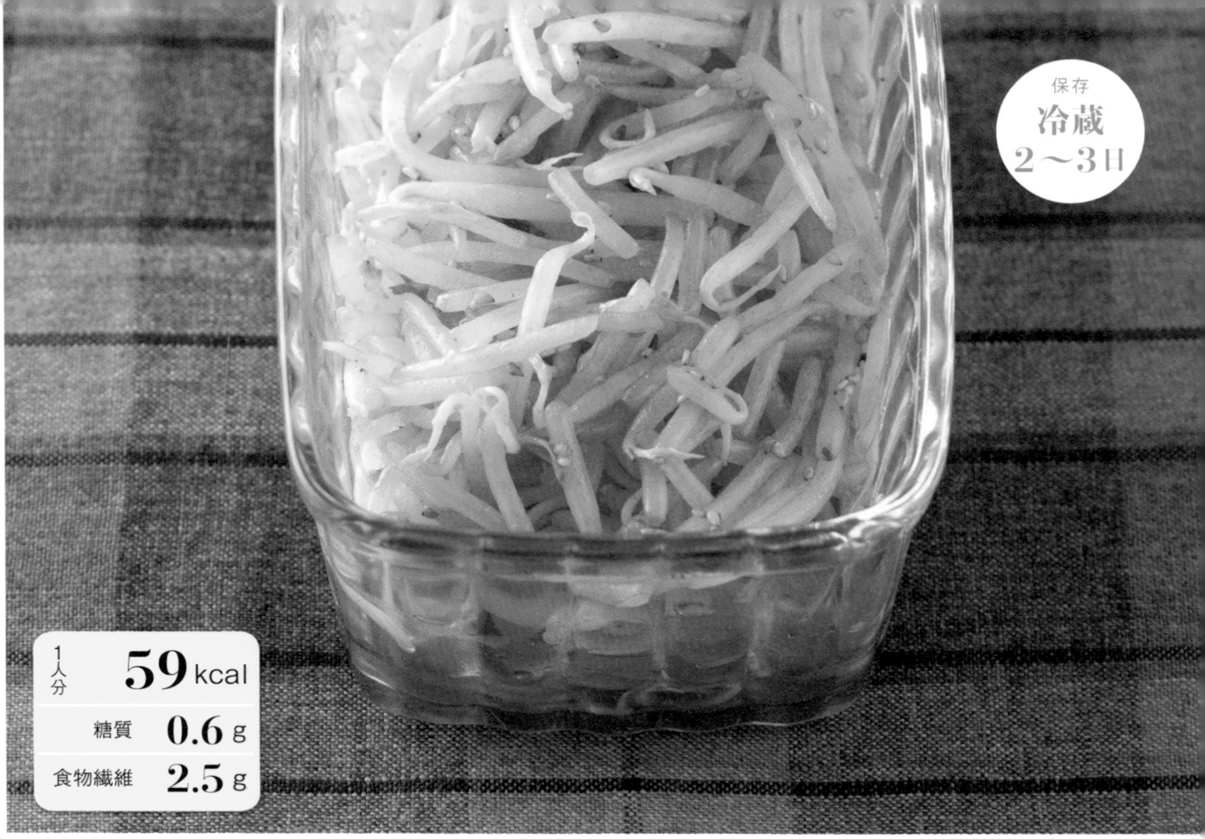
保存
冷蔵
2〜3日
1人分 59kcal
糖質 0.6g
食物繊維 2.5g

傷みやすい野菜は買ってきたらすぐに作りおきにすればむだなく食べられる

もやしのナムル

材料（4人分）

もやし …………… 2袋（400g）

A
- しょうゆ …………… 大さじ1
- ごま油、酢 …… 各小さじ2
- 塩 ……………… ひとつまみ
- こしょう ……………… 少々
- いり白ごま ………… 小さじ2
- 豆板醤 …………… 小さじ½

作り方

1　もやしは熱湯で1分ほどゆでてざるに上げ、あら熱をとる。

2　1をしっかりしぼり、よくまぜたAであえ、保存容器に入れて冷蔵室へ。

作りおきのポイント

ナムルはもやしだけでなく、ゆでた水菜や細切りにしたきゅうり、小口切りの万能ねぎなど好みの野菜で彩りを加えるとよい。食べる直前に桜えびやじゃこなど、うまみのある食材を加えてアレンジすると、飽きることなく食べられる。

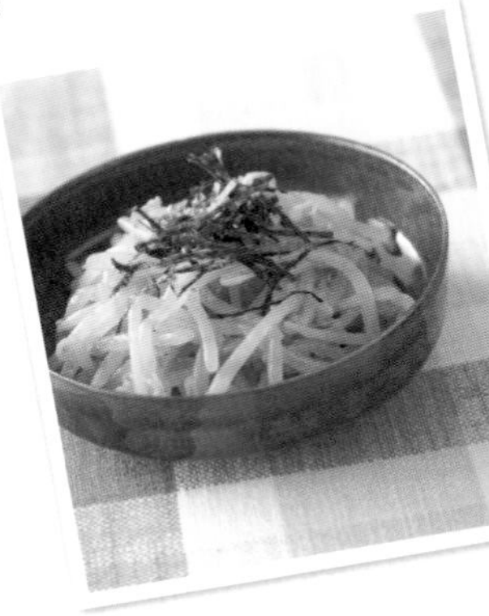

器に盛り、刻みのりを散らす。好みでとうがらしを振ったり、ごま油を1滴たらしても。

保存
冷凍
1〜2週間

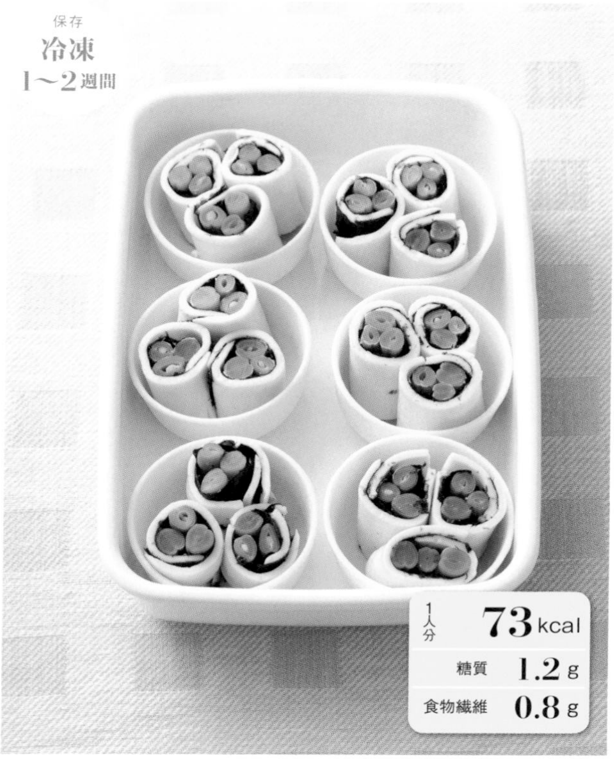

1人分	73 kcal
糖質	1.2 g
食物繊維	0.8 g

解凍しても色がきれいでシャキシャキ！
チーズの存在感で食べごたえあり

いんげんの のりチーズ巻き

材料（6人分）

さやいんげん …………………… 18本
塩 ……………………………… 少々
スライスチーズ ………………… 6枚
韓国のり ……………………… 12枚

作り方

1　いんげんは塩を加えた熱湯でさっとゆで、ざるに広げて冷ます。
2　スライスチーズ1枚にのり2枚を並べ、いんげん3本をのせて巻く。これを6本作り、しばらくおいてなじませる。1本を3等分に切る。
3　小分けにして冷凍する。

保存
冷凍
1〜2週間

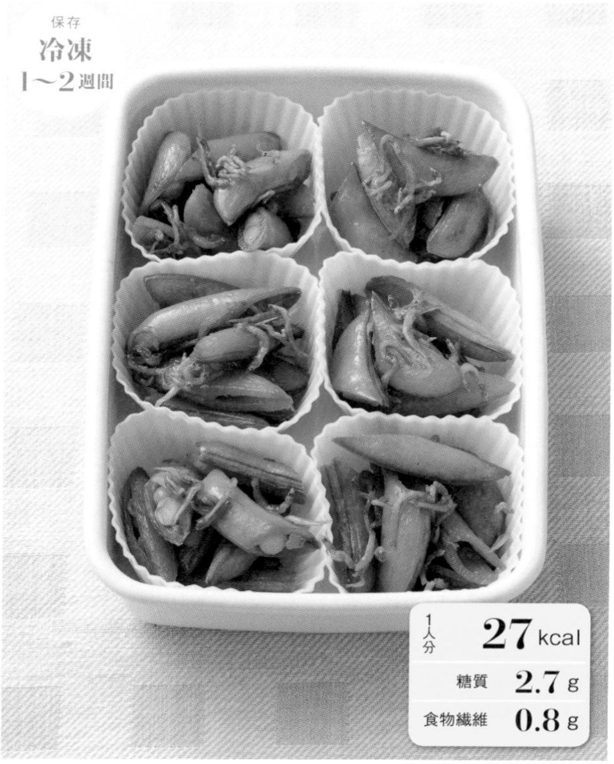

1人分	27 kcal
糖質	2.7 g
食物繊維	0.8 g

下ゆでせずに歯ざわりを生かし、
じゃこでうまみをプラス

スナップえんどうの じゃこいため

材料（6人分）

スナップえんどう ……………… 200g
ちりめんじゃこ ……………… 大さじ2
ごま油 ……………………… 小さじ1
しょうゆ …………………… 小さじ2

作り方

1　スナップえんどうは斜め半分に切る。
2　フライパンにごま油を熱し、ちりめんじゃこと1をさっといため、しょうゆをからめる。
3　小分けにして保存容器に入れ、冷めたら冷凍する。

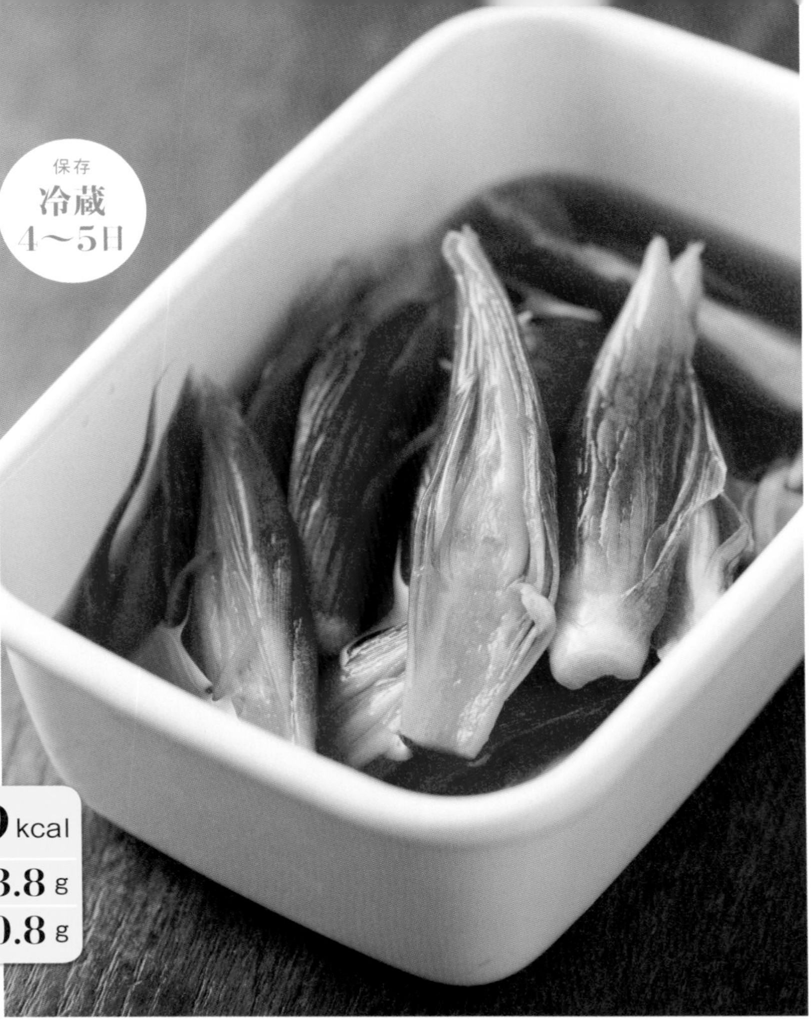

1人分 19kcal
糖質 3.8g
食物繊維 0.8g

梅酢の健康効果も期待でき、応用もきく彩りの美しい箸休め

みょうがの梅酢漬け

材料（5人分）

みょうが …………………………… 10個
梅酢（市販品）………………… 200ml
砂糖 ………………………… 大さじ2
塩 …………………………… 小さじ1

※梅酢はメーカーによって塩分量が違うので、味をみながら塩の量を調整する。

作り方

1　みょうがは縦半分に切る。
2　梅酢、砂糖、塩はよくまぜる。
3　保存容器に2を入れて1を漬け込み、一晩おく。

作りおきのポイント

酸味が加わると、みょうがが美しいピンクになるのが魅力の一品。みょうがの季節の定番作りおきにいかが。赤梅酢は赤じそを使って梅干しを漬けるときの副産物なので、自宅で梅干しを作ったら、保存しておけば1年以上もつ。市販品もいろいろ出回っているのでみょうが以外にも活用してみて。

みょうがの梅酢漬けの Arrange

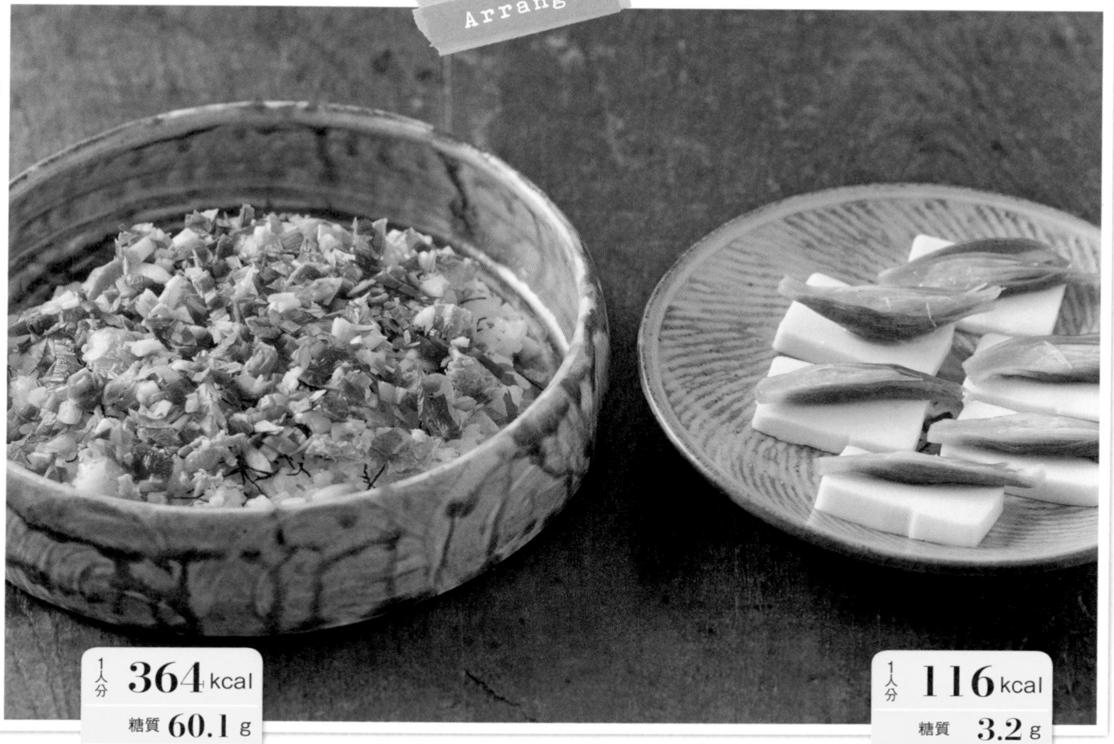

1人分 364kcal
糖質 60.1g
食物繊維 1.5g

みょうがの梅酢漬けの漬け汁があればすし酢を作らなくてもOK

みょうがのちらしずし

材料（2人分）

みょうがの梅酢漬け …… p.88を6切れ
梅酢漬けの漬け汁 …………… 大さじ3
塩鮭 ………………………………… 1切れ
青じそ ……………………………… 4枚
いり白ごま …………………… 小さじ1
刻みのり ………………………… 適量
ごはん …… 茶わん軽く2杯分（300g）

作り方

1 みょうがはあらめに刻む。鮭はグリルなどで焼いて皮と骨をとり除き、こまかくほぐす。青じそはあらめのみじん切りにする。

2 ごはんに梅酢漬けの漬け汁を回しかけてまぜる。

3 器に**2**を盛り、刻みのり、**1**、ごまを散らす。

1人分 116kcal
糖質 3.2g
食物繊維 0.7g

みょうがの酸味がチーズとよく合い、おつまみにも向くしゃれた味

みょうがとチーズ

材料（2人分）

みょうがの梅酢漬け …… p.88を6切れ
プロセスチーズ ………………… 60g

作り方

1 プロセスチーズは6等分の薄切りにする。

2 器にチーズを並べ、みょうがの梅酢漬けをのせる。

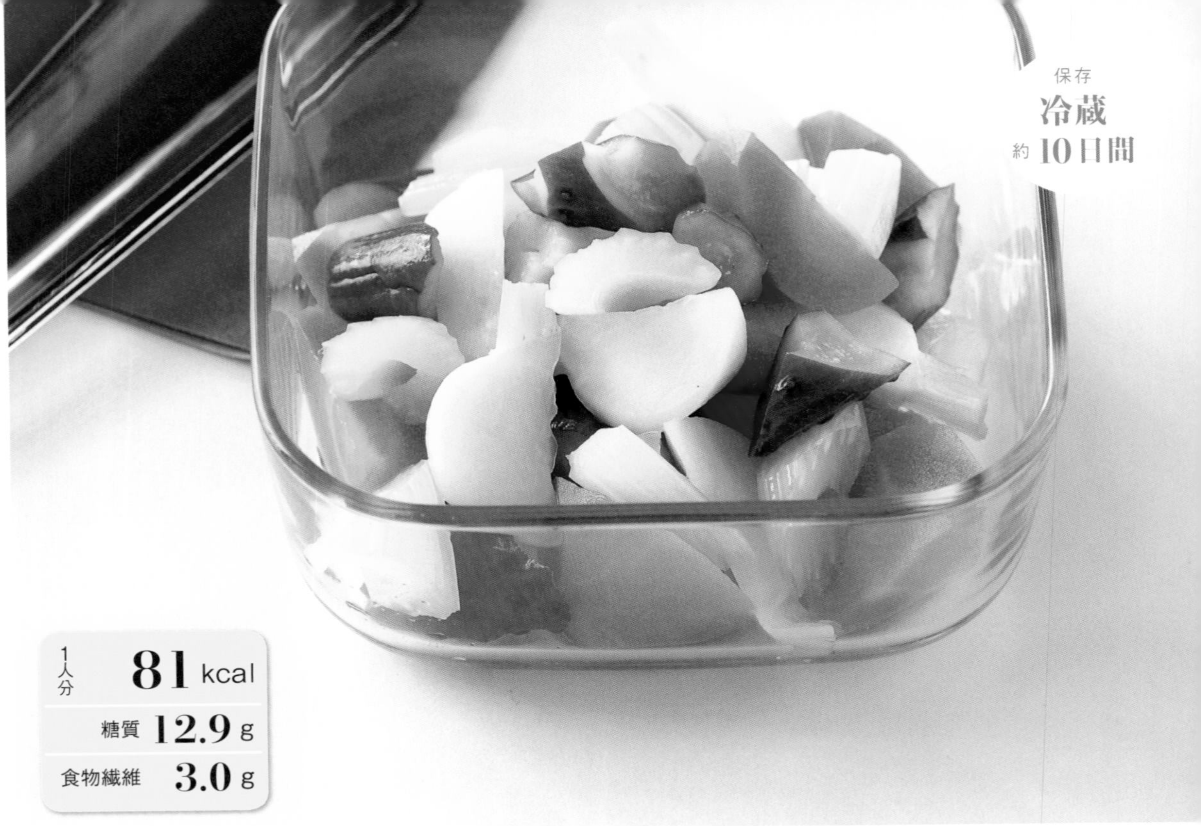

保存
冷蔵
約 10日間

1人分	81 kcal
糖質	12.9 g
食物繊維	3.0 g

いろいろな野菜をバランスよく食べられ、酢で代謝もよくなる

パリパリ和風ピクルス

材料（4人分）

かぶ …… 2個
きゅうり …… 2本
セロリ …… 1本
にんじん …… 1本
こぶ …… 10㎝
A
- 酢 …… 400ml
- 砂糖 …… 大さじ2
- 塩、薄口しょうゆ …… 各小さじ2
- 赤とうがらし …… 1本
- しょうがのしぼり汁 …… 小さじ1

作り方

1 かぶは茎を1～2㎝残して葉を落とし、皮をむいて8等分のくし形に切る。きゅうり、セロリ、にんじんは一口大の乱切りにする。

2 こぶはかたくしぼったぬれぶきんでふく。ボウルにAを合わせてよくまぜ、こぶを入れる。

3 たっぷりの湯で**1**をさっとゆで、湯をきって熱いうちに**2**に加える。そのまま半日以上漬けて味をなじませる。

4 調味液ごと保存容器に入れて冷蔵室へ。

※サラダがわりにたっぷり食べるなら倍量作っても。

作りおきのポイント

野菜不足を感じたときに、箸休めと野菜補給を兼ねられる便利な一品。作りおきだからこそ味がしみておいしくなり、複数の野菜をバランスよくとれるのもまとめ調理のメリット。和風味なので、浅漬けがわりにもおすすめ。

保存
冷蔵
約1週間

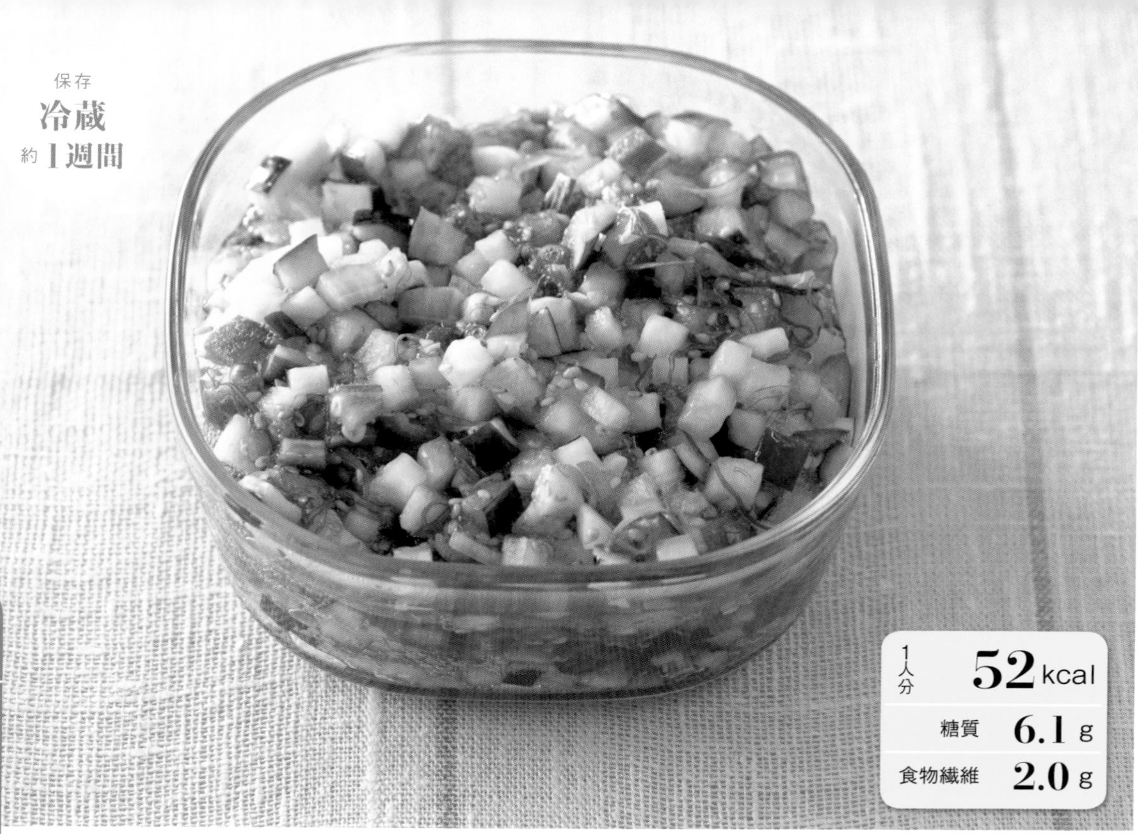

1人分 52kcal
糖質 6.1g
食物繊維 2.0g

さまざまな野菜がたっぷりとれる山形の郷土料理「だし」風に

だし風ミックス野菜漬け

材料（4人分）

なす ………………………… 1個
きゅうり …………………… ½本
大根 ……………………… 100g
オクラ …………………… 2本
みょうが …………………… 1個
納豆こぶ（または乾燥刻みこぶ）
……………………………… 5g
塩 ………………………… 小さじ½
みりん …………………… 大さじ2
しょうゆ ………………… 小さじ2
酢 ………………………… 大さじ1
いり白ごま ……………… 大きさ1

作り方

1　なす、きゅうり、大根は5㎜角程度に切って塩を振り、しばらくおいて水けが出たらしぼる。みょうがも5㎜角に切る。オクラは塩ゆでして縦4等分に切り、5㎜厚さに切る。

2　みりんは電子レンジで30秒ほど加熱する。

3　1に納豆こぶ、2、しょうゆ、酢、ごまを加えてよくまぜ、保存容器に入れて冷蔵室へ。

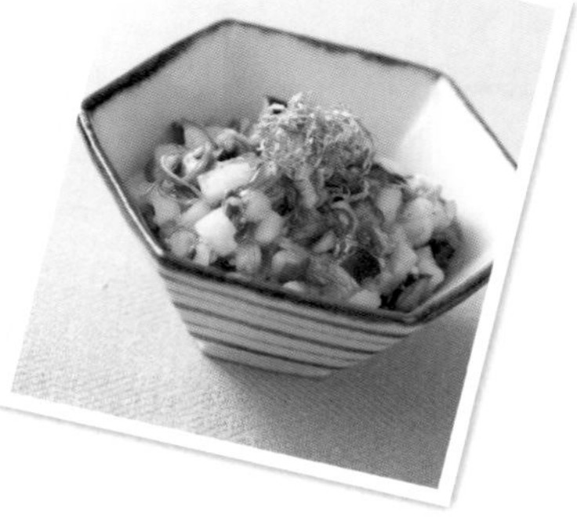

食べるときに好みでせん切りの青じそを飾ってもよい。ごはんにかけたり、豆腐にのせるなど、応用範囲はいろいろ。

サラダ野菜の長もち下ごしらえ

本書で紹介する主菜おかずは、レタスやサラダ菜などのサラダ用の葉野菜を添えると断然ヘルシーになるものが多いです。そぼろや肉巻きなどをさらにサラダ菜で巻いて食べれば驚くほど野菜がとれ、肉だんごやツナなどもそのままではなくサラダの具にするとヘルシー。作りおきおかずの濃いめの味をサラダ野菜のカリウムが中和してくれます。

レタスやサニーレタスなどのサラダ野菜は包丁で切るとそこから変色してしまいます。必ず手でちぎってください。

芯を抜いて1枚ずつはがして洗ったら、冷水に5分ほどつけてシャキッとさせます。ちぎってから水にさらすと栄養が水にとけ出してしまうので、ちぎるのは調理する直前が鉄則です。

水けを軽くきったら葉の方向をそろえてファスナーつき保存袋などに入れ、冷蔵室で保存。食べるときにとり出してちぎります。肉の作りおきおかずを巻いたりする場合は、ほんとうに手間なし。

葉がつぶれないように、ふんわりと袋に入れるのがポイントです。

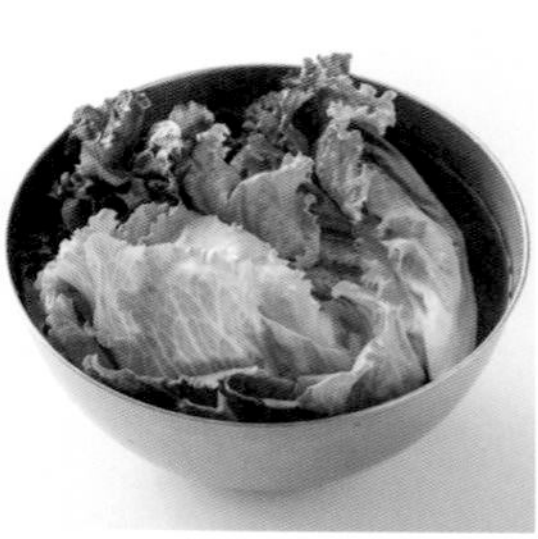

レタスは1枚ずつに分けたら、根元を下にして冷水にさらし、しばらくおいてシャキッとさせるのがポイント。

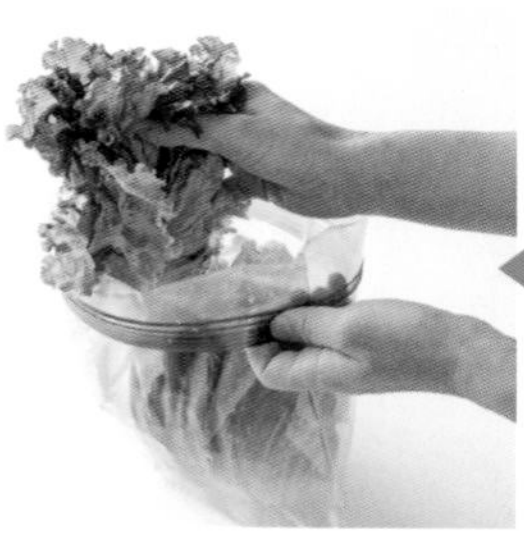

ざっと水けをきって葉先が上になるように保存袋に入れる。植物は生えている状態で保存するのが長もちのコツなので、できればこの袋を野菜室に立てて入れたい。

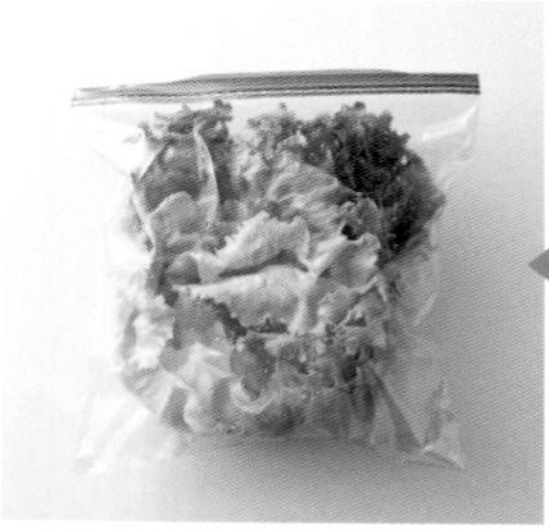

袋に入れた状態。これくらいゆったり入れると葉が折れて傷んだりしない。

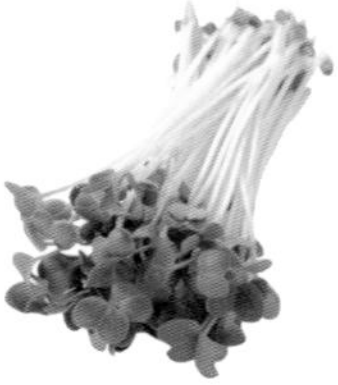

貝割れ菜

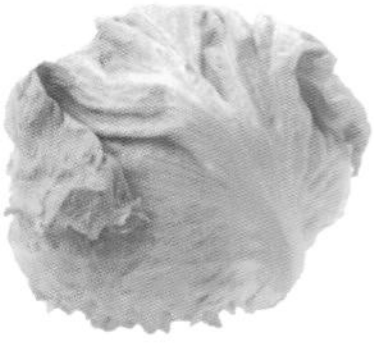

レタス

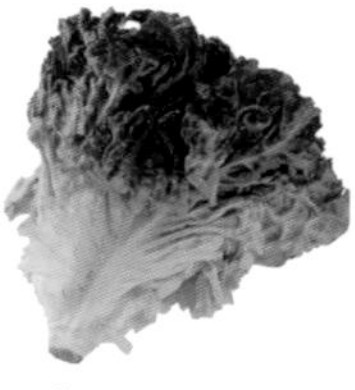

サニーレタス

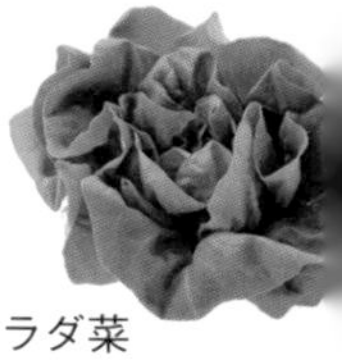

サラダ菜

ハーブや木の芽なども

ミントやバジルなどのハーブや木の芽なども、少量しか使わずにムダにしてしまうことが多い。残ったら、プラスチックの保存容器などにキッチンペーパーを敷き、わずかに湿らせた上にのせてふたをして冷蔵室へ。こうしておくと1週間程度はみずみずしいままなので、ちょっとしたトッピングなどに活用できる。

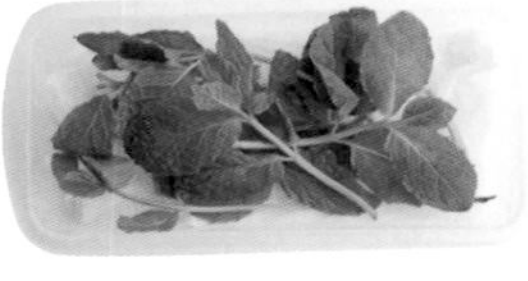

PART 5

手がかかるおかずだけれど
栄養素もエネルギーも優等生！

海藻、きのこ、こんにゃく、乾物 作りおき おかず

エネルギー量が少なく、食物繊維とミネラルの宝庫といえる
海藻やきのこ、こんにゃくに加え、切り干し大根なども
ぜひ作りおきしたいヘルシー副菜です。
特に乾物は水でもどしたり、合わせる野菜を調理したりと
なにかと時間がかかるおかずですが、
まとめて作りおきすれば健康力が格段に上がります。

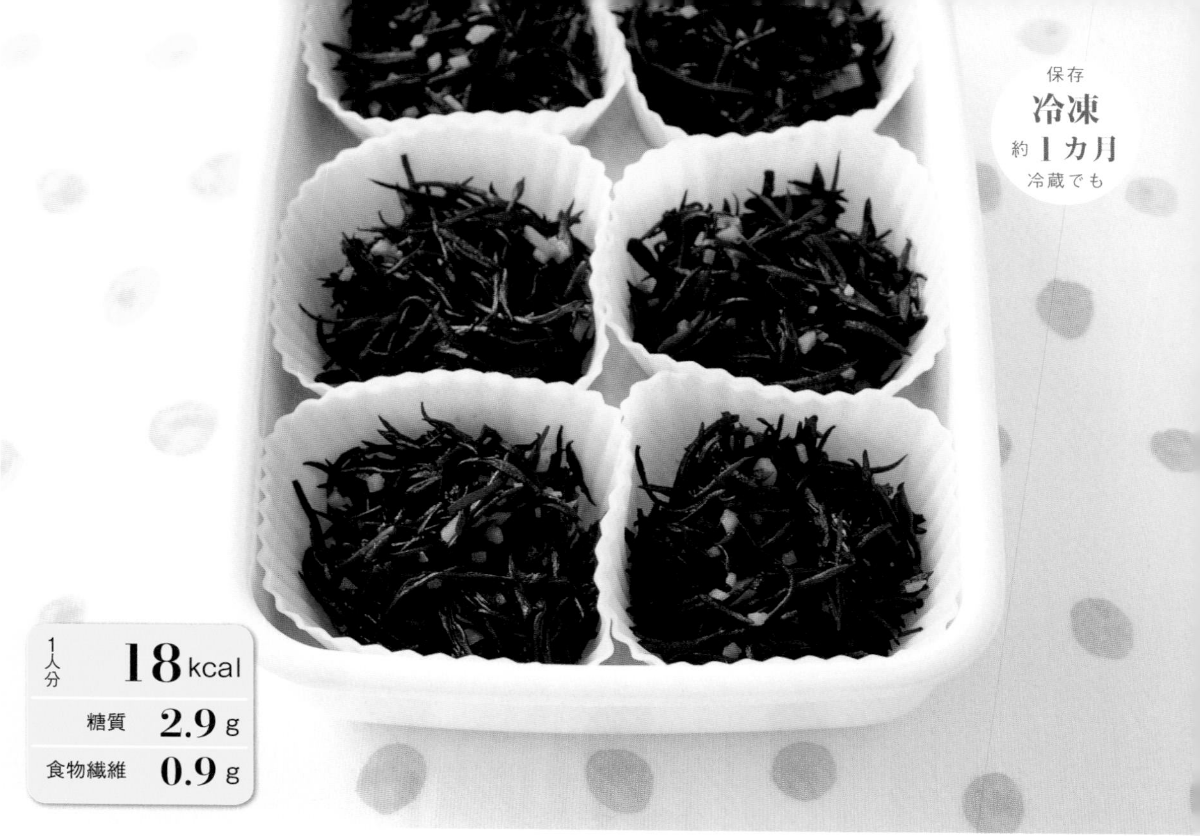

保存
冷凍
約１カ月
冷蔵でも

1人分	18	kcal
糖質	2.9	g
食物繊維	0.9	g

ミネラルや食物繊維が多く、優等生な食材ひじきをしょうが風味で

ひじきのしょうが煮

材料（6人分）

芽ひじき（乾燥）		10g
しょうが		10g
A	だし	300㎖
	しょうゆ	大さじ1.5
	みりん	大さじ1
	砂糖	小さじ2

作りおきのポイント

数日で食べきるならまとめて保存容器に入れて冷蔵室で保存してもよい。冷凍するなら１回分ずつ小分けにしておく。シリコンカップなどに分け入れ、ふたつきの保存容器に入れて冷凍すると、少量ずつ使える。

作り方

1　ひじきはたっぷりの水に10分ほどひたしてもどし、水けをしっかりしぼる。

2　しょうがはみじん切りにしてなべに入れ、**1**、Aを加えて落としぶたをし、強火にかける。煮立ったら弱火で煮る。

3　煮汁がほぼなくなるまで煮詰めたら、小分けにして保存容器に入れ、冷めたら冷凍する。

※冷蔵でも２～３日保存できる。

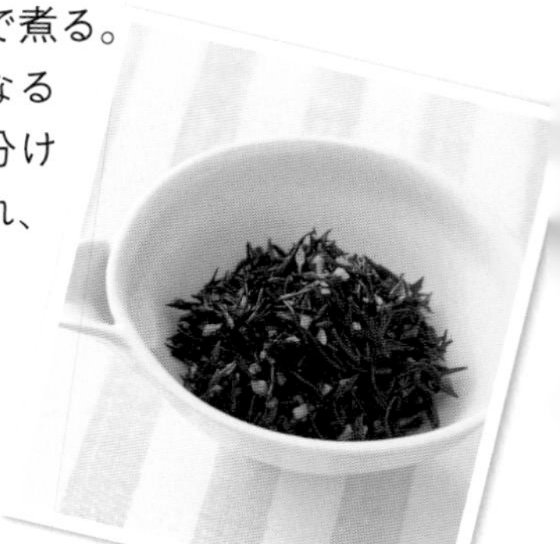

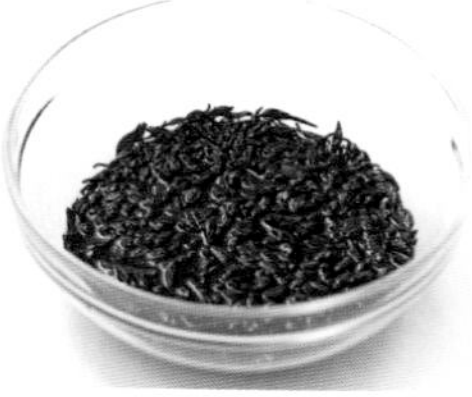

ひじきはもどすと５倍程度になるのでたっぷりの水につける。

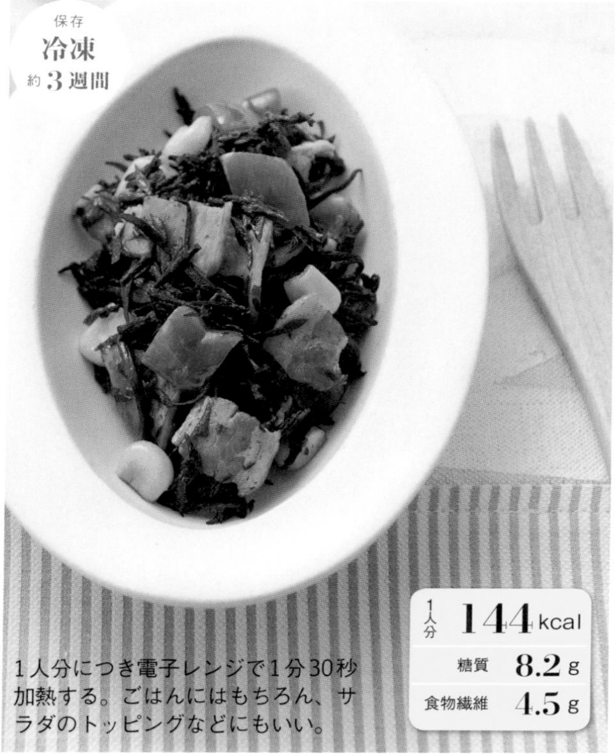
保存
冷凍
約3週間
1人分 144kcal
糖質 8.2g
食物繊維 4.5g

1人分につき電子レンジで1分30秒加熱する。ごはんにはもちろん、サラダのトッピングなどにもいい。

ちょっと洋風にしてデリ風作りおき

洋風ひじきの煮物

材料（4人分）

ひじき（乾燥）……………………30g
ベーコン……………………………4枚
コーン………………………………40g
ピーマン……………………………2個
サラダ油……………………小さじ2
A ┌だし………………………300ml
　│しょうゆ、みりん…各大さじ1.5
　└砂糖……………………大さじ1

作り方

1　ひじきはたっぷりの水でやわらかくもどし、水けをしぼる。
2　ベーコンは1.5㎝幅に切り、ピーマンは1.5㎝角に切る。
3　なべにサラダ油を熱してベーコンをいため、ひじきを加えてさらにいためる。
4　Aを加え、煮汁が半分になったら、コーン、ピーマンを加えてさらにいため煮にする。冷めたら小分けにして保存容器に入れ、冷凍する。

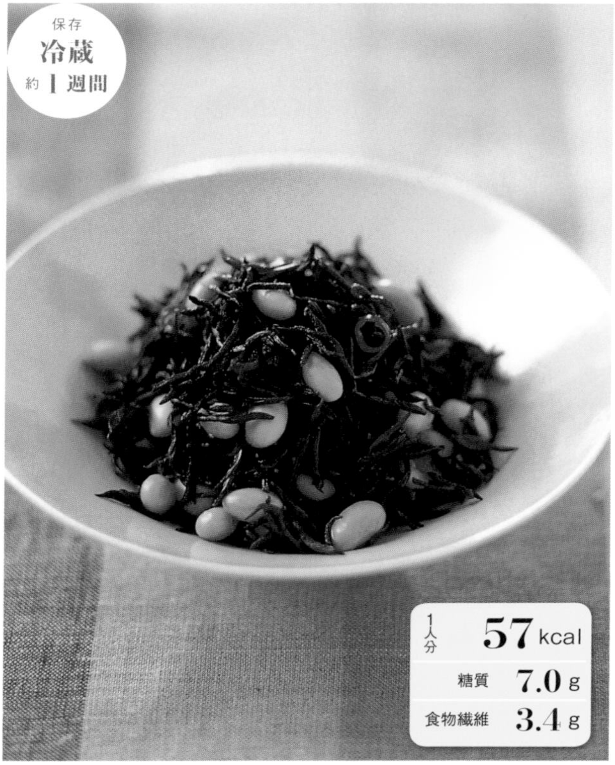
保存
冷蔵
約1週間
1人分 57kcal
糖質 7.0g
食物繊維 3.4g

甘酢漬けは多めに作って活用を

ひじきの甘酢漬け

材料（4人分）

ひじき（乾燥）……………………20g
大豆（ドライパック）……………50g
A ┌酢……………………………大さじ5
　│砂糖…………………………大さじ2
　│塩……………………………小さじ½
　│赤とうがらしの小口切り
　└　……………………………ひとつまみ

作り方

1　ひじきはさっと洗い、たっぷりの水にひたしてもどし、水けをしぼる。
2　耐熱ボウルにAを入れ、電子レンジで1分加熱する。
3　2にひじき、大豆を加えてまぜ、冷蔵室で保存する。p.28の塩ゆで大豆や、p.104のゆで大豆の水分をしっかりきって使ってもOK。

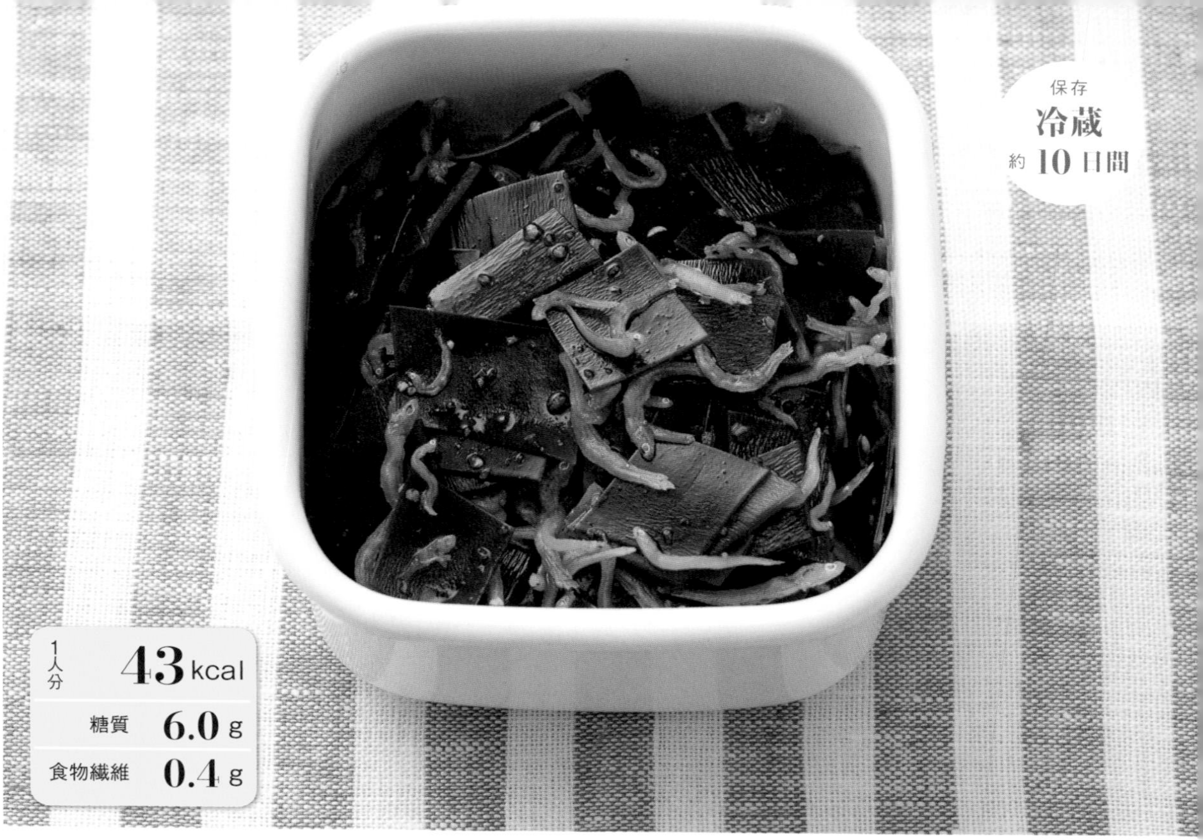

保存
冷蔵
約 10 日間

1人分	43	kcal
糖質	6.0	g
食物繊維	0.4	g

香りがよく、少量でも目先の変わるつくだ煮風のおかず

こぶのさんしょう煮

材料（4人分）

こぶ（7×20㎝）……………… 1枚
ちりめんじゃこ ………… 大さじ3
粉ざんしょう …………… 小さじ1
A ┌しょうゆ、みりん
　│　…………………… 各大さじ1.5
　└砂糖 …………………… 小さじ2

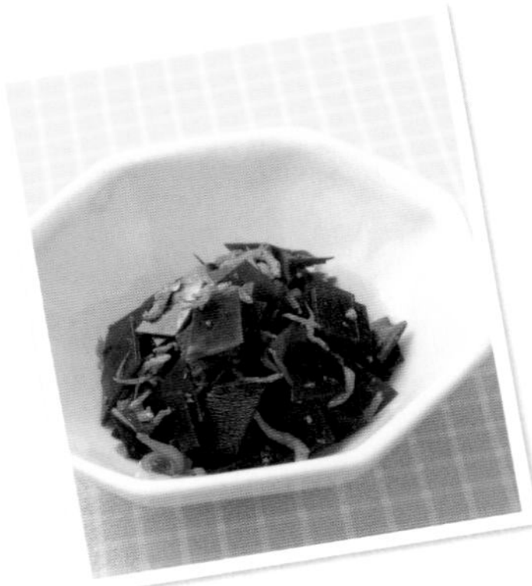

作り方

1　こぶは多めの水にひたしてやわらかくもどし、キッチンばさみで1㎝四方に切る。もどし汁200㎖をとっておく。

2　なべにこぶ、もどし汁、ちりめんじゃこ、粉ざんしょうを入れ、Aを加えて落としぶたをし、弱火で15分ほど煮る。

3　煮汁がほぼなくなったら保存容器に入れ、冷めたら冷蔵室へ。

ヘルシー
ポイント

こぶは豊富なミネラルを含み、食物繊維も抜群に多い。なかでも豊富に含まれるアルギン酸という水溶性食物繊維は消化されずに腸へ届き、腸内の余分な脂質や糖質の排出を促すので、血糖値の上昇も抑えてくれる。作りおきにはつくだ煮がおすすめだが、塩分には注意が必要。

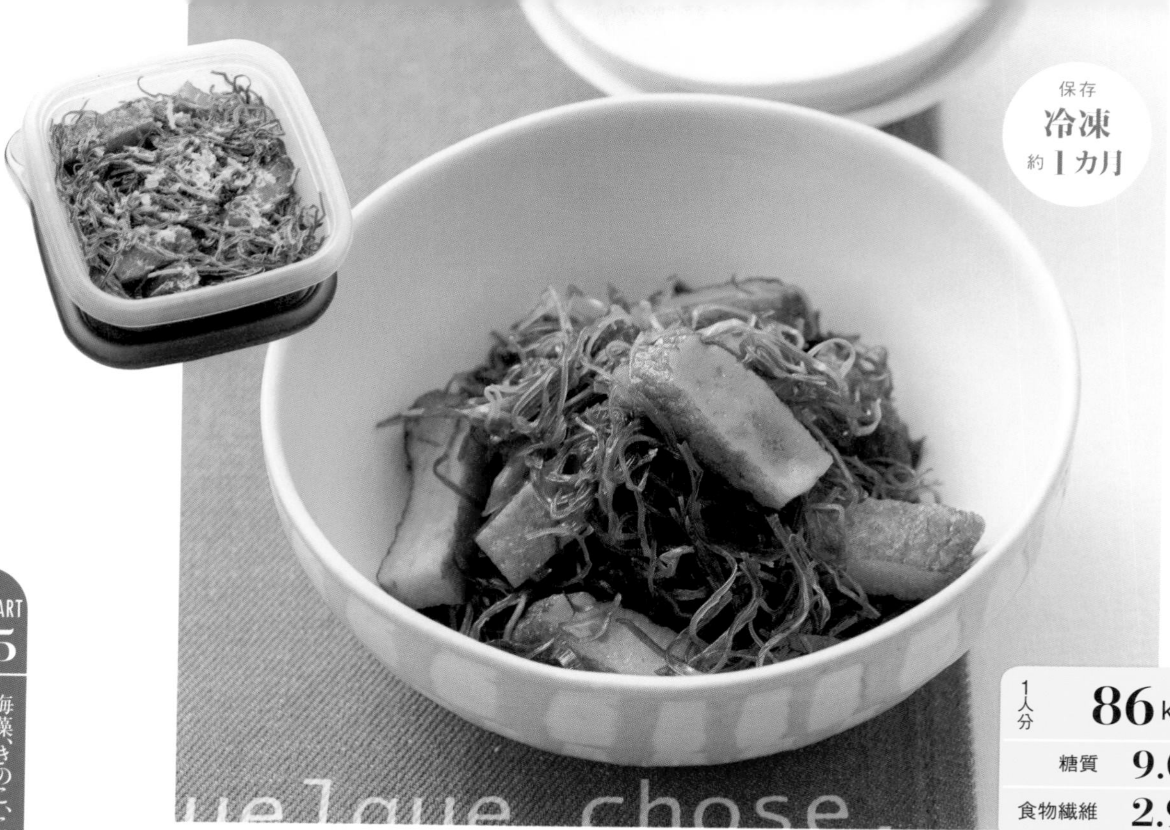

保存
冷凍
約1カ月

1人分	86 kcal
糖質	9.0 g
食物繊維	2.9 g

さつま揚げのうまみと油分で不足しがちな海藻をたっぷり食べられる

刻みこぶとさつま揚げのいため煮

材料（4人分）

刻みこぶ（乾燥）………………… 30ｇ
さつま揚げ ………………………… 3枚
ごま油 ……………………… 小さじ2
A［しょうゆ、みりん …… 各大さじ2

作りおきのポイント

冷蔵でも2〜3日保存できるが、まとめて作って小分け冷凍しておくと、海藻をこまめにとることができる。冷凍の場合は、1人分につき電子レンジで1分30秒加熱する。そのままおかずにしてももちろんいいけれど、チャーハンやパスタに加えてボリュームアップすれば、糖質の多いごはんやパスタの量を減らせる。

作り方

1　こぶは水でもどしてざく切りにする。

2　さつま揚げは半分に切って1㎝幅に切る。

3　フライパンにごま油を熱し、**1**、**2**をいため、油が回ったらAと水100㎖を加えて煮含める。1人分ずつ小分けにして保存容器に入れ、冷めたら冷凍する。

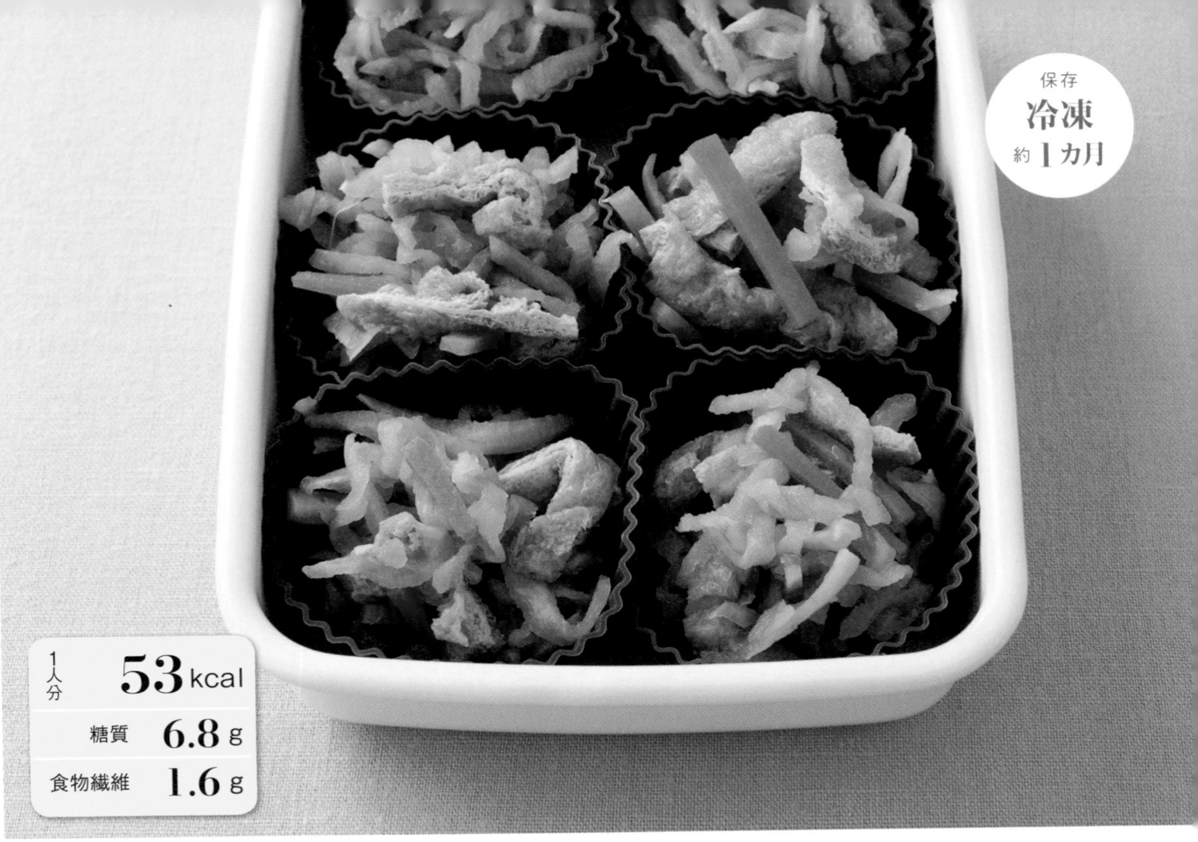

保存
冷凍
約1カ月

1人分 53kcal
糖質 6.8g
食物繊維 1.6g

食物繊維たっぷりで、ホッとする味わい

切り干し大根の煮つけ

材料（6人分）

切り干し大根 …………………… 40g
にんじん ………………………… ¼本
油揚げ …………………………… 1枚
A［だし …………………………… 400ml
　 しょうゆ、みりん …… 各大さじ2

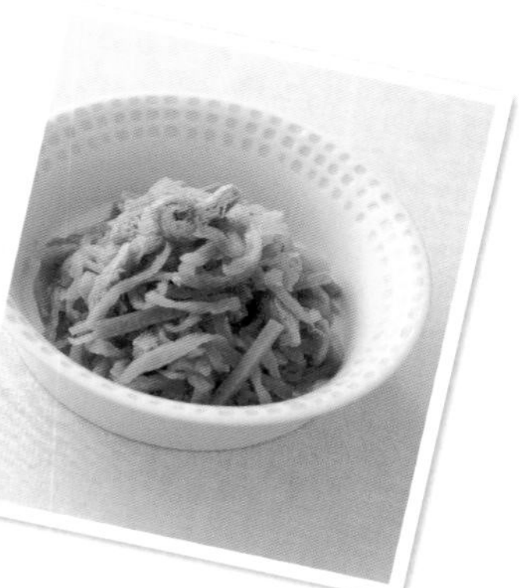

作り方

1　切り干し大根はたっぷりの水にひたしてやわらかくもどし、水けをしぼる。

2　にんじんは細切りにする。油揚げは熱湯をかけて油抜きし、細切りにする。

3　なべに**1**、**2**、Aを入れて落としぶたをし、強火で煮立て、弱火にして煮汁がほぼなくなるまで煮詰める。

4　小分けにして保存容器に入れ、冷めたら冷凍する。

作りおきのポイント

切り干し大根は日もちのする乾物なので、常備しておくと便利。干して水分が抜けているので食物繊維がとりやすい。煮物は少量ずつ調理するのがめんどうなので、作りおきに最適。小分けして冷凍しておけば、ごはんにまぜたり青菜をあえたりと応用範囲の広いおかず。

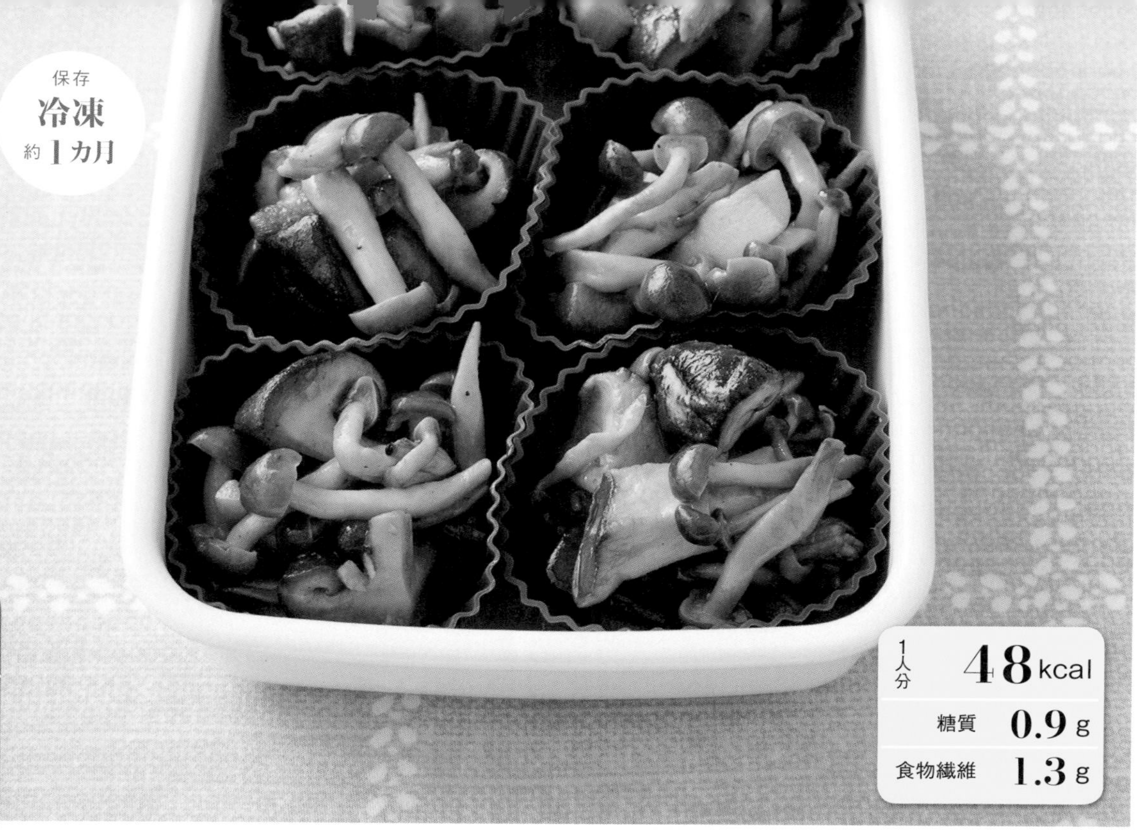

保存
冷凍
約1カ月

1人分	48	kcal
糖質	0.9	g
食物繊維	1.3	g

数種のきのこをアンチョビーのうまみで濃厚な味わいに

きのこのうまみいため

材料（6人分）

- しいたけ …… 4個
- しめじ …… 1パック
- エリンギ …… 1本
- アンチョビー（フィレ） …… 1枚
- にんにく …… 1かけ
- オリーブ油 …… 大さじ2
- しょうゆ …… 小さじ1
- こしょう …… 少々

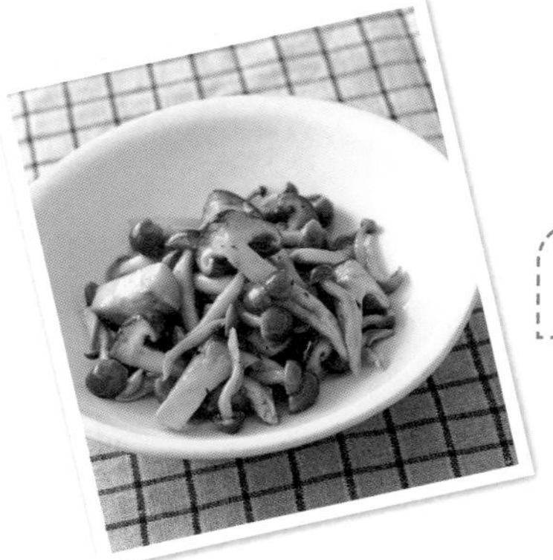

作り方

1　しいたけは石づきを落として軸ごと4等分に切り、しめじはほぐす。エリンギは縦4等分に切ってから2㎝長さに切る。アンチョビー、にんにくはそれぞれみじん切りにする。

2　フライパンにアンチョビー、にんにく、オリーブ油を入れて弱火にかけ、香りが立ったらきのこを加えていため合わせ、しょうゆ、こしょうで味をととのえる。

3　小分けにして保存容器に入れ、冷めたら冷凍する。

ヘルシーポイント

きのこはどれも食物繊維が豊富で低エネルギー。それぞれに特有の健康成分が含まれるので、いろいろとり合わせて調理するとさらにヘルシー。そのままでも、サラダのトッピングなどにも使える。

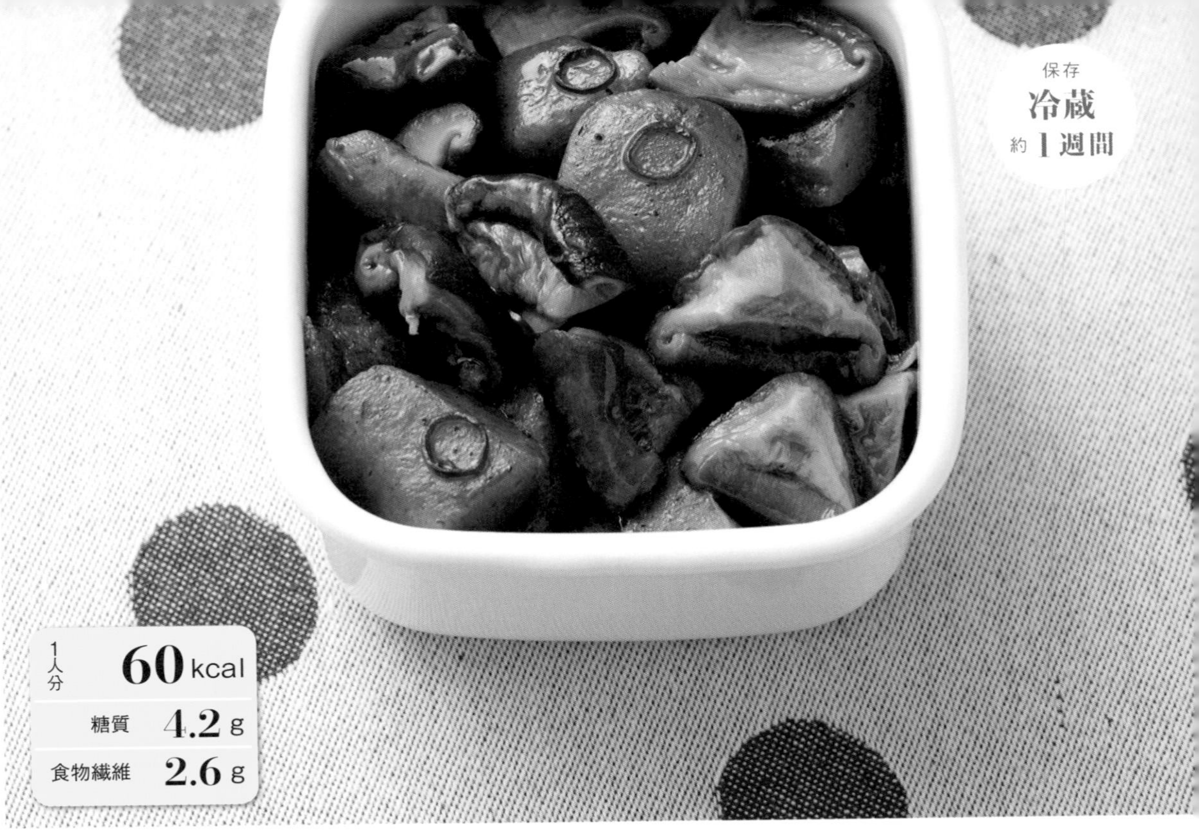

保存
冷蔵
約1週間

1人分 60kcal
糖質 4.2g
食物繊維 2.6g

赤とうがらしでピリッと味を引き締め保存性もアップ

しいたけとこんにゃくのピリ辛煮

材料（4人分）

しいたけ …… 6個
こんにゃく …… 1枚
ごま油 …… 大さじ1
赤とうがらしの小口切り … ひとつまみ
A しょうゆ …… 大さじ2
A みりん、酒 …… 各大さじ1
A 砂糖 …… 小さじ1

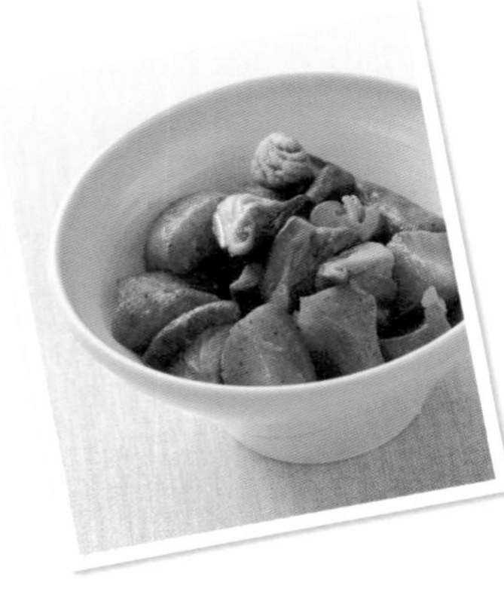

作り方

1　しいたけは軸を落として縦4等分に切る。こんにゃくは食べやすい大きさに手でちぎり、さっとゆでて水けをきる。

2　熱したフッ素樹脂加工のフライパンでこんにゃくをプリプリになるまでいりつけ、ごま油、赤とうがらし、しいたけを加えていため合わせる。水100mlとAを加え、煮汁がほぼなくなるまで中火で5分ほど煮る。

3　保存容器に入れて冷まし、冷蔵する。

ヘルシーポイント

しいたけには血中コレステロールを減らす成分が豊富で、動脈硬化を予防する働きがあるとされる。こんにゃくは水溶性の食物繊維がたっぷり。ごま油ととうがらしで香りや辛みをきかせ、しっかりとしたおかずに。

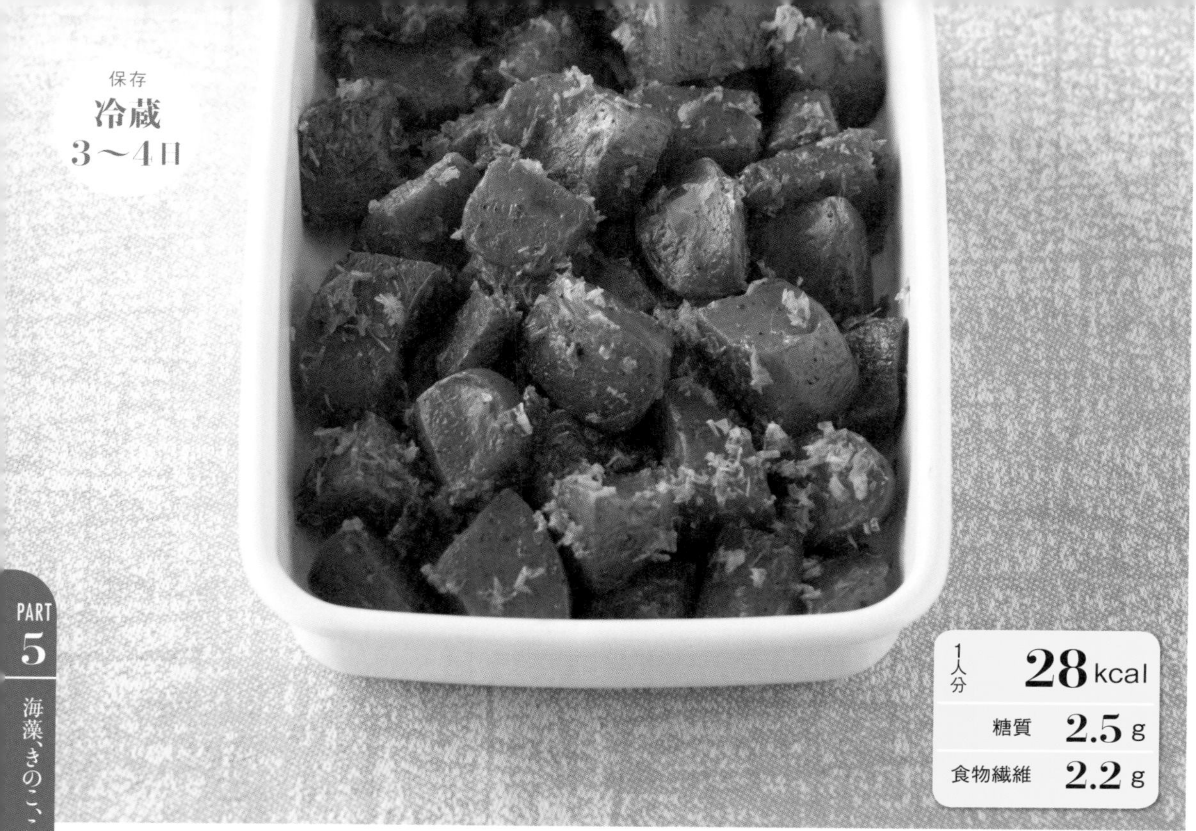

保存
冷蔵
3〜4日

1人分 28kcal
糖質 2.5g
食物繊維 2.2g

低エネルギーで水溶性食物繊維が豊富なこんにゃくは糖と脂質対策の雄

こんにゃくのおかか煮

材料（4人分）

こんにゃく……………………… 400g
A しょうゆ、みりん…… 各大さじ1
A ごま油…………………… 小さじ½
削り節……………………………… 5g

ちぎったこんにゃくは味がなじみやすく、削り節もうまくからむ。手綱にすればちょっとおもてなし風で、おつまみにもいい。

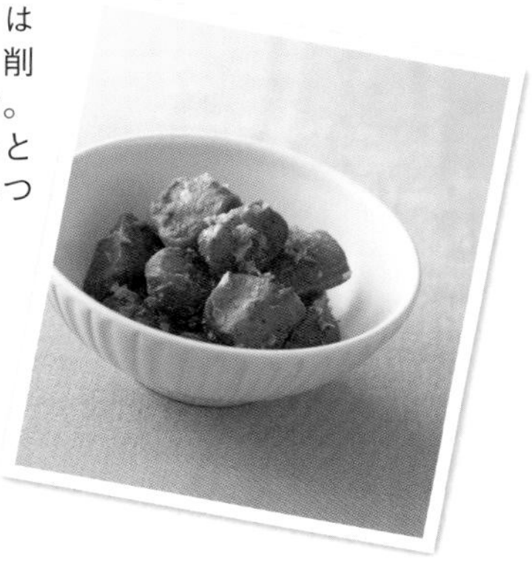

作り方

1　こんにゃくは食べやすく切る（手でちぎるか、格子状に切り込みを入れて一口大に切る。薄切りにして中央に切り込みを入れてくぐらせる手綱こんにゃくにしても）。

2　沸騰した湯で**1**を2分ほどゆでてざるに上げ、湯をきる。

3　フライパンで**2**をいりつけ、余分な水分がとんでプリッとしてきたらAを加えてからめ、全体になじんだら削り節を加えてさっとまぜる。

作りおきのポイント

ほとんどが水分のこんにゃくをプリプリに仕上げるにはしっかりと下ゆでし、さらにフライパンでいりつけ、あとで水分が出てこないようにすることがポイント。削り節はこまかいもののほうがからみやすい。

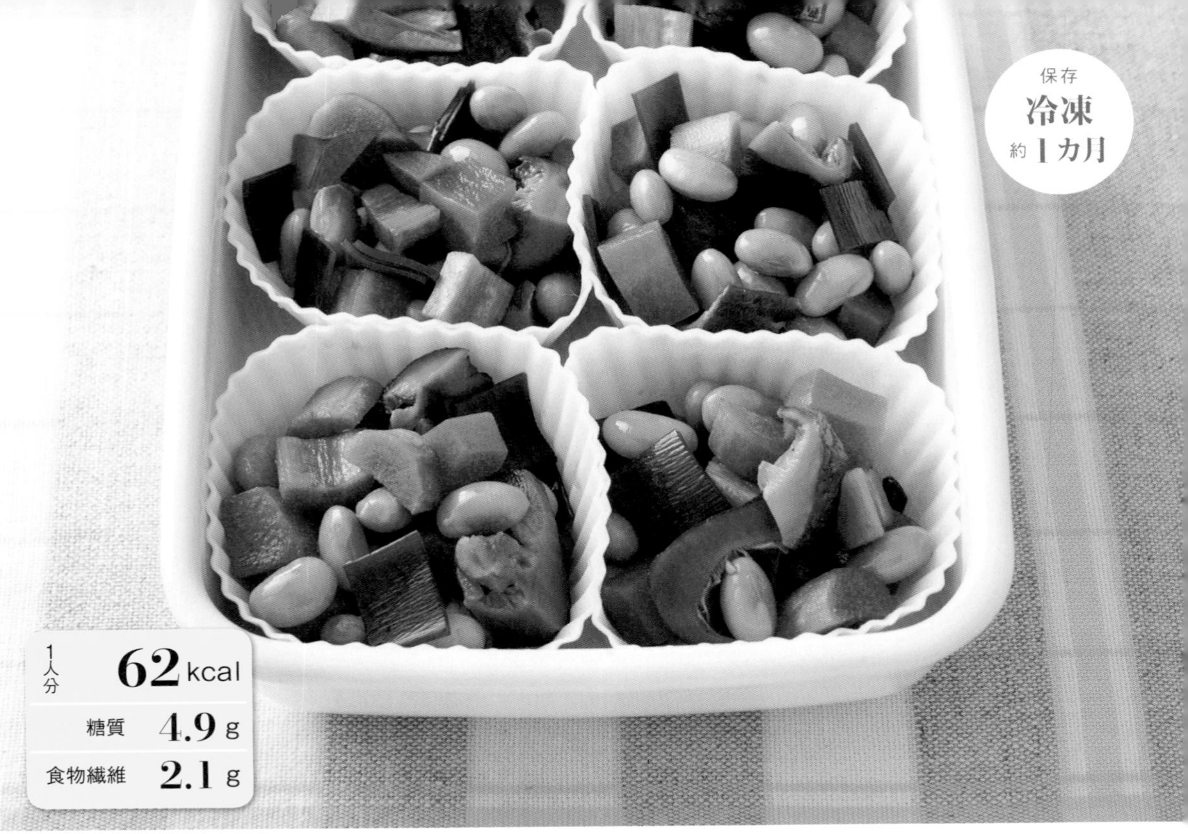

保存
冷凍
約1カ月

1人分	62	kcal
糖質	4.9	g
食物繊維	2.1	g

たっぷり食べても箸休めにしてもよいヘルシーなサブおかず

五目豆

材料（6人分）

大豆の水煮（缶詰）……… 正味120g
こぶ ……………………… 10㎝四方1枚
干ししいたけ …………………… 2個
ごぼう ……………………………… ¼本
にんじん ………………………… ¼本
A［しょうゆ、みりん … 各大さじ2

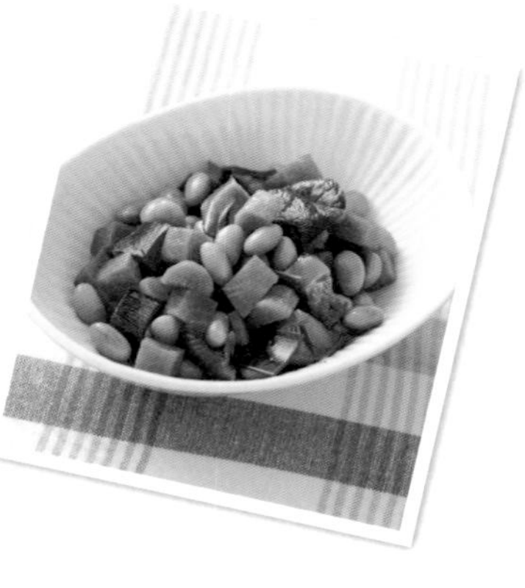

作り方

1　こぶとしいたけはそれぞれ水にひたしてもどす。こぶは1㎝四方に切り、もどし汁は150mlとっておく。しいたけも1㎝角に切り、もどし汁は100mlとっておく。

2　ごぼうは縦半分に切り、1㎝幅に切って水にさらし、にんじんは1㎝角に切る。

3　なべに**1**、**2**、大豆、Aを入れ、落としぶたをして強火で煮立て、弱火で煮汁がなくなるまで煮る。

4　小分けにして保存容器に入れ、冷めたら冷凍する。

作りおきのポイント

大豆にこぶとしいたけ、根菜と、健康効果の高い食材ばかりを組み合わせた五目豆は毎日でも食べたい副菜。小分けにして冷凍しておくとよい。p.28の塩ゆで大豆を使い回してもOK。根菜は小さく切ると、冷凍しても食感が変わらない。

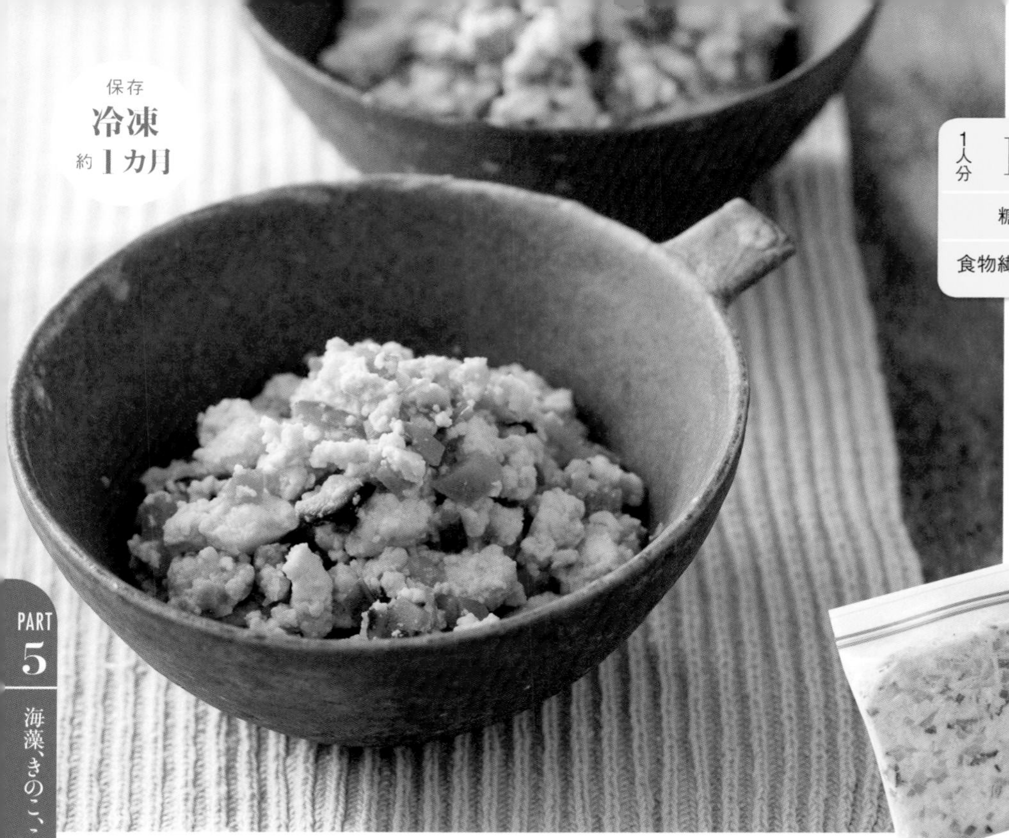

保存
冷凍
約1カ月

1人分 134 kcal
糖質 5.1 g
食物繊維 0.7 g

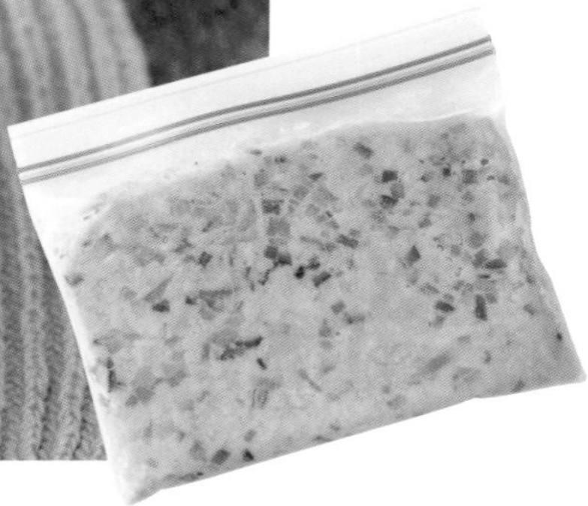

大豆の滋養がたっぷりの豆腐に根菜やきのこを合わせたバランスレシピ

いり豆腐

材料（6人分）

木綿豆腐 …… 1丁
鶏ひき肉 …… 200 g
にんじん …… ¼本
しいたけ …… 2個
絹さや …… 10枚
ねぎ …… ⅓本
サラダ油 …… 小さじ2
A しょうゆ、砂糖 …… 各大さじ2
A 酒 …… 大さじ1
A 塩 …… 少々

作り方

1　豆腐は重しをして20〜30分おき、しっかりと水きりする。
2　しいたけは石づきを落とす。にんじん、しいたけ、絹さや、ねぎはすべてあらみじんに切る。
3　フライパンにサラダ油を熱し、ひき肉をいためて**1**、**2**を加える。豆腐を木べらなどでこまかくくずしながらいため合わせる。
4　Aを加えて調味する。あら熱がとれたらファスナーつき保存袋に入れる。小分けにして保存容器に入れ、冷凍する。

作りおきのポイント

シリコンカップに1食分ずつ小分けにして冷凍すれば、凍ったままおべんとうに入れたり、もう一品ほしいというときに便利。

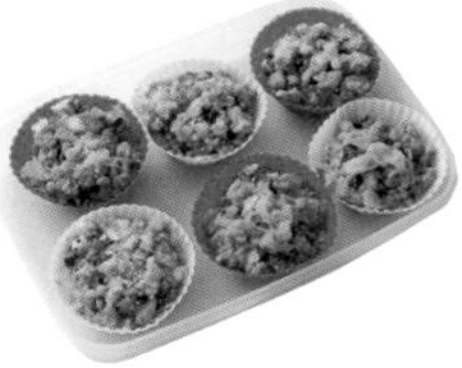

魔法びんでゆで大豆

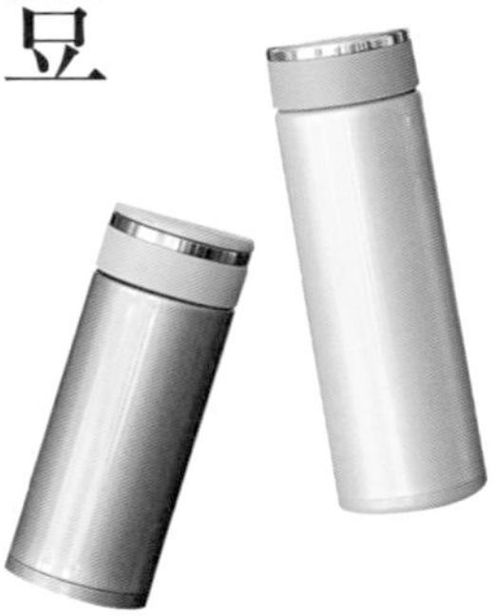

大豆は糖尿病の強い味方と知っていても
乾燥豆をゆでるのはちょっとハードルが高いもの。
魔法びんに大豆を入れて湯を注いでおくだけの
とっておきテクを紹介します。
これも短時間での食材の作りおき。
火を使わないから外出中にゆでておくことも可能です。

◉この本で使う魔法びん

容量　380〜480㎖ほどのハンディタイプ
保温性能 「2時間後80度以上」のもの、
「1時間後86度以上」とあるものが目安。

＊電気で保温するタイプの電気ポットは使えません。
＊ゆでる時間を守れば、魔法びんにつくにおいは気になりません。

大豆《だいず》（黄大豆）

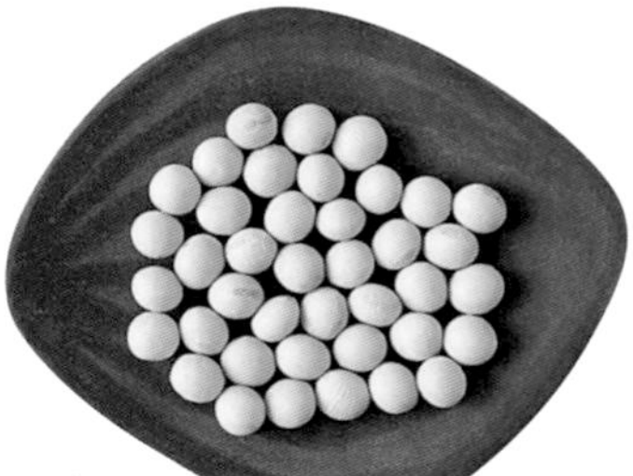

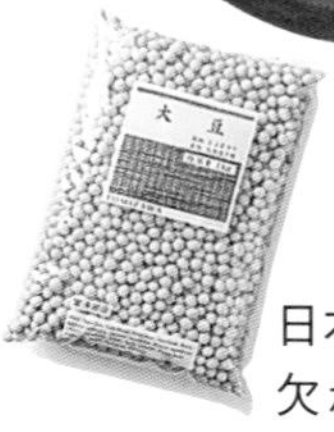

日本人の食生活に欠かせない大豆。『古事記』にはすでに大豆が登場して、古くから身近な大豆ですが、自給率は約6％。産地が明記された乾燥豆なら、安心です。
★乾燥豆大さじ１（山盛り）＝約20ｇ

青大豆《あおだいず》（ひたし豆）

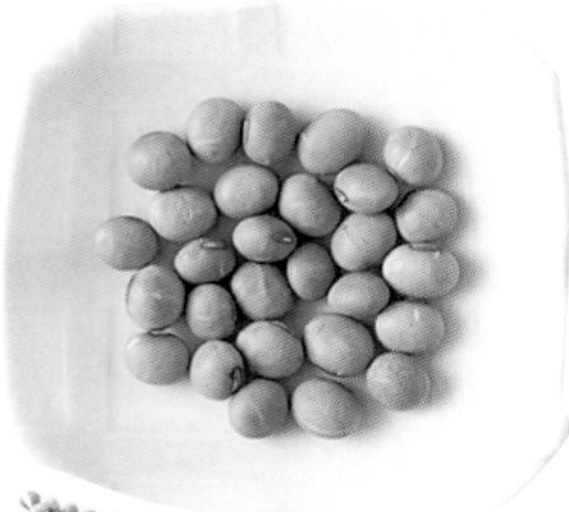

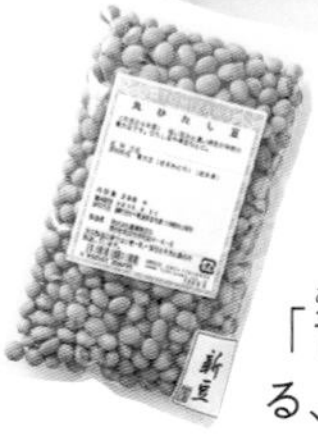

「青豆《あおまめ》」ともよばれる、皮が淡い緑色の大豆。黄大豆と同じように使えますが、黄大豆とくらべて「枝豆」に近い若々しい香りと食感を強く感じられます。
★乾燥豆大さじ１（山盛り）＝約20ｇ

黒豆

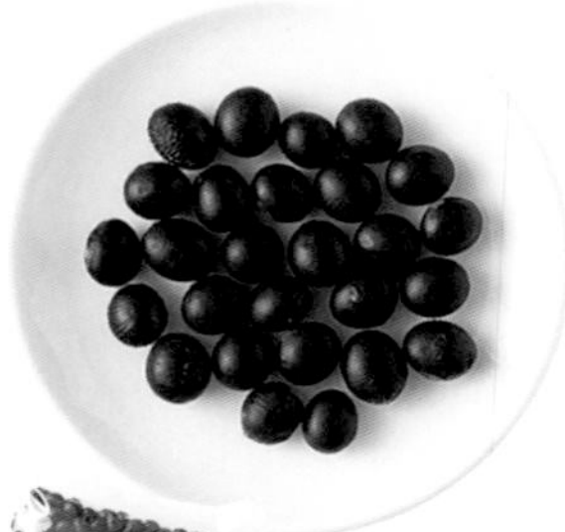

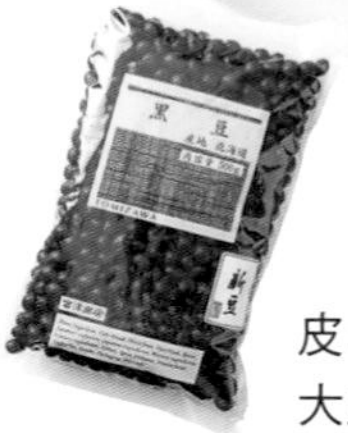

皮が黒い大豆。黄大豆にくらべてやや大きめです。皮の黒色は、アントシアニンという色素（ポリフェノールの一種）によるもので、脂肪の吸収を抑えて排出を促したり、血液をサラサラにする効果があるとされています。
★乾燥豆大さじ１（山盛り）＝約20ｇ

魔法びんで大豆をゆでてみよう！

104ページを参照して魔法びんを用意し、容量に合わせて大豆も準備。
さあ、大豆をゆでてみましょう。

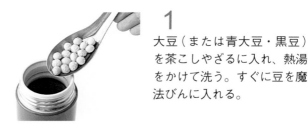

◉魔法びんでゆでる豆の量

湯温を保っておいしくゆでるために、ゆでる豆の量の上限を守ってください。下記に魔法びんでゆでられる大豆の量を記載しています。乾燥豆は、ゆでると2〜2.3倍にふくらみます。豆の状態やゆでる時間によっても、ゆでたときの量に違いが出るので、調整しましょう。

豆のゆで上がりがかたいと感じる場合は、魔法びんの性能やパッキンの状態で湯温が低くなっている可能性があります。熱湯を入れかえて少し長めに保温すればOK。加熱が足りない部分が残っていたら、ゆで直すか、調理するとき加熱時間を長めにし、しっかり火を通しましょう。

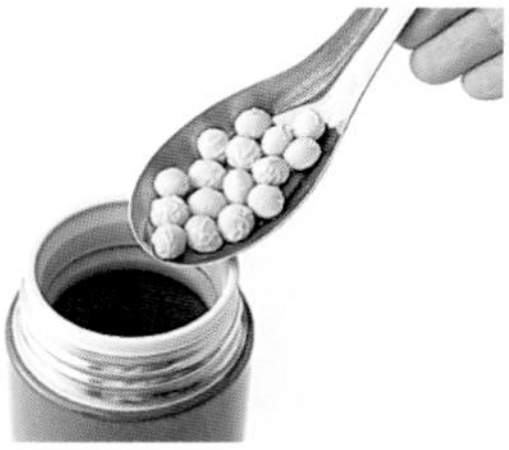

1

大豆（または青大豆・黒豆）を茶こしやざるに入れ、熱湯をかけて洗う。すぐに豆を魔法びんに入れる。

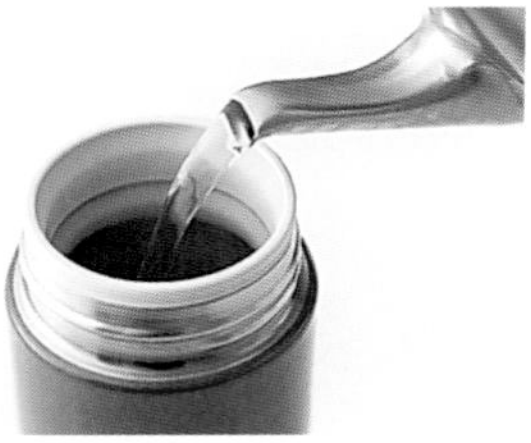

2

魔法びんに熱湯を注ぎ、すぐにふたをする。湯量が多いほど湯温を高く保てるので、たっぷりと注ぐ。

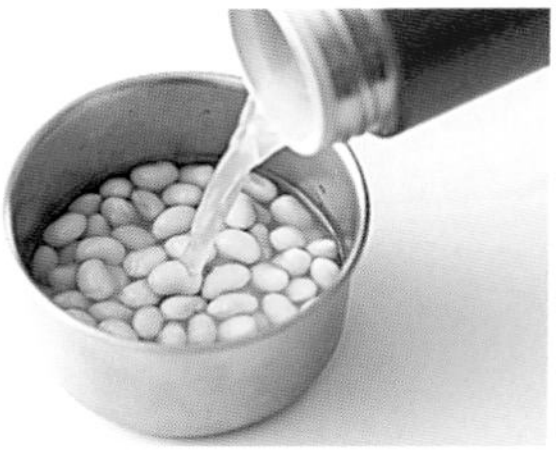

＊容量480mlの魔法びんで乾燥豆50gをゆでる場合。

3

そのまま約3時間おいておけば、ゆで上がる。目安は指でつぶしたり、口に入れたりして豆のでんぷん質がほくほくしているようならOK。ただし、豆の中心に白い線が残っている加熱不足の豆を食べると、消化不良を起こすことがあるので要注意。加熱が足りないときは一度湯を捨て、熱湯を入れかえて、さらに1〜2時間おくか、調理のときにしっかり火を通すこと。

◉魔法びんでゆでられる
大豆（または青大豆・黒豆）の量と時間の目安

容量380mlの場合

40gなら約3時間おけば、ゆで上がる。
最大50gまでゆでられる。約5時間が目安。

容量480mlの場合

最大60gまでが、約3時間おけばゆで上がる。

ゆで大豆の小さなおかず

さっとゆでて作れるカロリー控えめで目先の変わるおかずです。
どれもパパッと作れるので、出かける前に大豆と熱湯を魔法びんに入れておけばOK。

じゃこ大豆

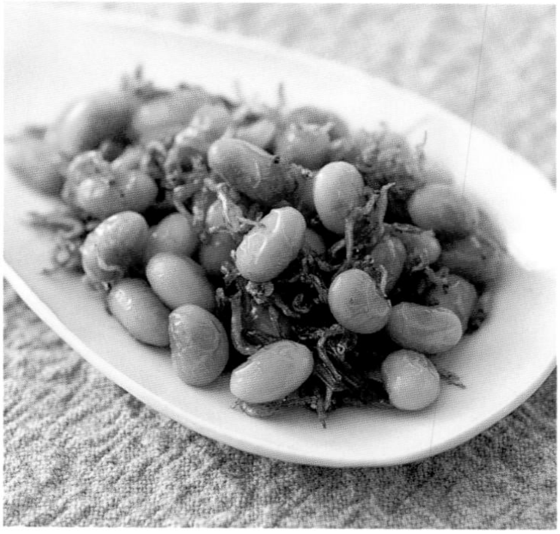

材料（2人分）

ゆでた大豆 … p.105を約120g
ちりめんじゃこ………… 30g
サラダ油 ………… 小さじ2
A［はちみつ ……… 小さじ2
　 しょうゆ ……… 小さじ2

作り方

フライパンに油を熱し、ちりめんじゃこを入れ、弱めの中火でカリカリになるまでいためて大豆を加える。Aを合わせて加え、味をよくからめる。

※さっと作って、おつまみに、おやつに。はちみつのこっくりした甘みとカリカリのじゃこの食感で大人気。

1人分 **198** kcal　糖質 **7.4** g　食物繊維 **4.0** g

青大豆のツナいため

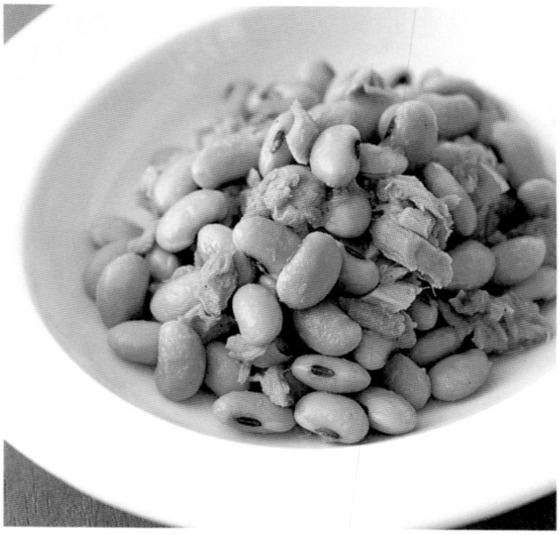

材料（2人分）

ゆでた青大豆 … p.105を約120g
ツナ缶 ……… 小½缶（40g）
しょうゆ ……………… 少々

作り方

フライパンにツナをオイルごとすべて入れて熱し、大豆を加える。強火でいため合わせ、しょうゆで味をととのえる。

1人分 **165** kcal　糖質 **1.3** g　食物繊維 **4.0** g

黒豆がゆ

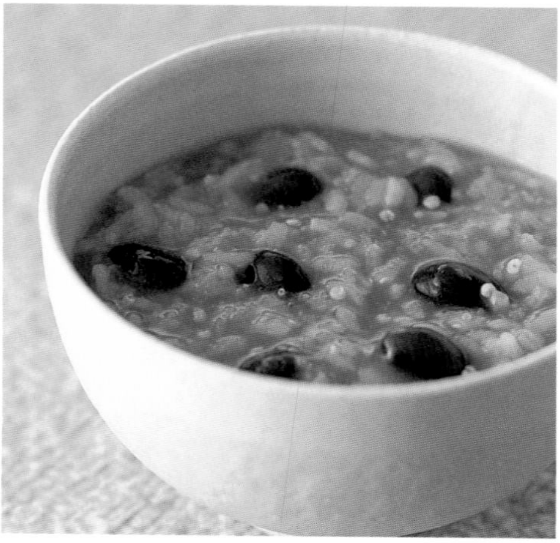

材料（2人分）

ゆでた黒豆 … p.105を約30g
A［豆のゆで汁＋水
　 ……………… 700ml
米 ……………………… 80g
好みの雑穀（あわ、ひえ、アマランサスなど）… 大さじ1

作り方

米と雑穀は洗ってざるに上げてなべに入れ、米と黒豆、Aを加えて火にかける。沸騰したら弱火にしてふたをし、ときどきまぜながら45分ほど煮る。好みで塩を振る。

1人分 **179** kcal　糖質 **33.8** g　食物繊維 **1.3** g

ゆで大豆の Arrange

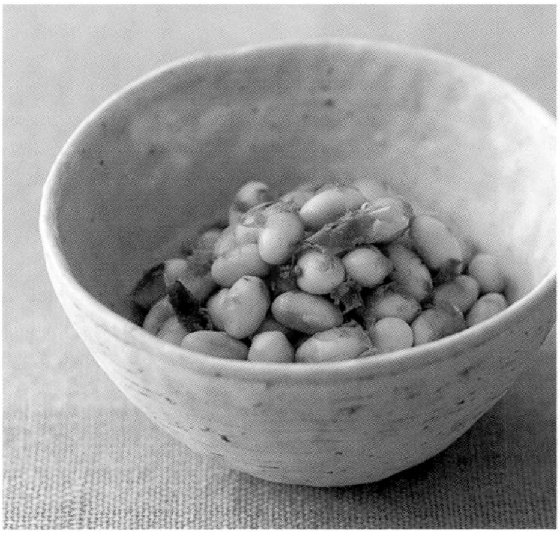

おかか大豆

材料（2人分）

ゆでた大豆 … p.105を約100g
削り節 ……… 1パック（3g）
しょうゆ …………… 小さじ1

作り方

大豆に削り節、しょうゆを加えてあえる。

1人分 **96** kcal　糖質 **1.2** g　食物繊維 **3.3** g

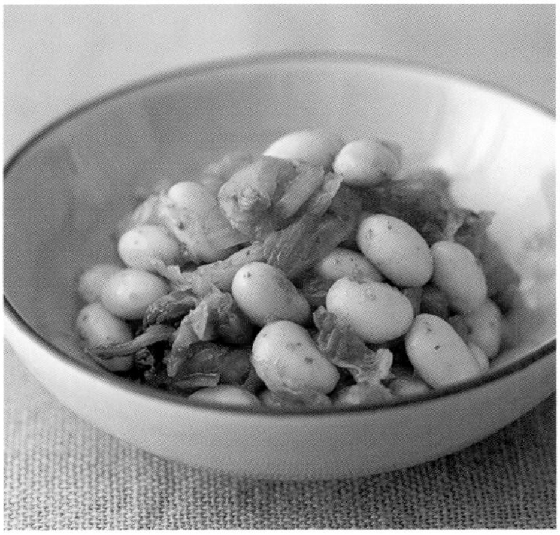

大豆キムチ

材料（2人分）

ゆでた大豆 … p.105を約80g
白菜キムチ ……………… 60g
ごま油 ……………… 小さじ1

作り方

キムチはあらく刻む。大豆にキムチとごま油を加えてあえる。

1人分 **103** kcal　糖質 **2.3** g　食物繊維 **3.5** g

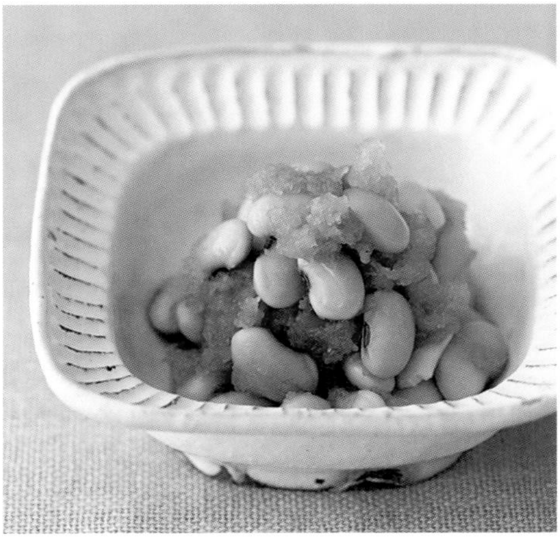

みぞれ青大豆

材料（2人分）

ゆでた青大豆 … p.105を約80g
大根おろし ……………… 50g
しょうゆ …………… 小さじ1

作り方

大根おろしの水けを軽くきってしょうゆを加え、大豆をあえる。

1人分 **77** kcal　糖質 **1.8** g　食物繊維 **3.0** g

香味野菜の冷凍の知恵とコツ

少量しか使わないけれど、あると料理がキリッと締まる香味野菜。作りおきおかずの味わいアップのポイントにもなります。食事療法では薄味のものも多く、香りはおいしく食べるために役立ちます。安いときにまとめて買って冷凍しておけば節約にもつながります。

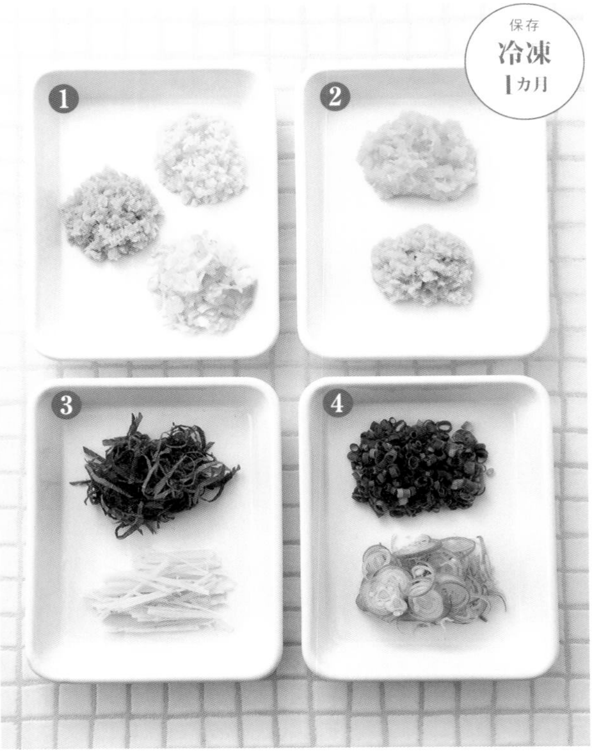

冷凍方法…

使いやすい大きさに切って冷凍

❶みじん切り

少量を使いたいときなど、切る手間が省けて便利。小分けにし、ラップで平らに包んで冷凍用保存袋に入れて冷凍室で保存する。

＊にんにく、しょうが、ねぎなど。

❷すりおろし

まとめて多めにすりおろし、使わない分は小分けにしてラップで平らに包み、冷凍用保存袋に入れて冷凍する。

＊にんにく、しょうがなど。

❸せん切り

薬味やあしらいにも重宝するせん切り野菜は、水けをふいてから小分けにしてラップで平らに包み、冷凍用保存袋で冷凍する。

＊青じそ、ねぎ、しょうがなど。

❹小口切り

料理の彩りや汁の実など、少量を使いたいときに冷凍してあると役立つ。小分けにしてラップで平らに包み、冷凍用保存袋で冷凍する。

＊にんにく、しょうが、ねぎ、みょうがなど。

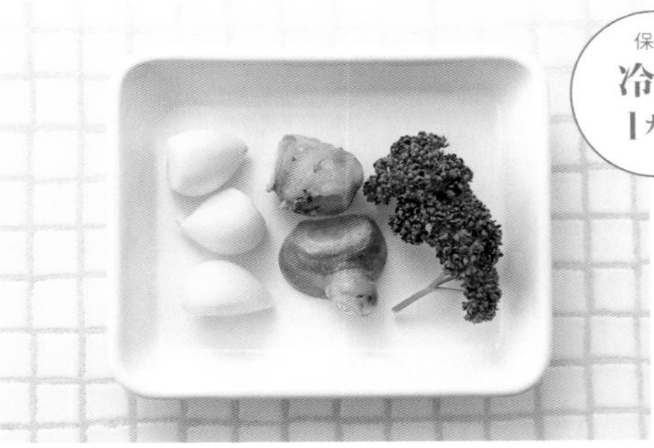

冷凍方法…

まるごと冷凍

パセリはまるごと冷凍用保存袋に入れて冷凍を。凍ったものを手でもむだけで、あっという間にみじん切りの状態に。にんにくやしょうがは、1かけごとにラップで包んで冷凍用保存袋に入れて冷凍してもいい。

PART 6

冷凍室に常備するだけで、
健康力アップ

食材冷凍
おかず

切ったり、ゆでたりという下ごしらえだけをすませた食材冷凍は
野菜や鶏胸肉など積極的に食べたい食材を
手軽に調理するためにお役立ちの作りおきです。
そのままで食べられるおかずは便利ですが、
何度も同じ味つけの料理を食べることになりがち。
半調理の食材冷凍なら調味料しだいで味に変化がつきます。

食材冷凍

パプリカミックス

保存
冷凍
約1カ月

全量で 80kcal
糖質 15.2g
食物繊維 4.1g

おかずの彩りに、
ビタミン補給に、
あるとうれしいパプリカ。
使いやすい細切りにして
冷凍室に備えて
おきましょう。

冷凍方法

ざっとまぜて冷凍用保存袋に入れ、余分な空気を抜いて平らにし、冷凍する。表面が凍ってきたところで一度ほぐし、再び冷凍する。

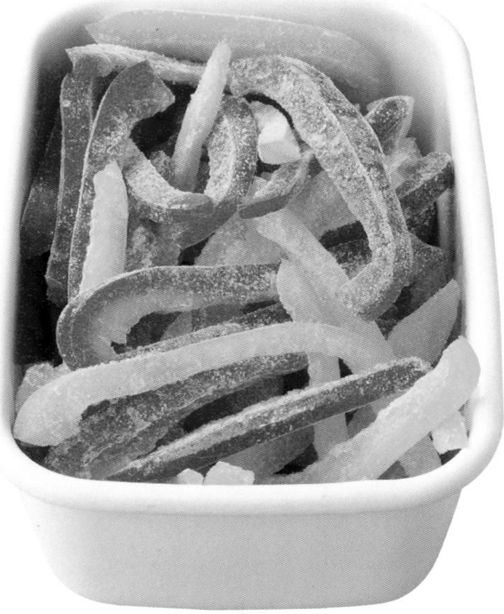

材料

パプリカ（赤・黄）…… 各1個

作り方

縦半分に切ってへたと種をとり、細切りにする。

肉料理をしっかりかさ増し

パプリカの豚肉巻き焼き

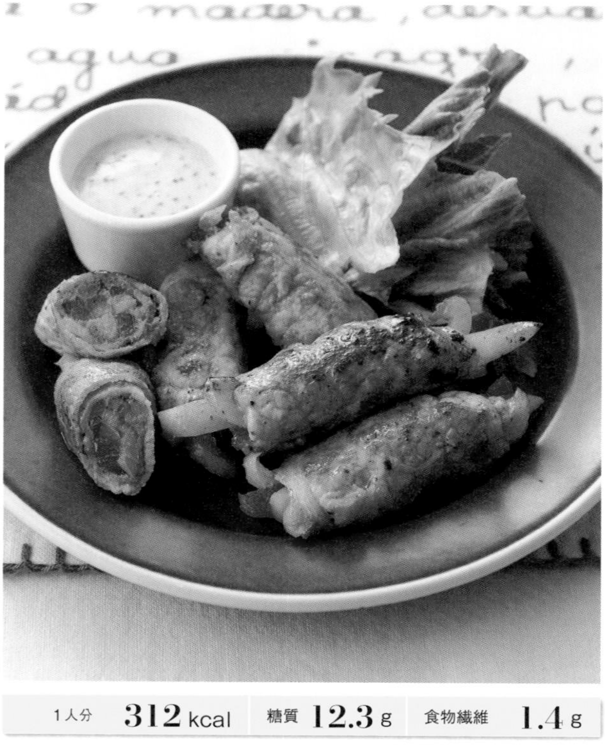

1人分 312kcal　糖質 12.3g　食物繊維 1.4g

材料（2人分）

冷凍パプリカミックス ………… 150g
豚もも薄切り肉 ………………… 10枚
塩、こしょう ………………… 各少々
薄力粉 ……………………… 大さじ2
オリーブ油 …………………… 小さじ2
酒 ………………………… 大さじ1
A マヨネーズ …………… 大さじ1
A 粒マスタード ………… 小さじ2
A しょうゆ ……………… 小さじ½

作り方

1　豚肉は塩、こしょうを振り、パプリカミックスを凍ったまま10等分してのせる。それぞれ巻き、薄力粉を薄くまぶす。
2　フライパンにオリーブ油を熱し、**1**を巻き終わりを下にして焼く。焼き色がついたら、少しずつ転がしながら全体を焼く。酒を振ってふたをし、弱火で5分ほど蒸し焼きにする。
3　器に盛り、よくまぜたAを添え、好みでちぎったレタスを添える。

保存
冷凍
約1カ月

食材冷凍

キャベツミックス

全量で 313kcal
糖質 32.5g
食物繊維 13.1g

生では冷凍に向かないキャベツやきゅうりも、下味をもみ込めば、解凍後もシャキッとしたまま。作っておけば野菜の摂取量をふやせます。

冷凍方法

冷凍用保存袋に入れて冷凍する。表面が凍ってきたところで一度ほぐし、再び冷凍する。

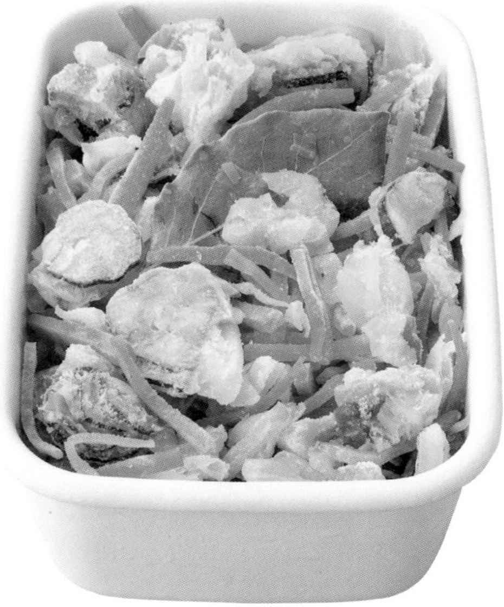

材料

- キャベツ …… ½個
- きゅうり …… 2本
- にんじん …… ½本
- 塩 …… 小さじ1
- A
  - 酢 …… 大さじ2
  - オリーブ油 …… 大さじ1
  - 砂糖 …… 小さじ2
  - ローリエ …… 2枚

作り方

キャベツはざく切り、にんじんは食べやすい長さの細切りにする。きゅうりは薄い小口切りにする。全部をボウルに合わせて塩を振ってもみ込み、しばらくおく。水けが出てきたらかたくしぼり、Aを加えてもみ込む。

マヨネーズであえるだけ

コールスローサラダ

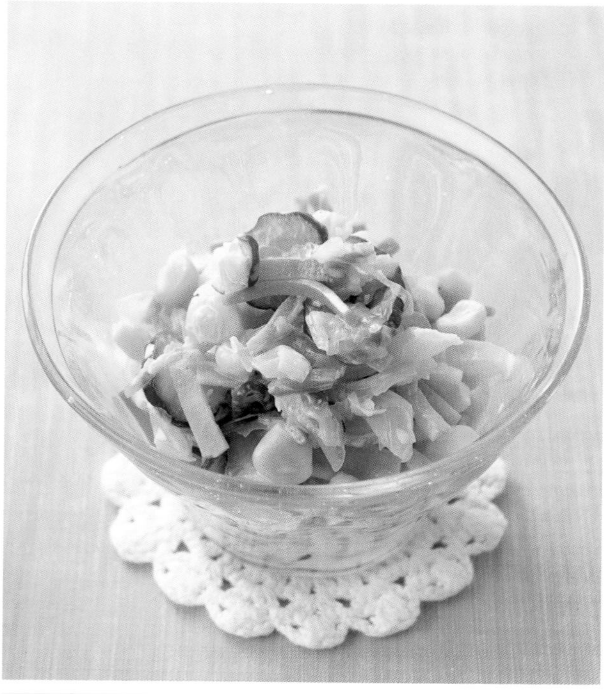

1人分 162kcal　糖質 11.5g　食物繊維 4.0g

材料（2人分）

- 冷凍キャベツミックス …… ½量
- ハム …… 2枚
- コーン …… ¼カップ
- マヨネーズ …… 大さじ1

作り方

1　キャベツミックスは自然解凍し、キッチンペーパーで軽く押さえて余分な水けをとる。ハムは細切りにする。
2　1にコーン、マヨネーズを加えてあえる。

保存
冷凍
約1カ月

食材冷凍

根菜ミックス

全量で 239kcal
糖質 41.0g
食物繊維 15.4g

根菜ミックスは
野菜の切り方に注目を。
冷凍すると食感が
変わりやすい大根や
ごぼうは小さく切ります。

冷凍方法

野菜はそれぞれ水けをよくふきとり、冷凍用保存袋に入れて余分な空気を抜き、平らにして冷凍する。表面が凍ってきたところで一度ほぐし、再び冷凍する。

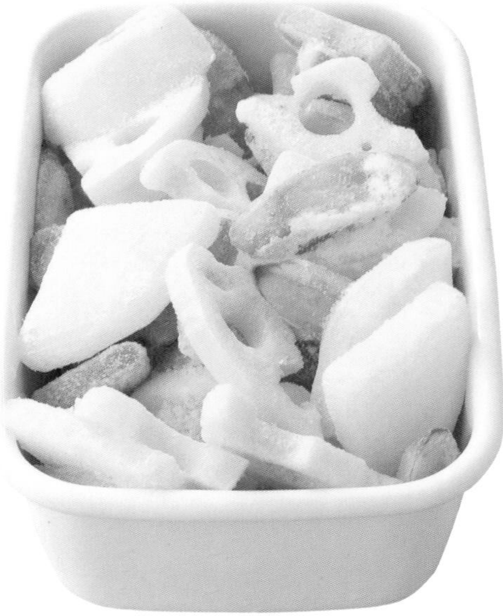

材料

ごぼう …………………… 1本
れんこん ………………… 1節
にんじん ………………… ½本
大根 ……………………… 5cm

作り方

ごぼうは皮をこそげて5mm厚さの斜め切りにし、酢水にさらしてアクを抜く。れんこんは5mm厚さのいちょう切りにし、酢水にさらしてアクを抜く。にんじんと大根は5mm厚さのいちょう切りにする。キッチンペーパーの上に重ならないように広げて30分ほどおき、途中で上下を返す。

肉といためるだけでOK

根菜のエスニックいため

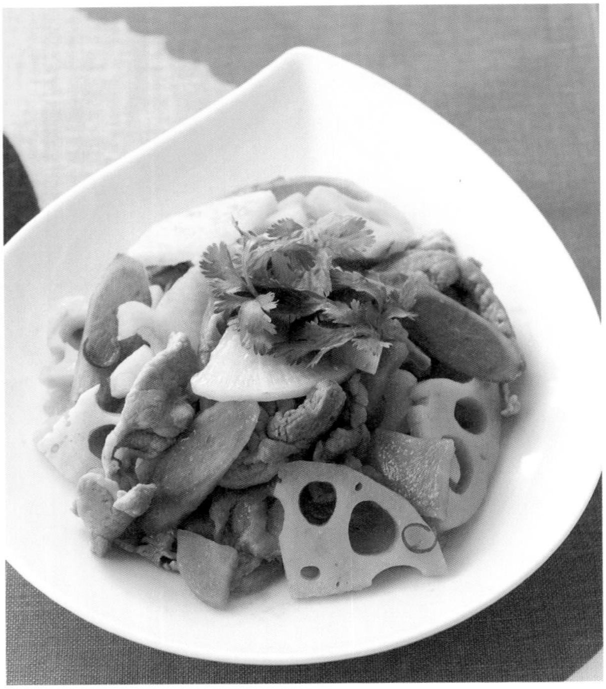

1人分 214kcal　糖質 14.3g　食物繊維 3.6g

材料（2人分）

冷凍根菜ミックス ……………… 200g
豚こまぎれ肉 …………………… 100g
サラダ油 ……………………… 小さじ2
A
- 酒、ナンプラー ……… 各大さじ1
- 砂糖、酢 ……………… 各小さじ2
- しょうゆ、トマトケチャップ・ 各小さじ1
- 赤とうがらしの小口切り …………………… ひとつまみ

香菜 ………………………………… 適量

※カロリーダウンしたい場合は豚こまぎれ肉をもも薄切り肉にして細く切る。

作り方

1　フライパンにサラダ油を熱し、豚肉をいためる。
2　根菜ミックスを凍ったまま加えていため合わせ、火が通ったら、Aで調味する。
3　器に盛り、ざく切りにした香菜を飾る。

保存
冷凍
約1カ月

食材冷凍

きのこミックス

全量で	54kcal
糖質	5.5g
食物繊維	10.7g

特売日にまとめ買いしたら、何はともあれ冷凍を。みそ汁にいため物に、さまざまな料理で大活躍してくれます。

冷凍方法

冷凍用保存袋に入れて冷凍する。表面が凍ってきたところで一度ほぐし、再び冷凍する。

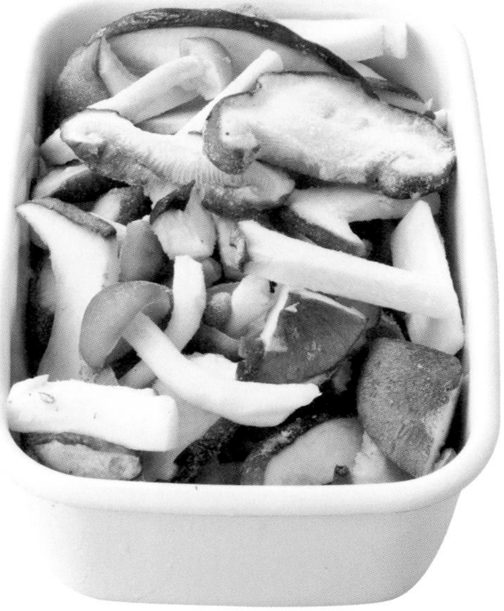

材料

しめじ …………… 1パック
エリンギ ………… 1パック
しいたけ …………… 5〜6個

作り方

しめじは石づきを切り落としてほぐす。エリンギも根元を少し切り落として食べやすい長さに切って縦薄切りにする。しいたけは軸を切り落とし、薄切りにする。

えびさえあれば本格的に

きのことえびのイタリアンマリネ

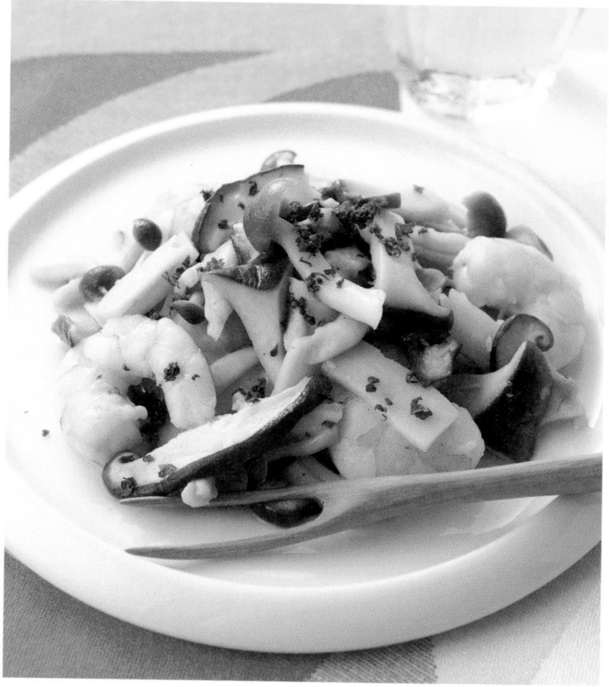

1人分	133kcal	糖質	5.4g	食物繊維	2.9g

材料（2人分）

冷凍きのこミックス ………… 150g
むきえび ………………………… 80g
オリーブ油 ………………… 大さじ1
にんにくのみじん切り ………… 少々
白ワイン …………………… 大さじ2
A ┌白ワインビネガー ……… 大さじ2
　│砂糖 …………………… 小さじ2
　│塩 ……………………… 小さじ⅓
　└こしょう ………………… 少々
パセリのみじん切り …………… 少々

作り方

1　えびは背わたをとる。
2　フライパンにオリーブ油とにんにくを入れて弱火でいため、香りが立ったら**1**と凍ったままのきのこミックスを加えていためる。
3　きのこがしんなりしたら、ワインを加え、アルコール分をとばし、Aを加える。
4　器に盛り、パセリのみじん切りを散らす。

※冷やして食べてもおいしい。

食材冷凍

保存
冷凍
約1カ月

ゆでブロッコリー

あしらいなどに便利な一品。少量の調理がめんどうな野菜はこのテクで！
下ゆでしてあるので、解凍後は加熱しすぎに注意しましょう。

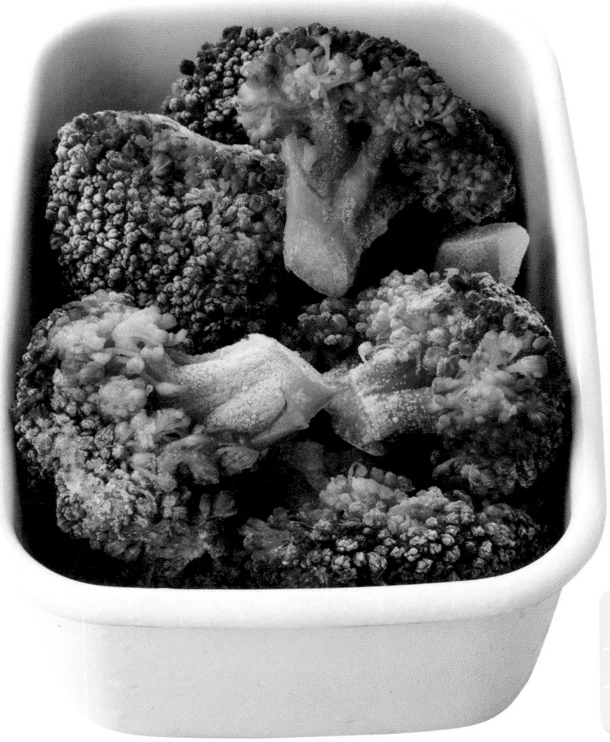

全量で	99kcal
糖質	2.4g
食物繊維	13.2g

冷凍方法

冷凍用保存袋に入れて冷凍する。表面が凍ってきたところで一度ほぐし、再び冷凍する。

材料（作りやすい分量）

ブロッコリー ……… 1個（300g）

作り方

小房に分けて塩を加えた熱湯で1分ほどゆで、ざるに上げて湯をきる。あら熱がとれたら、キッチンペーパーで余分な水分をふきとる。

使える冷凍テク

調理時にも加熱されるので、ゆで時間は短めに。花蕾がたっぷり水けを含んでいるので、下にしてキッチンペーパーでふくとよい。

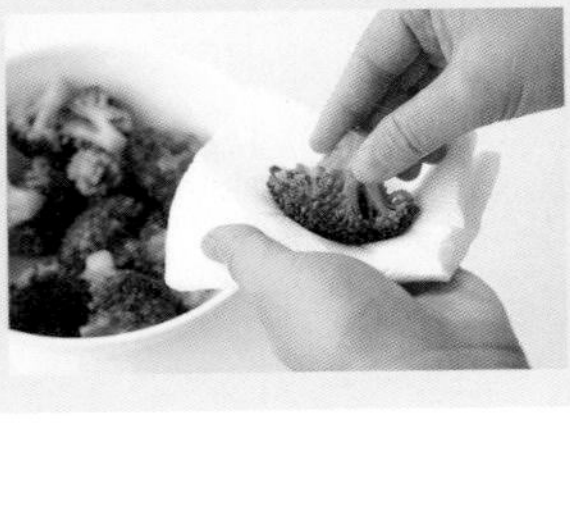

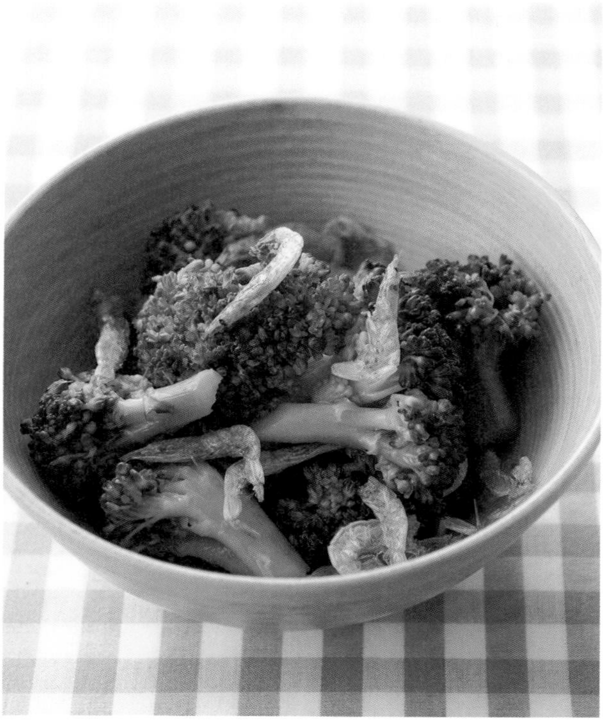

1人分 59 kcal　糖質 1.8 g　食物繊維 6.6 g

カルシウムとコクの両方をプラス

ブロッコリーの桜えびあえ

材料（2人分）

冷凍ゆでブロッコリー ………………………… p.114の全量
桜えび ……………………… 大さじ1
しょうゆ …………………… 小さじ2

作り方

1　ゆでブロッコリーは自然解凍、または電子レンジで1分30秒ほど加熱して解凍する。

2　**1**を桜えび、しょうゆとあえる。

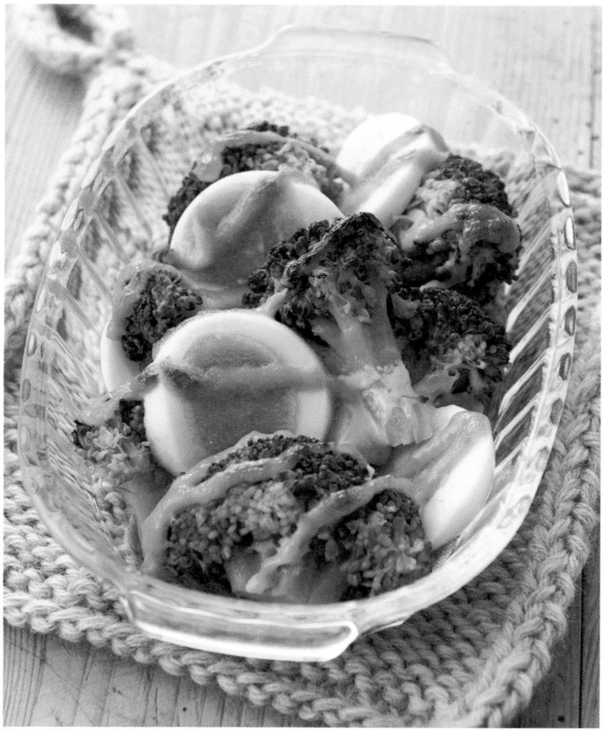

1人分 183 kcal　糖質 2.7 g　食物繊維 4.2 g

卵を加えてちょっと主菜風

ブロッコリーとゆで卵のみそマヨオーブン焼き

材料（2人分）

冷凍ゆでブロッコリー ………………………… p.114を200g
卵 ……………………………… 2個
A［みそ、マヨネーズ …… 各大さじ1

作り方

1　ゆでブロッコリーは半解凍する。卵はゆでて殻をむき、輪切りにする。

2　耐熱容器に**1**を入れ、よくまぜたAをかける。オーブントースターで5分ほど焼く。

保存
冷凍
約1カ月

食材冷凍

ゆで青菜

**解凍後に加熱調理することもあるので、少しかために下ゆでを。
小松菜をはじめ、ほうれんそう、チンゲンサイなども同様に冷凍できます。**

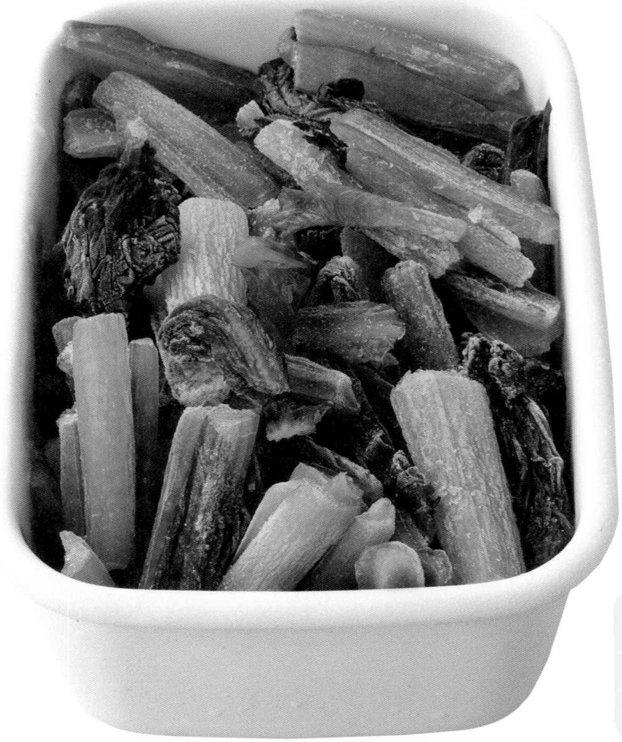

全量で **35** kcal
糖質 **1.2** g
食物繊維 **4.8** g

冷凍方法

4㎝長さに切り、バットに広げて冷凍する。表面が凍ってきたら冷凍用保存袋に移し、余分な空気を抜き、再び冷凍する。

材料（作りやすい分量）

小松菜 …………… 1束（250ｇ）

作り方

塩を加えた熱湯に茎から入れて30秒ほどゆで、さらに葉の部分も沈める。5秒ほどしたらざるに上げ、冷水にさらして水けをしっかりとしぼる。

使える冷凍テク

青菜は水分が多いので、冷凍用保存袋ではなく、一度バットに広げて冷凍室へ。表面がある程度凍ってから、保存袋に移すととり出しやすい。

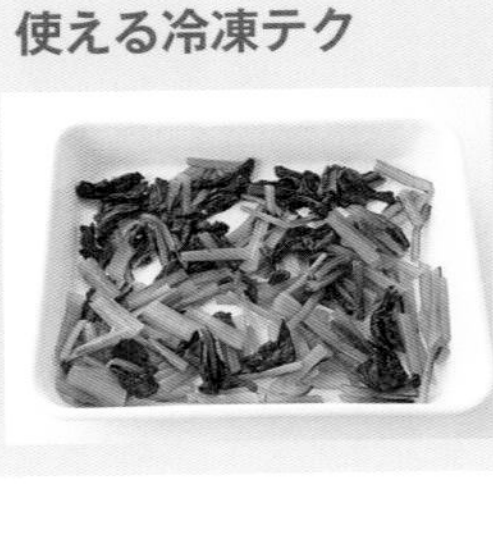

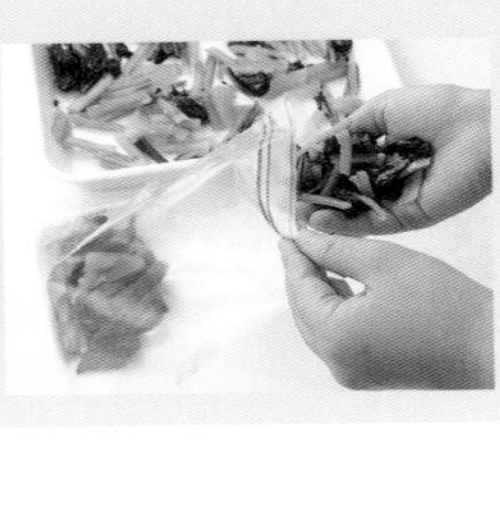

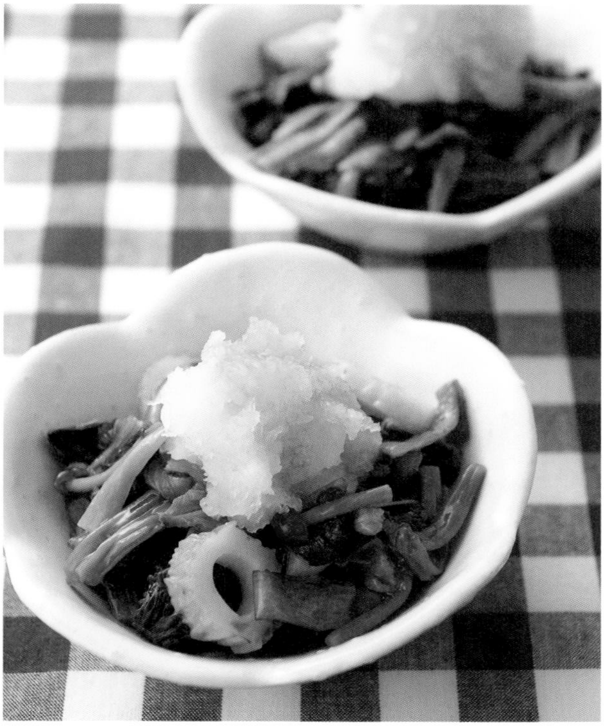

1人分	65 kcal	糖質	7.2 g	食物繊維	3.9 g

ちくわとなめたけのうまみで美味

青菜のなめたけあえ

材料（2人分）

冷凍ゆで青菜（小松菜）
……………………… p.116の全量
なめたけ …………………… 大さじ3
ちくわ ……………………… 小1本
大根おろし ………………… 大さじ3
ポン酢しょうゆ …………… 大さじ1

作り方

1　ゆで青菜は自然解凍、または電子レンジで1分ほど加熱して解凍し、水けを軽くしぼる。ちくわは5㎜厚さの輪切りにする。

2　**1**となめたけをよくまぜ、器に盛って大根おろしをのせ、ポン酢しょうゆをかける。

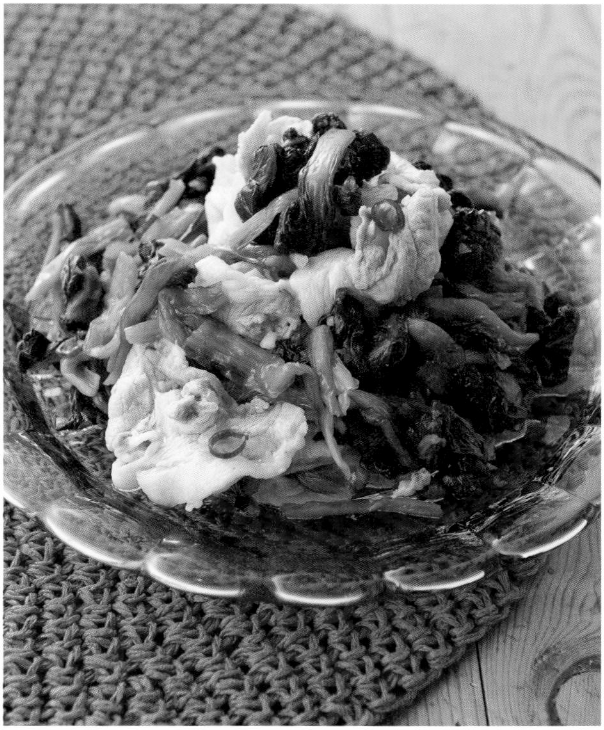

1人分	189 kcal	糖質	3.1 g	食物繊維	2.7 g

ゆで豚でボリュームアップ

青菜とゆで豚の エスニックサラダ

材料（2人分）

冷凍ゆで青菜（小松菜）
……………………… p.116の全量
豚薄切り肉（しゃぶしゃぶ用）‥‥100g
A
赤とうがらしの小口切り
…………………… ひとつまみ
にんにくのみじん切り …… 少々
ナンプラー、レモン汁、サラダ油
…………………… 各小さじ2
砂糖 …………………… 小さじ1

作り方

1　ゆで青菜は自然解凍、または電子レンジで1分ほど加熱して解凍し、水けを軽くしぼる。

2　豚肉は熱湯でさっとゆでて冷水にとり、キッチンペーパーで水けをふきとる。

3　**1**、**2**を合わせ、よくまぜたAであえる。

保存
冷凍
約1カ月

食材冷凍

蒸し鶏

電子レンジ加熱だから下ごしらえも簡単。水分がとばないように大きめに裂くのがポイント！　鶏ささ身でもOK。

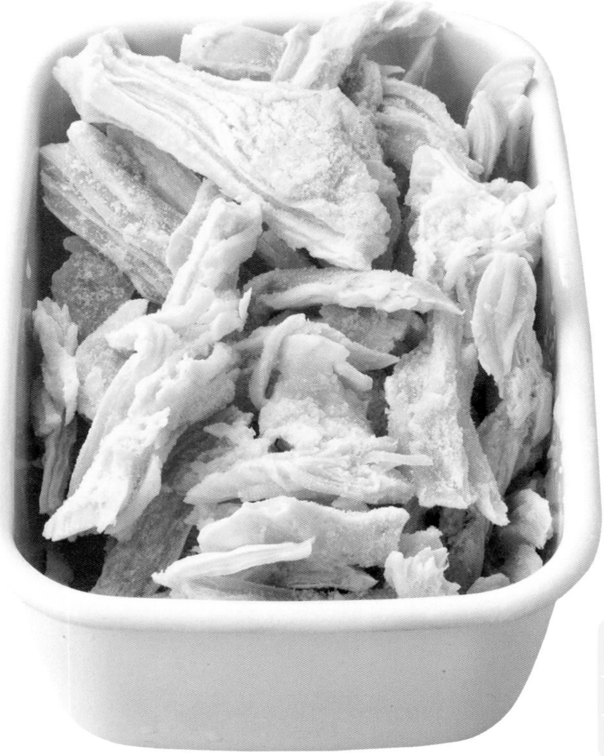

全量で	395kcal
糖質	1.8g
食物繊維	0g

冷凍方法

大きめに手で裂き、バットに並べて冷凍する。表面が凍ってきたら冷凍用保存袋に移して余分な空気を抜き、平らにして再び冷凍する。

作り方

1　鶏肉は皮目をフォークなどで数カ所刺し、厚みのあるところは包丁を入れて観音開きにする。

2　耐熱皿にのせて酒、塩を振り、ねぎ、しょうがをのせる。ラップをふんわりとかけて、電子レンジで4分ほど加熱し、そのままおいてあら熱をとる。

材料（作りやすい分量）

鶏胸肉 …………………… 1枚
ねぎの青い部分 ……… 1本分
しょうがの薄切り … 1かけ分
酒 …………………… 大さじ2
塩 …………………… 小さじ½

使える冷凍テク

こまかく裂いて冷凍するとうまみや水分が抜けてしまう。大きめに裂いて冷凍保存し、解凍してから食べやすく裂くとよい。

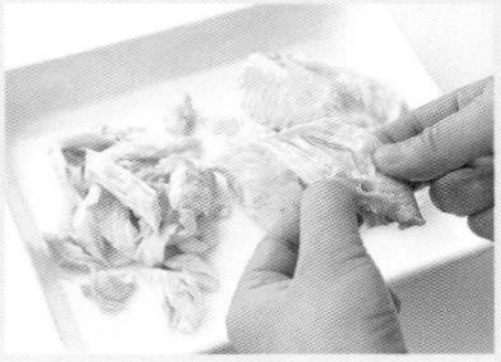

※うまみたっぷりの蒸し汁はスープのだし、おかゆ、ドレッシングなどに使える。別容器に入れて冷凍してもいい。

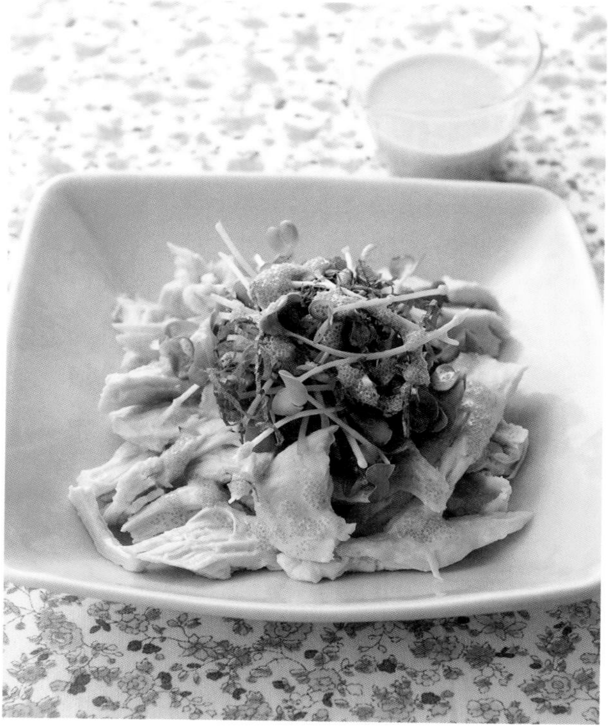

1人分	147 kcal	糖質	1.8 g	食物繊維	0.3 g

目先を変えるマヨソースで主菜風

蒸し鶏のたらマヨソース

材料（2人分）

冷凍蒸し鶏 ………… p.118の½枚分
からし明太子 ……………… 大さじ1
マヨネーズ ………………… 小さじ2
ポン酢しょうゆ …………… 大さじ1
貝割れ菜 …………………… ¼パック
青じそ ……………………………… 3枚

作り方

1　蒸し鶏は自然解凍、または電子レンジで1分ほど加熱して解凍する。貝割れ菜は根を切り落とし、青じそはせん切りにする。
2　明太子は薄皮からしごき出してほぐし、マヨネーズ、ポン酢しょうゆを加えまぜる。
3　器に蒸し鶏を盛り、貝割れ菜と青じそをのせ、**2**をかける。

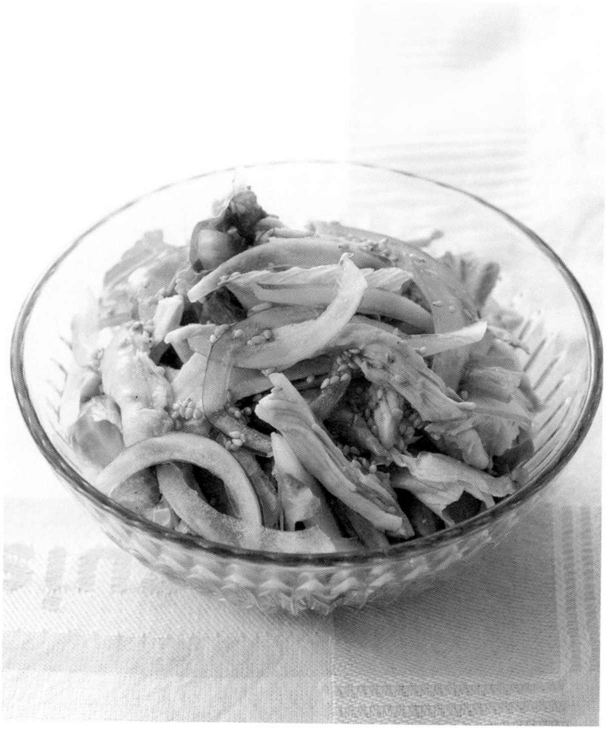

1人分	193 kcal	糖質	5.1 g	食物繊維	1.3 g

野菜たっぷりのアレンジもよし

中華風サラダ

材料（2人分）

冷凍蒸し鶏 ………… p.118の½枚分
レタス …………………………… 4枚
赤玉ねぎ ………………………… ¼個
A
ごま油 …………………… 大さじ1
しょうゆ ………………… 大さじ1
酢 ………………………… 大さじ1
オイスターソース ……… 小さじ1
いり白ごま ……………… 小さじ1

作り方

1　蒸し鶏は自然解凍、または電子レンジで1分ほど加熱して解凍する。レタスは食べやすくちぎり、玉ねぎは薄切りにし、ともに冷水にさらしてシャキッとさせ、水けをきる。
2　**1**を器に盛り、よくまぜたAをかける。

保存
冷凍
約1カ月

食材冷凍
焼きなす

全量で **88** kcal
糖質 **11.6** g
食物繊維 **8.8** g

なすは水分の多い野菜ですが、焼いてある程度水分をとばしてから冷凍すれば、おいしさをキープできます。

冷凍方法
バットに並べて冷凍する。表面が凍ってきたら冷凍用保存袋に移し、余分な空気を抜き、再び冷凍する。まるごとでも冷凍できるが、解凍に時間がかかるので手で縦に裂き、食べやすく切ってから冷凍するとよい。

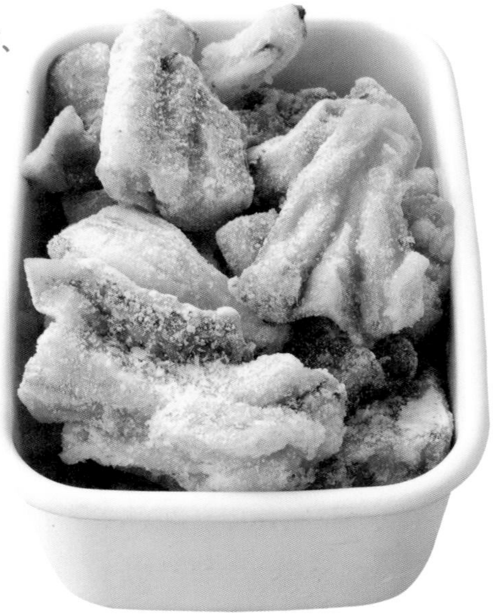

材料(作りやすい分量)
なす ……………………… 5個

作り方
1　なすはへたを切り落とし、グリルで全体を10分ほど焼く。中まで火が通って表面がしんなりしたらとり出し、熱いうちに皮をむく。
2　あら熱がとれたら、縦に半分に裂いて、さらに横半分に切る。

焼きなすがあれば簡単！
なすの韓国風冷菜

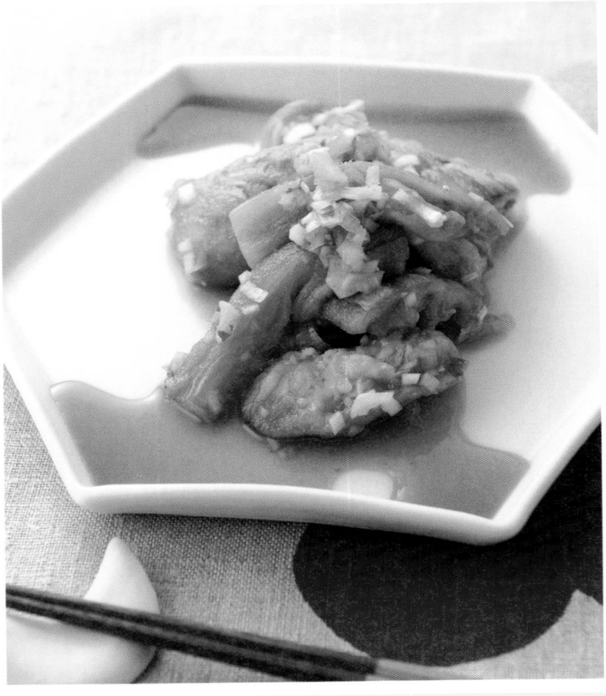

1人分 **47** kcal　糖質 **6.9** g　食物繊維 **2.2** g

材料（2人分）
冷凍焼きなす ………………… 2個分
ねぎ ……………………………… 5cm
にんにく、しょうが ……… 各½かけ
A
- 鶏ガラスープ ………… ¼カップ
- しょうゆ ……………… 大さじ2
- 酢 ………………………… 大さじ1
- 砂糖 ……………………… 小さじ1
- 豆板醤《トウバンジャン》 ……………… 小さじ½

作り方
1　ねぎ、にんにく、しょうがはみじん切りにする。焼きなすは自然解凍する。
2　1をよくまぜたAであえる。

※焼きなすは電子レンジで解凍してもよい。

便利野菜の冷凍

野菜は食物繊維が多く、ビタミンやミネラルも豊富で、毎日必ず食べたい食材。生での冷凍がむずかしいものもあるけれど、調理法や野菜の特徴に合わせていくつかストックしておけば、野菜が買えなかった日の献立作りに役立ちます。

トマト

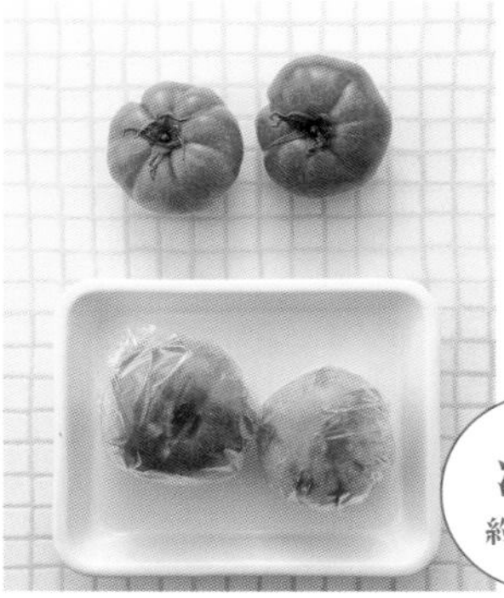

保存
冷凍
約1カ月

冷凍方法

よく洗ってへたをくりぬき、ラップでぴっちり包んで冷凍する。完全に凍ったら冷凍用保存袋に移して冷凍室へ。冷凍トマトは生食には向かないが、煮物やソースなどの加熱調理に最適。凍ったまますりおろしたり、刻んだりしてなべに入れればＯＫ。また、まるごと冷凍したトマトは、湯をかければ、つるんと簡単に皮がむける。

解凍方法・使い方

冷蔵室または室温で半解凍にして調理。または電子レンジで解凍しても。凍ったまま調理することもできる。

玉ねぎ

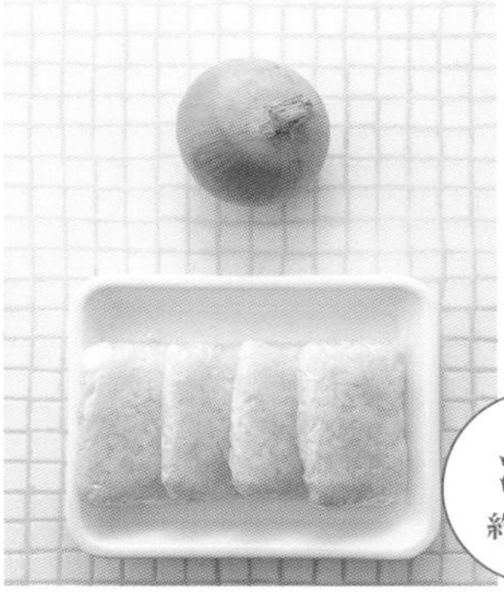

保存
冷凍
約1カ月

冷凍方法

めんどうなみじん切りは一度に作業して、まとめて冷凍しておくと、時間がないときの調理に便利。みじん切りにしたら余分な水分をキッチンペーパーに吸わせ、ラップで平らにぴっちり包み、バットにのせて冷凍する。完全に凍ったら冷凍用保存袋に移して冷凍室へ。冷凍することで組織が壊れるため、生の玉ねぎよりも火が通りやすくなる。薄切りも同様にできる。

解凍方法・使い方

ハンバーグなどには冷蔵室か室温で自然解凍。いため物や煮物には、凍ったまま使ってもよい。

大根

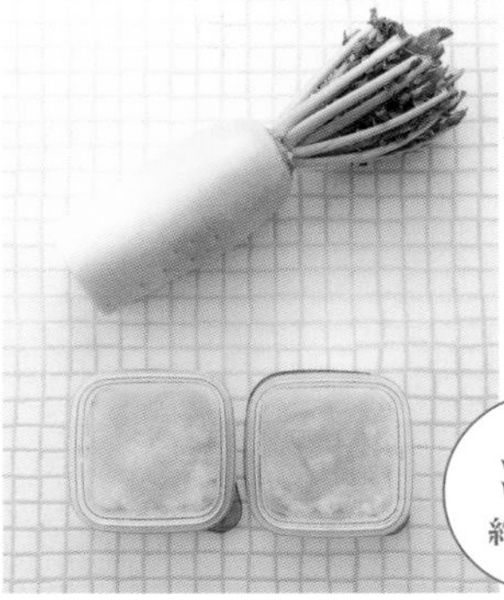

保存
冷凍
約1カ月

冷凍方法

大きいままだとスカスカの食感になってしまうが、大根おろしなら解凍しても状態が変わらず、冷凍向き。すりおろして余分な水けをしぼり、使いやすい分量に小分けにし、冷凍用保存容器または保存袋に入れて冷凍室へ。冷凍用保存袋を使うときは袋を薄く平らにし、余分な空気を抜いてバットなどにのせて冷凍するとよい。

解凍方法・使い方

生で食べるなら冷蔵室か室温で解凍を。みぞれ煮やなべ物に入れるなら凍ったままでいい。

冷凍NG食材

低エネルギーで食物繊維などが豊富なのでぜひとりたい食材にも、冷凍不可なものがあります。NG食材は作りおきおかずにして、冷凍に頼らずに活用を。

こんにゃく

冷凍すると組織が壊れ、スカスカになるが、まったく違った食感になったこんにゃくを利用するのもおもしろい。

たけのこ

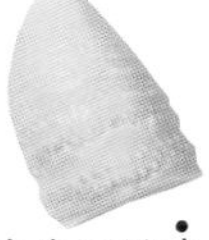

そのままではすが入ってくったりとしてしまう。ただし、こまかいみじん切りにすれば食感の変化がわかりにくくなる。

レタス

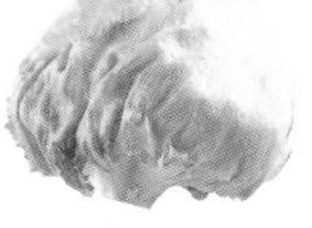

レタスをはじめサラダ野菜は食感が命なので、冷凍は不可。p.92のサラダ野菜の保存方法を参照。

健康食材の冷凍

大豆製品は食物繊維も多く、植物性たんぱく質がとれ、イソフラボンや大豆レシチンといった体にいい成分もいっぱい。あまり日もちしないものもあるので、まとめ買いをしたら冷凍保存がおすすめです。

豆腐

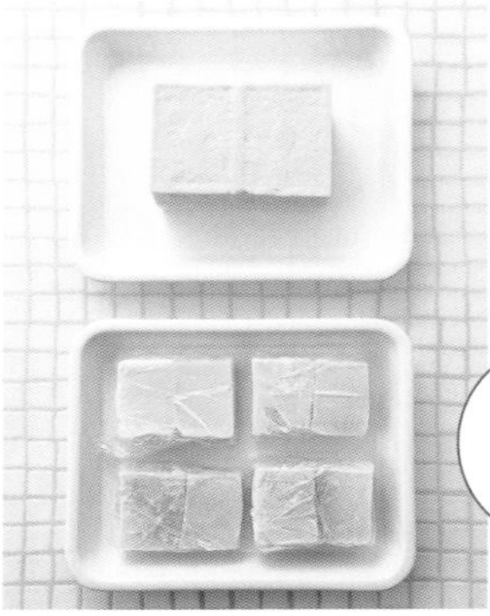

保存 冷凍 約1カ月

冷凍方法

なめらかな状態では冷凍できないけれど、水きりして凍り豆腐に。豆腐と高野豆腐の中間のような食感になる。30分ほど重しをしてしっかり水きりし、切り分けてさらに両手ではさんで水けをしぼってからラップで包み、バットに並べて冷凍する。完全に凍ったら、冷凍用保存袋に移して冷凍室に入れる。

解凍方法・使い方

冷蔵室または室温で自然解凍し、水けをしぼって使う。煮物などに。

油揚げ

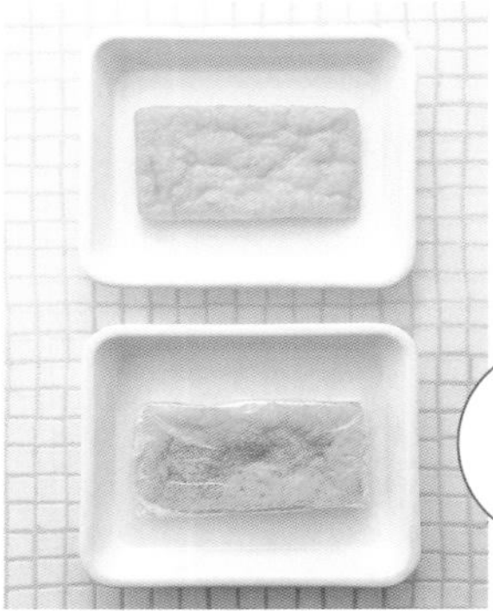

保存 冷凍 約1カ月

冷凍方法

冷凍してもほとんど状態が変わらない油揚げはみそ汁の実からいなりずしまで、さまざまな切り方や大きさで使えるので、切らずに1枚ずつ冷凍するほうが重宝する。ラップでぴっちり包み、冷凍用保存袋に入れて冷凍室に入れる。

解凍方法・使い方

冷蔵室または室温で自然解凍。熱湯をかけて油抜きしながら解凍してもよい。逆に油抜きして冷凍し、凍ったまま調理することもできる。

納豆

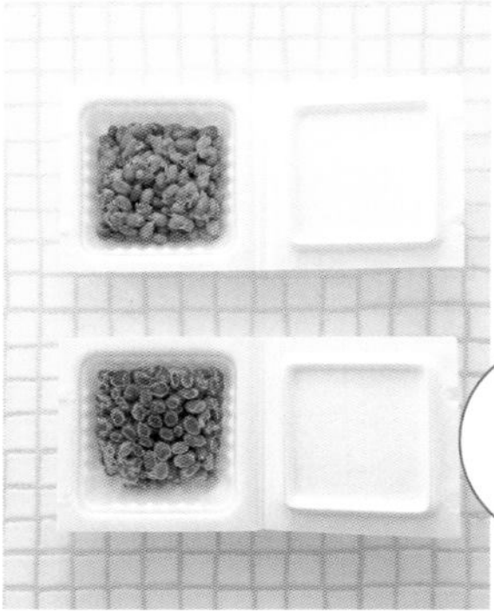

保存 冷凍 約1カ月

冷凍方法

納豆は冷凍しても状態がほとんど変わらない。パックごと冷凍し、完全に凍ったら、冷凍用保存袋に移して冷凍室へ。少量残った場合もラップで包んで同様に冷凍。ちなみに納豆の包装にはプラスチックのほか紙パック、わらづとなどがあるが、冷凍にはプラスチック包装がおすすめ。

解凍方法・使い方

冷蔵室か室温で自然解凍すると元と同じ状態に。

おから

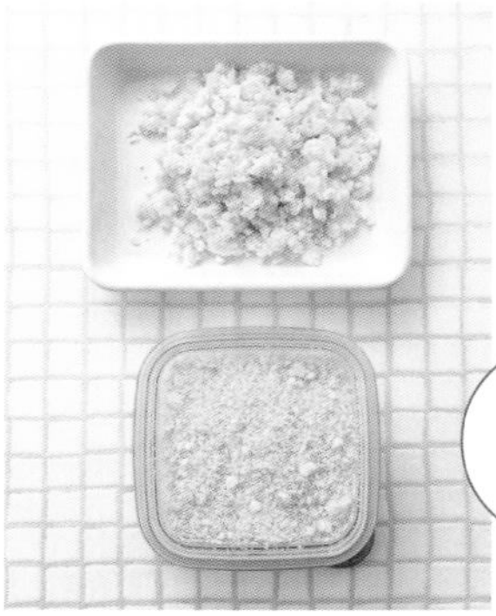

保存 冷凍 約1カ月

冷凍方法

おからはフライパンで軽くいりつけ、水分をとばしてから冷凍すると、霜がつきにくく長もちする。フライパンでいったらあら熱をとり、冷凍用保存容器に入れて冷凍する。または、ラップで薄く平らに包んで冷凍すると、少量をとり出しやすい。調理ずみのうの花も冷凍できる。

解凍方法・使い方

冷蔵室または室温で自然解凍。煮物などにするときは凍ったまま使うこともできる。

どうしても
食べたいときに

PART 7

エネルギー控えめ！ ヘルシー食材のおやつ

糖尿病の治療中は甘いものは原則禁止。でもときにはスイーツでホッとしたい。
そんな人のために、低エネルギーのおやつを紹介します。

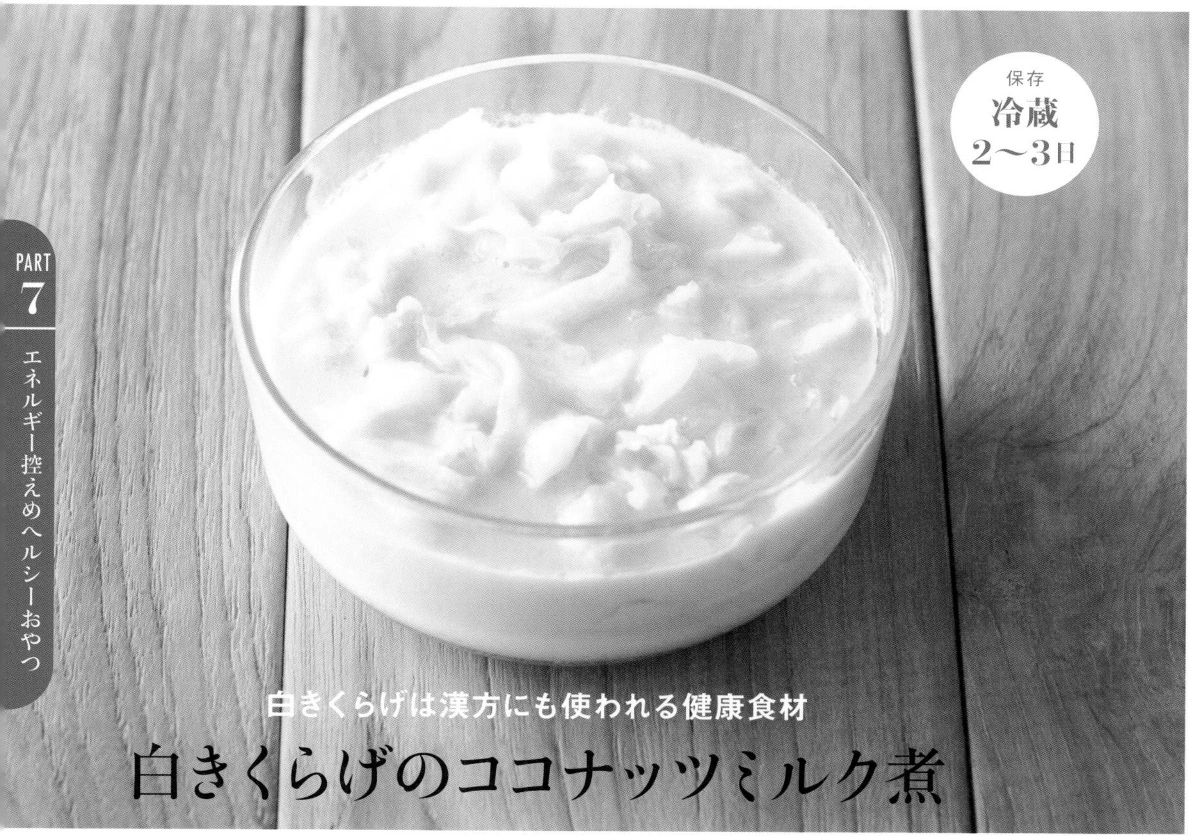

保存
冷蔵
2〜3日

白きくらげは漢方にも使われる健康食材

白きくらげのココナッツミルク煮

材料（6人分）

白きくらげ……10g
ココナッツミルク…400ml（1缶）
はちみつ（またはメープルシロップ）……大さじ2
クコの実……大さじ1

1人分 **131** kcal
糖質 **7.1** g
食物繊維 **1.6** g

作り方

1 白きくらげは水でもどす。
2 なべにココナッツミルクを入れてあたため、**1**を加え、はちみつで味をととのえる。冷めたら保存容器に移して冷蔵室で冷やす。

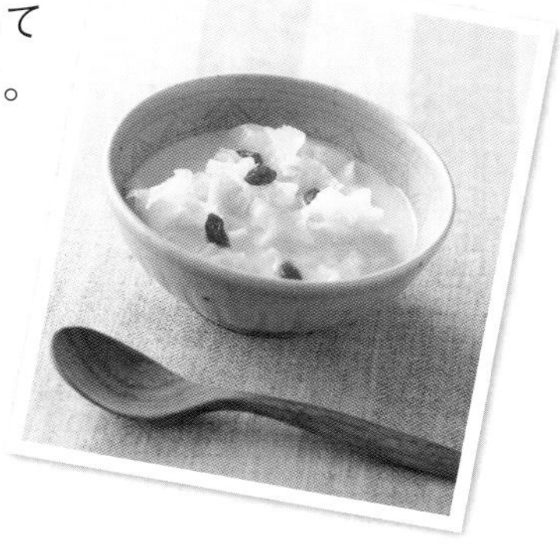

器に盛り、水でもどしたクコの実を散らす。

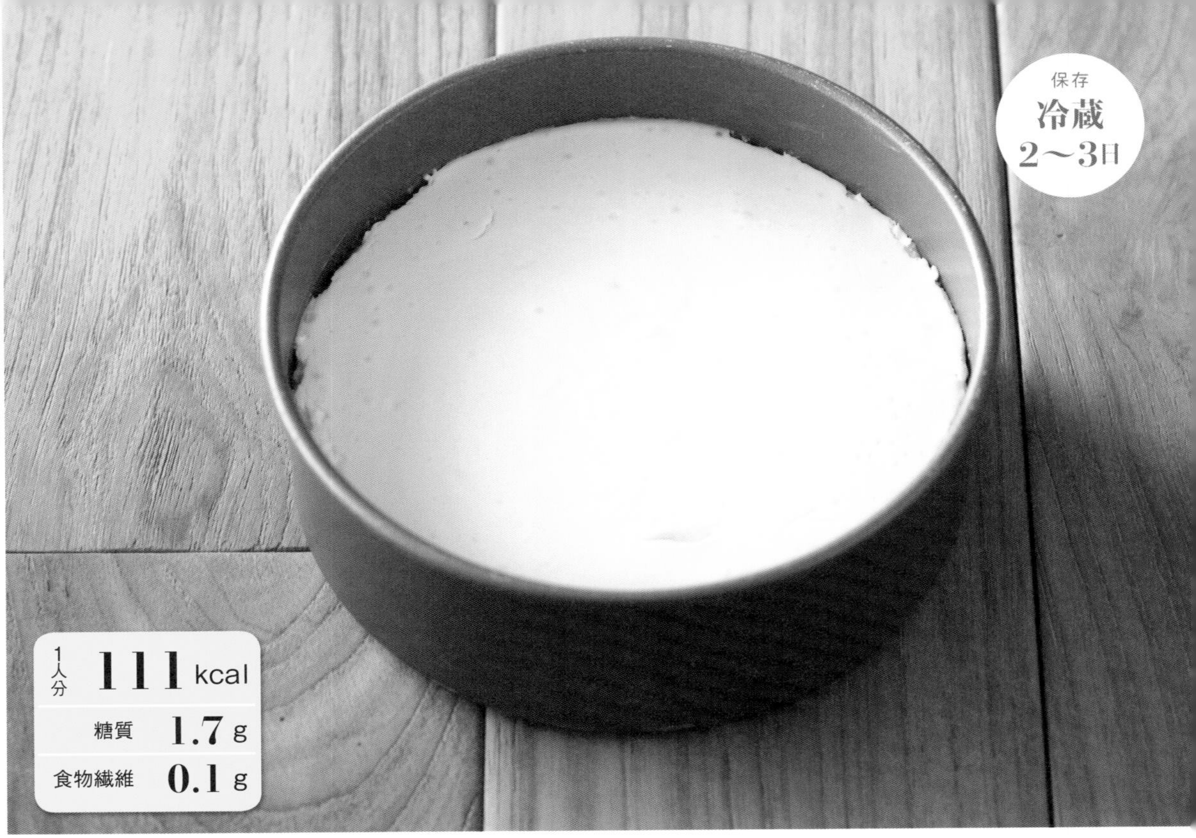
保存
冷蔵
2〜3日
1人分 111 kcal
糖質 1.7 g
食物繊維 0.1 g

チーズと同量の豆腐を加えることでエネルギーダウン

豆腐入りヘルシーチーズケーキ

材料（8人分）

絹ごし豆腐 …………………… 200g
クリームチーズ ……………… 200g
プレーンヨーグルト（無脂肪）…· 70g
レモン汁 ………………… 小さじ2
粉ゼラチン ………………………… 5g
水 ……………………………… 大さじ2
白ワイン ……………………… 50ml

作り方

1　豆腐はしっかりと水きりし、クリームチーズは室温にもどす。
2　水にゼラチンを振り入れてふやかす。
3　なべにワインを入れて煮立て、火を止めて**2**を加え、とかす。
4　**1**をボウルに入れ、ヨーグルト、レモン汁、**3**を順に加えまぜ、なめらかにする。
5　器や型などに流し入れ、冷蔵室で冷やし固める。そのまま冷蔵保存する。

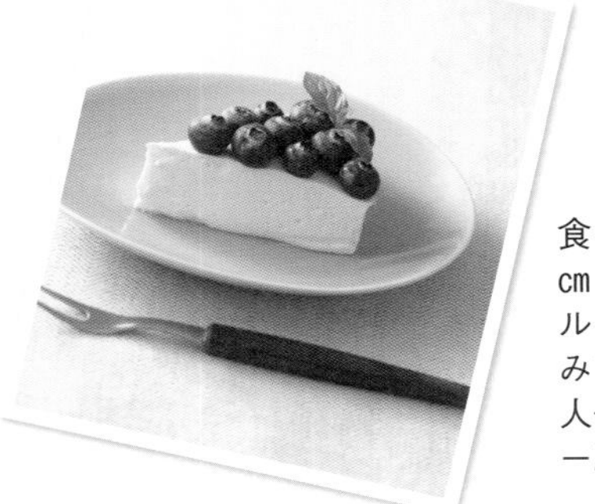

食べるときには8等分し、1cm角程度に切った好みのフルーツをのせ、フルーツの甘みで食べるとよい。写真は1人分でフレッシュブルーベリー20 gを使用。

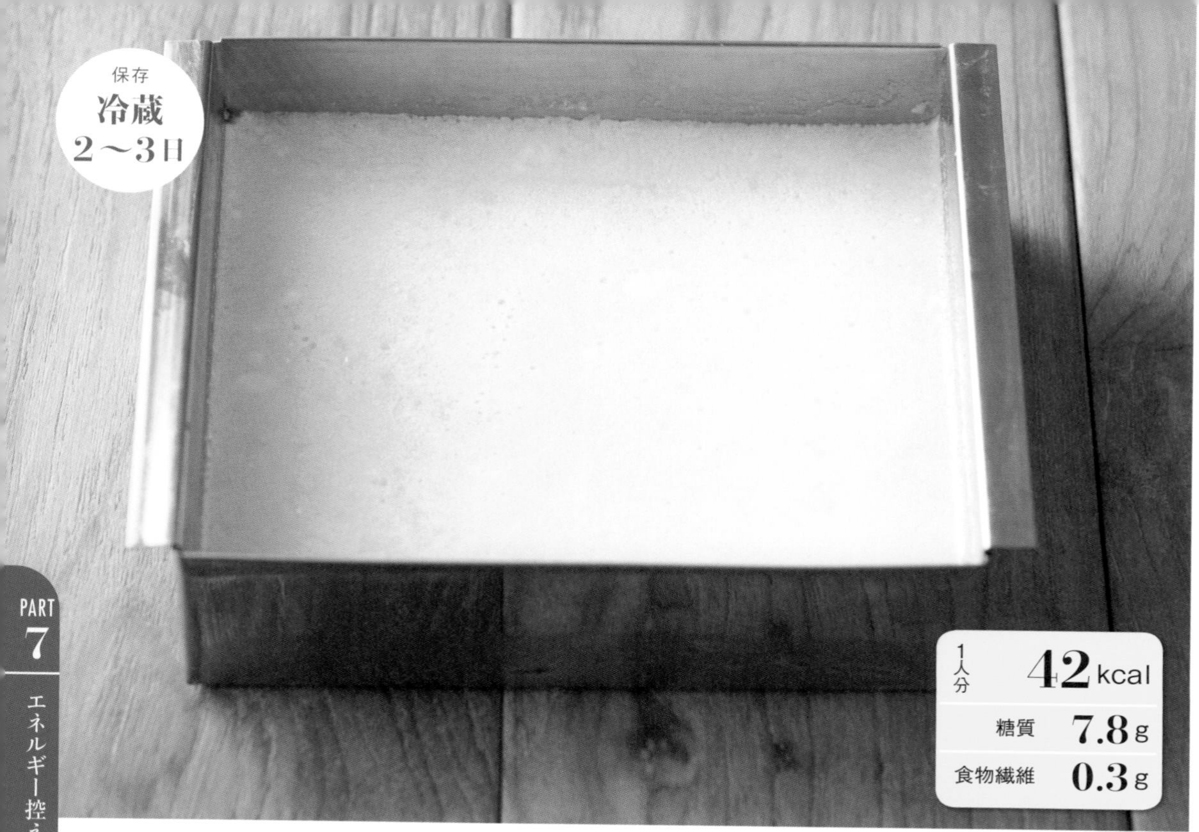
保存
冷蔵
2〜3日
1人分 42kcal
糖質 7.8g
食物繊維 0.3g

発酵食品の健康効果を利用した滋味をどうぞ

甘酒ミルク寒天

材料（8人分）

乾燥麹	70g
湯	450ml
牛乳	100ml
粉寒天	2g
はちみつ	大さじ1

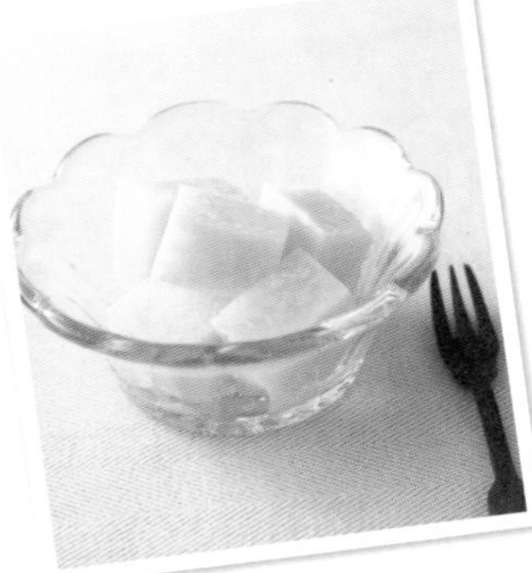

甘酒とはちみつの甘みがあるのでそのままでおいしい。食べやすく一口大に切って器に盛る。

作り方

1　麹はよくほぐす。湯を沸かして沸騰したら火を止め、70度になるまで冷ましてから麹を加えてまぜ、魔法びんに入れて密閉し、一晩おく。

2　なべに**1**、牛乳を入れて火にかけ、寒天を加えてよくまぜながら2分ほど加熱してとかし、はちみつで甘みをととのえる。

3　バットに流し入れ、冷蔵庫で冷やし固める。このまま冷蔵保存する。

ヘルシーポイント

手作りの甘酒は魔法びんで簡単に作れ、ヘルシーなのでおすすめ。市販の甘酒を使う場合は砂糖を添加していないものを選んで。

甘ずっぱさがカテージチーズに
ぴったりでスイーツ感十分

キウイとチーズのはちみつあえ

材料（6人分）

キウイフルーツ …………………… 2個
カテージチーズ ……………… 大さじ3
はちみつ ……………………… 大さじ1

作り方

1　キウイは皮をむいて1.5cm厚さのいちょう切りにし、ボウルに入れてカテージチーズ、はちみつを加えてあえる。
2　6等分にし、冷凍する。

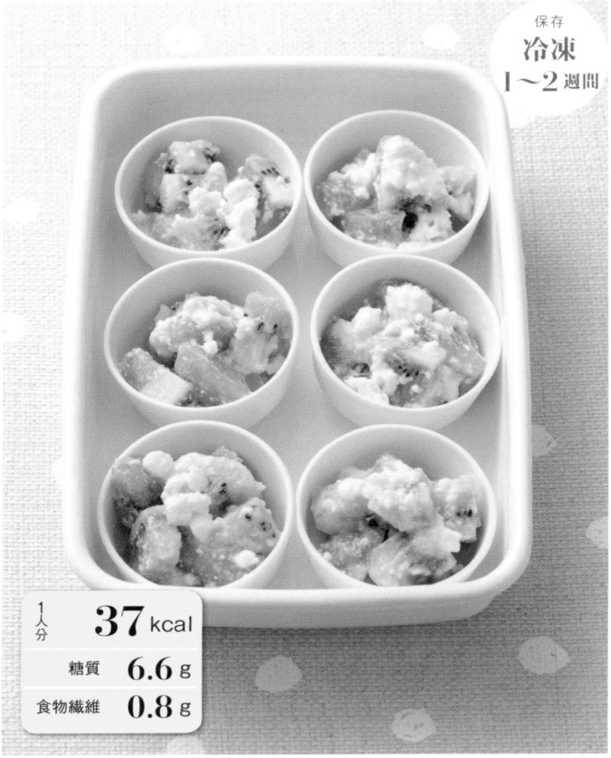

甘辛味で歯ごたえもあるので、
ちょっぴりでもうれしいおやつ

いり大豆のみたらし風

材料（6人分）

いり大豆（市販品）……………… 50g
A 砂糖 ……………………… 大さじ3
A みりん …………………… 大さじ2
A しょうゆ ………………… 大さじ1

作り方

1　なべにAを合わせてひと煮立ちさせ、いり大豆を加えてからめ、バットに広げる。
2　あら熱がとれたら保存容器に移し、冷めたら冷蔵室へ。

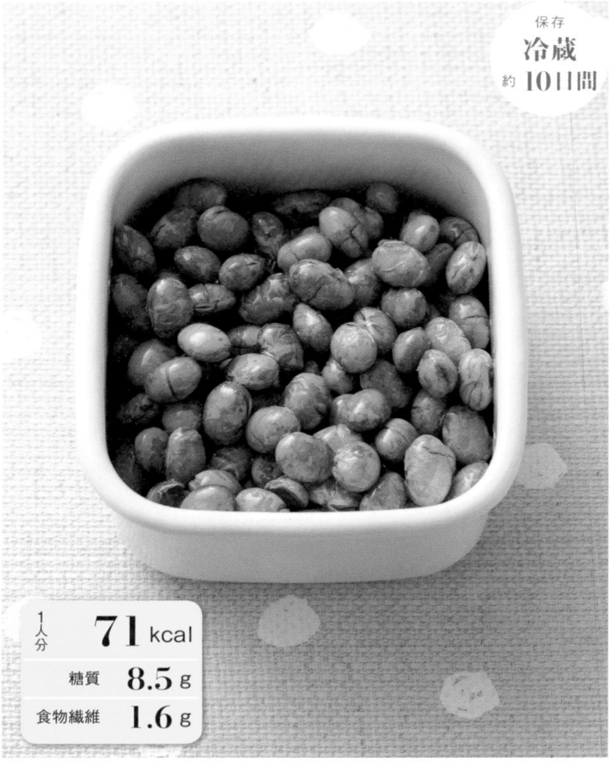

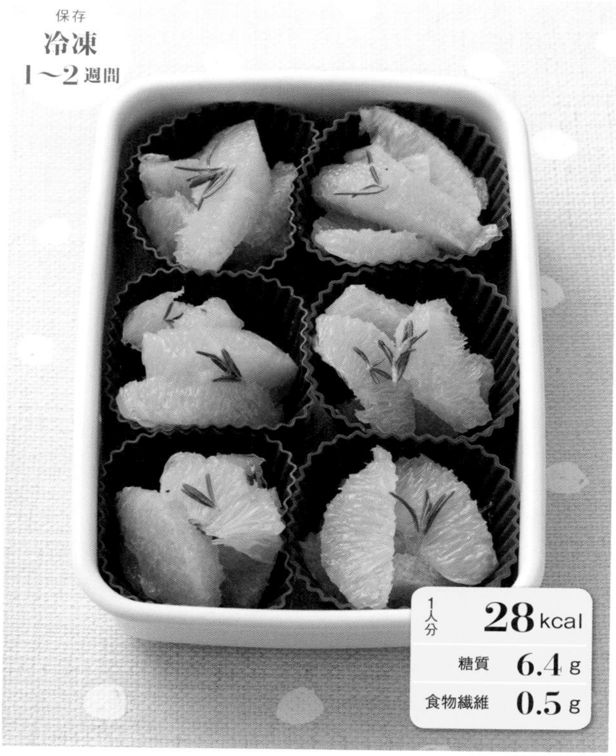

きれいな色合いとかんきつの香りが
デザートの醍醐味を感じさせる

オレンジのマリネ

材料（6人分）

オレンジ …………………………… 2個
ローズマリー（フレッシュ）……… 1本
A［白ワイン ……………… 小さじ2
　 砂糖 …………………… 小さじ2

作り方

1　オレンジは皮をむき、1房ずつ薄皮をむいてボウルに入れる。
2　ローズマリーはほぐし、Aとともに**1**に加えてあえる。
3　6等分にして冷凍する。

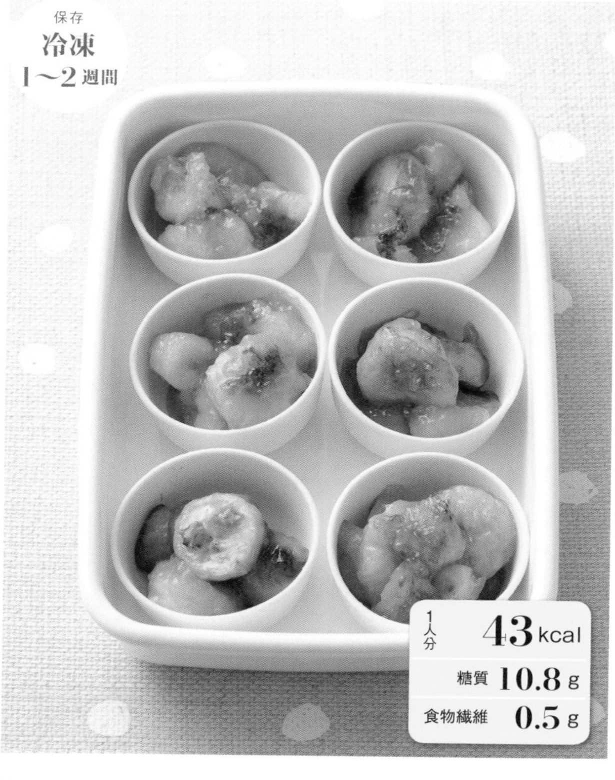

少量でもスイーツっぽく
満足感たっぷり

シナモンバナナ

材料（6人分）

バナナ …………………………… 2本
レモン汁 ……………………… 大さじ1
砂糖 …………………………… 小さじ2
水 ……………………………… 大さじ1
シナモンパウダー ……………… 少々

作り方

1　バナナは皮をむいて1㎝厚さの輪切りにし、レモン汁を振る。
2　小なべに砂糖、水を合わせて火にかけ、少し焦げ目がつくまで3分ほど煮詰め、**1**、シナモンを加えてあえる。
3　小分けにして保存容器に並べ、冷めたら冷凍する。

著者　牛尾理恵《うしおりえ》

料理家。栄養士。東京農業大学短期大学部を卒業後、総合病院の栄養士、料理研究家のアシスタントなどを経て独立。自らダイエットや筋トレにも取り組み、改めて健康にはバランスのいい食生活がいちばん大切だと実感し、だれにでも作りやすく続けやすい料理を提案している。簡単でおいしいレシピに人気があり、テレビや雑誌、書籍などで広く活躍。著書に『大豆ミートできれいやせ』（主婦の友社）『元気が出る野菜炒め』（主婦と生活社）『がんばらない３日間献立』（ワン・パブリッシング）など多数。

栄養監修　金澤良枝《かなざわよしえ》

東京家政学院大学教授。医学博士。管理栄養士。日本病態栄養学会、日本栄養改善学会、日本糖尿病学会、日本透析医学会、日本腎臓学会、日本健康医学会、日本栄養食糧学会などに所属。大学では管理栄養士の育成に携わり、同時に腎臓・代謝病治療機構において腎臓病や糖尿病の専門的な栄養指導を行うなど幅広く活動している。主な著書・監修書に『心もカラダもスッキリ！不調知らず！食べ方レッスン BOOK』『透析を回避する！ 専門医が教える腎臓病の治療法とおいしいレシピ』『おいしい　かんたん　作りおき　糖尿病レシピ 12 週間』（以上ナツメ社）などがある。

新装《しんそう》・改訂版《かいていばん》
糖尿病《とうにょうびょう》の人《ひと》の
簡単《かんたん》作《つく》りおきレシピ

2024年1月20日　第１刷発行
2024年7月10日　第３刷発行

著者　牛尾理恵《うしおりえ》
発行者　丹羽良治
発行所　株式会社主婦の友社
〒141-0021 東京都品川区上大崎3-1-1
目黒セントラルスクエア
電話　03-5280-7537（内容・不良品等のお問い合わせ）
049-259-1236（販売）
印刷所　大日本印刷株式会社

装丁・本文デザイン／津嶋佐代子（津嶋デザイン事務所）
撮影／古川正人、梅澤仁、主婦の友社写真課
栄養計算／杉山みな子
構成・文／韮澤恵理
編集／神谷裕子
編集担当／天野隆志（主婦の友社）

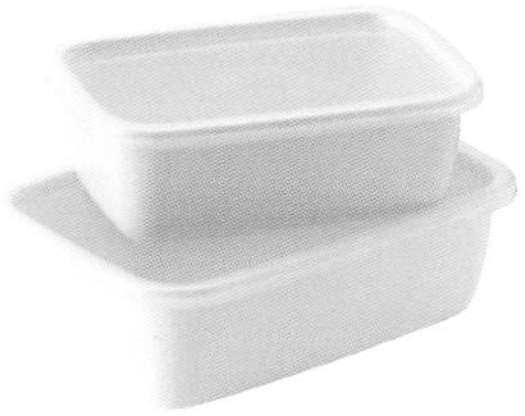

ISBN978-4-07-456527-6

※本書は 2016 年刊行の『糖尿病の人の簡単作りおきレシピ』を改訂し（P 10-11、16-17）、大きさとカバー・表紙デザインの変更をしたものです。